全国中医药行业中等职业教育"十二五"规划教材

免疫学基础与病原生物学

(供中医、中医康复保健、护理、中医护理、中药、中药制药专业用)

主　编　张晓红（郑州市卫生学校）
副主编　周　园（沈阳医学院附属卫生学校）
　　　　陈　莉（山东中医药高等专科学校）
　　　　邹秀月（云南省大理卫生学校）

中国中医药出版社
·北　京·

图书在版编目（CIP）数据

免疫学基础与病原生物学/张晓红主编 . —北京：中国中医药出版社，2015.8（2022.8重印）
全国中医药行业中等职业教育"十二五"规划教材
ISBN 978 – 7 – 5132 – 2581 – 6

Ⅰ.①免… Ⅱ.①张… Ⅲ.①医学 – 免疫学 – 中等专业学校 – 教材 ②病原微生物 – 中等专业学校 – 教材 Ⅳ.①R392 ②R37

中国版本图书馆 CIP 数据核字（2015）第 121915 号

中国中医药出版社 出版
北京经济技术开发区科创十三街31号院二区8号楼
邮政编码 100176
传真 010-64405721
山东润声印务有限公司印刷
各地新华书店经销

*

开本 787×1092 1/16 印张 15.75 彩插 0.5 字数 356 千字
2015 年 8 月第 1 版 2022 年 8 月第 5 次印刷
书　号　ISBN 978 – 7 – 5132 – 2581 – 6

*

定价 45.00 元
网址 www.cptcm.com

如有印装质量问题请与本社出版部调换（010-64405510）
版权专有　侵权必究

服务热线　010-64405510
购书热线　010-89535836
微信服务号　zgzyycbs
微商城网址　https://kdt.im/LldUGr
官方微博　http://e.weibo.com/cptcm
天猫旗舰店网址　https://zgzyycbs.tmall.com

全国中医药职业教育教学指导委员会

主 任 委 员 卢国慧（国家中医药管理局人事教育司司长）
副主任委员 赵国胜（安徽中医药高等专科学校校长）
　　　　　　　张立祥（山东中医药高等专科学校校长）
　　　　　　　姜德民（甘肃省中医学校校长）
　　　　　　　王国辰（中国中医药出版社社长）
委　　　员（以姓氏笔画为序）
　　　　　　　王义祁（安徽中医药高等专科学校党委副书记）
　　　　　　　王秀兰（上海中医药大学医学技术学院院长）
　　　　　　　卞　瑶（云南中医学院职业技术学院院长）
　　　　　　　方家选（南阳医学高等专科学校校长）
　　　　　　　孔令俭（曲阜中医药学校校长）
　　　　　　　叶正良（天士力控股集团有限公司生产制造事业群首席执行官）
　　　　　　　包武晓（呼伦贝尔职业技术学院蒙医蒙药系副主任）
　　　　　　　冯居秦（西安海棠职业学院院长）
　　　　　　　尼玛次仁（西藏藏医学院院长）
　　　　　　　吕文亮（湖北中医药高等专科学校校长）
　　　　　　　刘　勇（成都中医药大学峨眉学院院长、四川省食品药品学校校长）
　　　　　　　李　刚（亳州中药科技学校校长）
　　　　　　　李　铭（保山中医药高等专科学校校长）
　　　　　　　李伏君（株洲千金药业股份有限公司副总经理）
　　　　　　　李灿东（福建中医药大学副校长）
　　　　　　　李建民（黑龙江中医药大学佳木斯学院院长）
　　　　　　　李景儒（黑龙江省中医药学校校长）
　　　　　　　杨佳琦（杭州市拱墅区米市巷街道社区卫生服务中心主任）
　　　　　　　吾布力·吐尔地（新疆维吾尔医学专科学校药学系主任）
　　　　　　　吴　彬（广西中医学校校长）
　　　　　　　宋利华（连云港中医药高等职业技术学校党委书记）
　　　　　　　迟江波（烟台渤海制药集团有限公司总裁）

张美林（成都中医药大学附属医院针灸学校党委书记、副校长）
张登山（邢台医学高等专科学校教授）
张震云（山西药科职业学院副院长）
陈　燕（湖南中医药大学护理学院院长）
陈玉奇（沈阳市中医药学校校长）
陈令轩（国家中医药管理局人事教育司综合协调处副主任科员）
周忠民（渭南职业技术学院党委副书记）
胡志方（江西中医药高等专科学校校长）
徐家正（海口市中医药学校校长）
凌　娅（江苏康缘药业股份有限公司副董事长）
郭争鸣（湖南中医药高等专科学校校长）
郭桂明（北京中医医院药学部主任）
唐家奇（湛江中医学校校长、党委书记）
曹世奎（长春中医药大学职业技术学院院长）
龚晋文（山西职工医学院/山西省中医学校党委副书记）
董维春（北京卫生职业学院党委书记、副院长）
谭　工（重庆三峡医药高等专科学校副校长）
潘年松（遵义医药高等专科学校副校长）

秘 书 长　周景玉（国家中医药管理局人事教育司综合协调处副处长）

全国中医药行业中等职业教育"十二五"规划教材
《免疫学基础与病原生物学》编委会

主　编　张晓红（郑州市卫生学校）
副主编　周　园（沈阳医学院附属卫生学校）
　　　　陈　莉（山东中医药高等专科学校）
　　　　邹秀月（云南省大理卫生学校）
编　委　（以姓氏笔画为序）
　　　　吕江萍（北京市实验职业学校）
　　　　邹秀月（云南省大理卫生学校）
　　　　张刚锋（曲阜中医药学校）
　　　　张晓红（郑州市卫生学校）
　　　　陈　莉（山东中医药高等专科学校）
　　　　陈华民（海南省卫生学校）
　　　　周　园（沈阳医学院附属卫生学校）
　　　　周润生（渭南职业技术学院）
　　　　夏　云（郑州市卫生学校）
　　　　原　英（哈尔滨市卫生学校）
　　　　盖成泰（黑龙江省中医药学校）

前　　言

中医药职业教育是我国现代职业教育体系的重要组成部分，肩负着培养中医药多样化人才、传承中医药技术技能、推动中医药事业科学发展的重要职责。教育要发展，教材是根本，是提高教育教学质量的重要保证，是人才培养的重要基础。为贯彻落实习近平总书记关于加快发展现代职业教育的重要指示精神和《国家中长期教育改革和发展规划纲要（2010—2020年）》，国家中医药管理局教材办公室、全国中医药职业教育教学指导委员会紧密结合中医药职业教育特点，适应中医药中等职业教育的教学发展需求，突出中医药中等职业教育的特色，组织完成了"全国中医药行业中等职业教育'十二五'规划教材"建设工作。

作为全国唯一的中医药行业中等职业教育规划教材，本版教材按照"政府指导、学会主办、院校联办、出版社协办"的运作机制，于2013年启动编写工作。通过广泛调研、全国范围遴选主编，组建了一支由全国60余所中高等中医药院校及相关医院、医药企业等单位组成的联合编写队伍，先后经过主编会议、编委会议、定稿会议等多轮研究论证，在400余位编者的共同努力下，历时一年半时间，完成了36种规划教材的编写。本套教材由中国中医药出版社出版，供全国中等职业教育学校中医、护理、中医护理、中医康复保健、中药和中药制药等6个专业使用。

本套教材具有以下特色：

1. 注重把握培养方向，坚持以就业为导向、以能力为本位、以岗位需求为标准的原则，紧扣培养高素质劳动者和技能型人才的目标进行编写，体现"工学结合"的人才培养模式。

2. 注重中医药职业教育的特点，以教育部新的教学指导意见为纲领，贴近学生、贴近岗位、贴近社会，体现教材针对性、适用性及实用性，符合中医药中等职业教育教学实际。

3. 注重强化精品意识，从教材内容结构、知识点、规范化、标准化、编写技巧、语言文字等方面加以改革，具备"精品教材"特质。

4. 注重教材内容与教学大纲的统一，涵盖资格考试全部内容及所有考试要求的知识点，满足学生获得"双证书"及相关工作岗位需求，有利于促进学生就业。

5. 注重创新教材呈现形式，版式设计新颖、活泼，图文并茂，配有网络教学大纲指导教与学（相关内容可在中国中医药出版社网站www.cptcm.com下载），符合中等职业学校学生认知规律及特点，有利于增强学生的学习兴趣。

本版教材的组织编写得到了国家中医药管理局的精心指导、全国中医药中等职业教育学校的大力支持、相关专家和教材编写团队的辛勤付出，保证了教材质量，提升了教材水平，在此表示诚挚的谢意！

  我们衷心希望本版规划教材能在相关课程的教学中发挥积极的作用，通过教学实践的检验不断改进和完善。敬请各教学单位、教学人员及广大学生多提宝贵意见，以便再版时予以修正，提升教材质量。

国家中医药管理局教材办公室

全国中医药职业教育教学指导委员会

中国中医药出版社

2015 年 4 月

编写说明

《免疫学基础与病原生物学》是"全国中医药行业中等职业教育'十二五'规划教材"之一。本教材以国务院加快发展现代职业教育的精神为指导，以服务人才培养为目标，以满足中医药类专业的教学发展和需求为任务，坚持以育人为本，充分发挥教材在提高人才培养质量中的基础性作用，着力培养中医药类专业技术人才。由全国中医药职业教育教学指导委员会、国家中医药管理局教材办公室统一规划、宏观指导，中国中医药出版社具体组织，经来自全国中医药职业教育院校的全体编委成员认真讨论，确定了编写大纲及具体编写内容。

本教材充分体现最新的教育教学改革和教材改革成果，以提高教材质量为核心，实施精品战略，强化质量意识，牢固确立职业教育在国家人才培养体系中的重要位置，力求职业教育专业设置与产业需求、课程内容与职业标准、教学过程与生产过程"三对接"，"崇尚一技之长"，提升人才培养质量，做到学以致用。为满足中医药专业学生就业和社会需求，教材内容除涵盖免疫学与病原生物学以外，更兼顾了中医药学与现代生命科学的有机联系，内容简洁、文字精练、适教宜学，编排新颖、图文并茂，符合中等职业教育教学实际，力求达到科学性、时效性、适用性和创新性相结合，可供中等职业学校中医、中医康复保健、护理、中医护理、中药、中药制药等专业使用。

本教材具有以下特点：一是完善体例结构，创新编写形式，规范概念，精练文字。每章设有知识要点、正文、小结、同步训练，强调每章学习重点内容，方便学生巩固掌握，保证达到教学目标要求。二是加强实用性，密切联系中医药专业特点，突出特色，结合学生认知水平和兴趣，定位准确，构建了科学的课程体系。三是注重时效性，增加了目前最新的学科知识内容，以激发中职学生的学习兴趣，使学生掌握相关疾病的最新进展。四是引入案例分析，加强学科知识与实践的联系，提高学生分析与解决问题的能力。五是增加了拓展阅读，篇幅简明、要点突出、内容生动、趣味性强，既可开阔学生视野，又可提升可读性。六是突出新颖性，采用双色印刷，使教材内容更加生动、形象、逼真，便于中职学生阅读学习。

全书由上篇、下篇和附篇构成，分为二十一章，附篇为实验指导。第一至四章由张晓红编写，第五章由陈华民编写，第六章由吕江萍编写，第七章、第八章、实验三由邹秀月编写，第九章、第十四章由夏云编写，第十至十二章、实验一、二由周润生编写，第十三章由张刚锋编写，第十五章、实验四由陈莉编写，第十六章、第十七章由周园编写，第十八章由盖成泰编写，第十九至二十一章、实验五由原英编写。

限于编者的学术水平和编写能力，教材中难免存在不足之处，敬请广大师生提出宝贵意见和建议，以便再版时修订提高。

《免疫学基础与病原生物学》编委会
2015年5月

目 录

上篇 免疫学基础

第一章 免疫学概述
第一节 免疫的概念与功能 …… 1
一、免疫的概念 …… 2
二、免疫的功能 …… 2
第二节 免疫学发展简史 …… 2
一、经验免疫学时期 …… 3
二、科学免疫学时期 …… 4
三、现代免疫学时期 …… 4

第二章 抗原
第一节 抗原的概念与特性 …… 6
一、抗原的概念 …… 6
二、抗原的特性 …… 6
第二节 决定抗原免疫原性的条件 …… 6
一、异物性 …… 7
二、理化性状 …… 7
第三节 抗原的特异性与交叉反应 …… 7
一、抗原的特异性 …… 7
二、共同抗原与交叉反应 …… 8
第四节 医学上重要的抗原 …… 8
一、异种抗原 …… 8
二、同种异型抗原 …… 9
三、异嗜性抗原 …… 10
四、自身抗原 …… 10
五、肿瘤抗原 …… 10
六、超抗原 …… 11

第三章 免疫球蛋白
第一节 抗体与免疫球蛋白的概念 …… 13
一、抗体 …… 13
二、免疫球蛋白 …… 13
第二节 免疫球蛋白的结构与类型 …… 14
一、免疫球蛋白的基本结构 …… 14
二、免疫球蛋白的分类 …… 15
三、免疫球蛋白的功能区 …… 16
四、免疫球蛋白的水解片段 …… 16
第三节 抗体的生物学作用 …… 17
一、Fab 段的生物学作用 …… 17
二、Fc 段的生物学作用 …… 17
第四节 五类免疫球蛋白的特性与功能 …… 18
一、IgG …… 18
二、IgA …… 18
三、IgM …… 19
四、IgD …… 19
五、IgE …… 19

第四章 免疫系统
第一节 免疫器官 …… 21
一、中枢免疫器官 …… 22
二、外周免疫器官 …… 23
第二节 免疫细胞 …… 24
一、淋巴细胞 …… 24
二、抗原提呈细胞 …… 28
三、其他免疫细胞 …… 30
第三节 免疫分子 …… 31
一、细胞因子的概念及特点 …… 31
二、细胞因子的主要生物学活性 …… 32
三、补体系统 …… 33

第五章 免疫应答
第一节 概述 …… 35
一、免疫应答的概念 …… 35

二、免疫应答的类型 ………… 35
三、免疫应答的基本过程 ………… 35
四、免疫应答的特点 ………… 36
第二节 体液免疫应答 ………… 36
一、体液免疫应答的过程 ………… 36
二、抗体产生的一般规律及意义
　　………………………………… 37
三、体液免疫应答的生物学效应
　　………………………………… 38
第三节 细胞免疫应答 ………… 38
一、效应T细胞的生物学作用 … 39
二、细胞免疫应答的生物学效应
　　………………………………… 39
第四节 免疫耐受与免疫调节 … 40
一、免疫耐受 ………… 40
二、免疫调节 ………… 40

第六章 抗感染免疫

第一节 固有免疫 ………… 42
一、屏障结构 ………… 42
二、吞噬细胞 ………… 43
三、体液中的抗微生物物质 ………… 44
第二节 适应性免疫 ………… 45
一、体液免疫抗感染的特点 ………… 45
二、细胞免疫抗感染的特点 ………… 45
三、抗各类病原生物免疫的特征
　　………………………………… 45
四、抗感染免疫的结局 ………… 46

第七章 超敏反应

第一节 概述 ………… 48
一、超敏反应的概念 ………… 48
二、超敏反应的类型 ………… 48
第二节 常见超敏反应 ………… 49
一、Ⅰ型超敏反应 ………… 49
二、Ⅱ型超敏反应 ………… 52
三、Ⅲ型超敏反应 ………… 53
四、Ⅳ型超敏反应 ………… 55

第八章 免疫学应用

第一节 免疫学诊断 ………… 59

一、抗原抗体的检测 ………… 59
二、免疫细胞及其功能的检测 … 61
第二节 免疫学防治 ………… 62
一、人工免疫 ………… 62
二、计划免疫 ………… 64
三、免疫治疗 ………… 64

第九章 中医药与免疫

第一节 中医与免疫 ………… 68
一、中医理论与免疫 ………… 68
二、中医治法与免疫 ………… 70
第二节 中药与免疫 ………… 70
一、扶正固本类中药与方剂 ………… 70
二、祛邪类中药与方剂 ………… 71
第三节 中医药与免疫研究 ………… 72
一、中医药与免疫研究现状 ………… 72
二、中医药与免疫研究方法 ………… 72

下篇　病原生物学

第十章 微生物概述

第一节 微生物的种类与分布 …… 75
第二节 微生物与人类的关系 …… 76
第三节 微生物学与医学微生物学
　　………………………………… 77
第四节 微生物学与中医药学的关系
　　………………………………… 77

第十一章 细菌的形态与结构

第一节 细菌的大小与形态 ………… 80
一、细菌的大小 ………… 80
二、细菌的形态 ………… 80
第二节 细菌的结构 ………… 82
一、细菌的基本结构 ………… 82
二、细菌的特殊结构 ………… 84
第三节 细菌形态学检查法 ………… 86
一、不染色标本检查法 ………… 86
二、染色标本检查法 ………… 87

第十二章 细菌的生长繁殖与变异

第一节 细菌的生长繁殖 ………… 89
一、细菌的生长繁殖条件 ………… 89

二、细菌生长繁殖的规律 ……… 90
　　三、细菌的人工培养 ……… 91
第二节　细菌的代谢产物 ……… 91
　　一、细菌的合成代谢产物 ……… 92
　　二、细菌的分解代谢产物 ……… 92
第三节　细菌的遗传与变异 ……… 92
　　一、常见的细菌变异现象 ……… 93
　　二、细菌变异在医学上的意义 … 94

第十三章　细菌与外界环境

第一节　细菌的分布 ……… 96
　　一、细菌在自然界的分布 ……… 96
　　二、细菌在正常人体的分布 …… 97
第二节　外界因素对细菌的影响 … 98
　　一、基本概念 ……… 98
　　二、物理消毒灭菌法 ……… 99
　　三、化学消毒灭菌法 ……… 100

第十四章　细菌的致病性与感染

第一节　细菌的致病因素 ……… 103
　　一、细菌的毒力 ……… 103
　　二、细菌的侵入数量 ……… 105
　　三、细菌的侵入门户 ……… 106
第二节　感染的来源与类型 …… 106
　　一、感染的来源 ……… 106
　　二、细菌的传播方式与途径 …… 106
　　三、感染的类型 ……… 107
第三节　医院感染 ……… 108
　　一、医院感染的概念与分类 …… 108
　　二、医院感染常见的病原体与特点
　　　 ……… 109
　　三、常见的医院感染与诱发因素
　　　 ……… 109
　　四、医院感染的预防 ……… 110

第十五章　常见病原性细菌

第一节　病原性球菌 ……… 112
　　一、葡萄球菌属 ……… 112
　　二、链球菌属 ……… 115
　　三、奈瑟菌属 ……… 117
第二节　肠道杆菌 ……… 119

　　一、埃希菌属 ……… 120
　　二、志贺菌属 ……… 122
　　三、沙门菌属 ……… 123
　　四、变形杆菌属 ……… 125
第三节　厌氧性细菌 ……… 125
　　一、厌氧芽胞梭菌 ……… 125
　　二、无芽胞厌氧菌 ……… 128
第四节　分枝杆菌属 ……… 128
　　一、结核分枝杆菌 ……… 129
　　二、麻风分枝杆菌 ……… 131
第五节　其他病原性细菌 ……… 132
　　一、霍乱弧菌 ……… 132
　　二、炭疽芽胞杆菌 ……… 133
　　三、白喉棒状杆菌 ……… 134
　　四、铜绿假单胞菌 ……… 136
　　五、流感嗜血杆菌 ……… 136
　　六、嗜肺军团菌 ……… 136
　　七、幽门螺杆菌 ……… 137

第十六章　病毒概述

第一节　病毒的生物学性状 …… 140
　　一、病毒的大小与形态 ……… 140
　　二、病毒的化学组成与结构 …… 140
　　三、病毒的增殖 ……… 142
　　四、病毒的干扰现象 ……… 142
　　五、病毒的抵抗力 ……… 143
　　六、病毒的遗传变异 ……… 143
第二节　病毒的感染与抗病毒免疫
　　 ……… 143
　　一、病毒的感染 ……… 143
　　二、病毒的致病机制 ……… 145
　　三、抗病毒免疫 ……… 145
第三节　病毒感染的检查方法与防治
　　　　原则 ……… 146
　　一、病毒感染的检查 ……… 146
　　二、病毒感染的防治原则 ……… 147

第十七章　常见病毒

第一节　呼吸道病毒 ……… 151
　　一、流行性感冒病毒 ……… 151

二、麻疹病毒 ………………… 153
三、冠状病毒与 SARS 冠状病毒
　………………… 154
四、其他呼吸道病毒 ………… 155
第二节　肠道病毒 ………………… 155
一、脊髓灰质炎病毒 ………… 156
二、其他肠道病毒 …………… 156
第三节　肝炎病毒 ………………… 157
一、甲型肝炎病毒 …………… 157
二、乙型肝炎病毒 …………… 158
三、丙型肝炎病毒 …………… 161
四、其他肝炎病毒 …………… 161
第四节　人类免疫缺陷病毒 ……… 161
一、生物学性状 ……………… 162
二、致病性与免疫性 ………… 162
三、微生物学检查 …………… 163
四、防治原则 ………………… 163
第五节　其他病毒 ………………… 164
一、流行性乙型脑炎病毒 …… 164
二、狂犬病病毒 ……………… 164
三、汉坦病毒 ………………… 165
四、疱疹病毒 ………………… 166

第十八章　其他微生物
第一节　螺旋体 …………………… 170
一、钩端螺旋体 ……………… 170
二、梅毒螺旋体 ……………… 171
第二节　支原体 …………………… 172
一、生物学性状 ……………… 172
二、致病性与免疫性 ………… 172
三、主要病原性支原体 ……… 173
第三节　立克次体 ………………… 173
一、生物学性状 ……………… 173
二、致病性与免疫性 ………… 173
三、病原性立克次体 ………… 173
第四节　衣原体 …………………… 174
一、概述 ……………………… 174
二、常见病原性衣原体 ……… 174
第五节　放线菌 …………………… 175
第六节　真菌 ……………………… 175

一、概念 ……………………… 175
二、生物学性状 ……………… 175
三、致病性 …………………… 176
四、抵抗力 …………………… 177
五、微生物学检查 …………… 177
六、防治原则 ………………… 178

第十九章　人体寄生虫学概述
第一节　常用术语 ………………… 180
一、寄生现象 ………………… 180
二、寄生虫和宿主 …………… 181
三、寄生虫的生活史 ………… 181
第二节　寄生虫与宿主的关系 …… 182
一、寄生虫对宿主的作用 …… 182
二、宿主对寄生虫的作用 …… 182
第三节　寄生虫病的流行与防治原则
　………………… 182
一、寄生虫病的流行 ………… 182
二、寄生虫病的防治原则 …… 183

第二十章　医学蠕虫
第一节　线虫 ……………………… 186
一、似蚓蛔线虫 ……………… 186
二、十二指肠钩口线虫和美洲板口
线虫 ……………………… 188
三、蠕形住肠线虫 …………… 190
第二节　吸虫 ……………………… 191
一、华支睾吸虫 ……………… 192
二、卫氏并殖吸虫 …………… 194
三、布氏姜片吸虫 …………… 196
四、日本裂体吸虫 …………… 197
第三节　绦虫 ……………………… 199
一、链状带绦虫 ……………… 199
二、肥胖带吻绦虫 …………… 201
三、细粒棘球绦虫 …………… 202

第二十一章　医学原虫
第一节　溶组织内阿米巴 ………… 206
一、形态 ……………………… 206
二、生活史 …………………… 207
三、致病性 …………………… 208

四、微生物学检查 …………… 208
五、防治原则 ………………… 208
第二节　鞭毛虫 ………………… 209
一、阴道毛滴虫 ……………… 209
二、蓝氏贾第鞭毛虫 ………… 210
第三节　孢子虫 ………………… 211
一、疟原虫 …………………… 211
二、刚地弓形虫 ……………… 214

附篇　实验指导

实验目的与要求 ………………… 219
实验室规则 ……………………… 219
实验一　细菌的形态结构观察 …… 220
一、显微镜油镜的使用与保护
　…………………………… 220
二、细菌的基本形态和特殊结构
　观察 ……………………… 221
三、细菌涂片及革兰染色 …… 221
实验二　细菌的生长现象与消毒灭菌
　…………………………… 222
一、培养基制备过程及培养基种类
　介绍 ……………………… 222
二、细菌接种法 ……………… 222
三、细菌生长现象 …………… 223
四、细菌的分布 ……………… 223
五、消毒与灭菌 ……………… 224
六、药物敏感试验 …………… 225
实验三　免疫学实验 …………… 226

一、胎儿胸腺、鸡腔上囊标本观察
　…………………………… 226
二、免疫细胞的观察 ………… 226
三、抗原抗体反应 …………… 226
四、观察常用生物制剂 ……… 228
五、豚鼠超敏反应 …………… 229
实验四　常见病原菌 …………… 229
一、形态结构观察 …………… 230
二、培养物观察 ……………… 230
三、血浆凝固酶实验 ………… 230
四、抗链球菌溶血素O试验 … 230
五、抗酸染色法 ……………… 232
实验五　常见人体寄生虫学实验
　…………………………… 233
一、人体常见寄生虫虫卵观察
　…………………………… 234
二、人体常见寄生虫成虫、幼虫观察
　…………………………… 234
三、吸虫中间宿主观察 ……… 234
四、人体寄生虫虫卵的常见检查
　方法 ……………………… 235

**附录一　常见病原性细菌的形态与
　　　　结构** …………………… 237
附录二　常见病原微生物 ……… 238
附录三　四种人体疟原虫 ……… 239
附录四　常见人体寄生虫虫卵 … 240
主要参考书目 …………………… 241

上篇 免疫学基础

第一章 免疫学概述

 知识要点

1. 掌握现代免疫的概念。
2. 熟悉免疫的三大功能及其在正常或异常情况下的表现。
3. 了解免疫学的发展简史。

免疫学作为当前生命科学和医学的前沿学科,在疾病预防、诊断、治疗及保护人类健康方面发挥着重要作用。

第一节 免疫的概念与功能

拓展阅读

你知道为什么吗

根据我国儿童计划免疫程序,新生儿出生后24小时内第一次接种乙肝疫苗,预防乙型肝炎的感染;出生后1~2天接种卡介苗,可以增强宝宝对于结核病的抵抗力,预防结核病。通过预防接种,可提高机体的免疫力,预防传染病的发生。因此,为了宝宝的身体健康,家长一定要为宝宝接种疫苗!

一、免疫的概念

免疫（immunity）的传统含义是指免除疫病（传染病）。通过人们在实践中不断探索和总结，一般认为现代免疫的概念是指机体免疫系统识别和排除抗原性异物，以维持自身生理平衡和稳定的功能。通常免疫对机体是有益的，但某些情况下也会造成对机体的损伤。

二、免疫的功能

免疫功能是机体免疫系统在识别和排除抗原性异物的过程中所产生的一系列生物学效应的总称。根据反应不同，免疫功能包括以下三个方面（表1-1）：

1. 免疫防御 免疫防御指清除进入机体的病原生物及其有害代谢产物、寄生虫等。机体免疫系统在正常情况下能发挥有效的抗感染作用；若免疫防御功能过强可引起超敏反应，造成生理功能紊乱和组织损伤；免疫防御低下可导致机体发生反复感染或免疫缺陷病。

2. 免疫稳定 免疫稳定是机体免疫系统识别和清除自身衰老、损伤和死亡细胞，维持内环境的平衡和稳定的功能。这种功能失调会引起自身正常的组织损伤，发生自身免疫性疾病。

3. 免疫监视 免疫监视是机体免疫系统及时识别和清除体内发生突变细胞的能力（抗肿瘤）。此功能低下时可发生恶性肿瘤。

表1-1 免疫功能的表现

功能	正常表现（有利）	异常表现（有害）	
免疫防御	清除病原生物及其有害代谢产物	过强	超敏反应
		低下	反复感染 免疫缺陷
免疫稳定	清除自身衰老、死亡、损伤的细胞	紊乱	自身免疫病
免疫监视	清除体内突变细胞	低下	发生肿瘤

第二节 免疫学发展简史

拓展阅读

第一个诺贝尔医学奖获得者

1890年德国学者Behring用白喉外毒素免疫动物时发现，在被免疫的动物血清中有一种能中和外毒素的物质，称为抗毒素。他将此免疫血清被动转移给正常动物，使后者获得了中和外毒素的能力。同年他将白喉抗毒素正式用于白喉患者的治疗，开创了人工被动免疫疗法之先河。为此，Behring于1901年获得诺贝尔医学和生理学奖。后来，人们相继发现了凝集素、沉淀素等能与细菌或细胞特异性反应的物质并统称为抗体，而将能引起抗体产生的物质称为抗原，从而确立了抗原和抗体的概念。

免疫学（immunology）是研究机体免疫系统组成、生理功能与相关疾病的发病机制、诊断技术及防治措施的一门学科。免疫学是人类在与传染病的斗争实践中，经历不断探索、总结和创新的过程而发展起来的，其发展可分为以下三个时期：

一、经验免疫学时期

天花曾是历史上威胁人类健康的烈性传染病。明代医书记载：我国古代医生在医治天花的长期临床实践中，发现康复后的天花病人及护理者，或穿过沾染了患者痘痂的衣服的人不再感染天花，从观察经验获得启发，于是大胆创用了世界上最早的一种"人痘苗"，即将天花痂粉吹入正常人鼻孔的方法来预防天花。这种方法至公元10世纪时已在民间广为流行，并逐渐被传到国外（图1-1）。

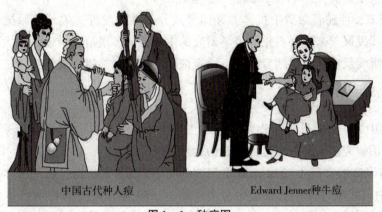

图1-1 种痘图

18世纪末，英国乡村医生琴纳（Jenner，图1-2）从挤奶女工患牛痘后不再感染人类天花的现象获得启发，经过反复试验，于1798年公布了论文并推广牛痘疫苗。这是划时代的发明，既安全又有效。1980年WHO宣布，通过接种牛痘疫苗已经成功地在全世界消灭了烈性传染病天花，也证明了免疫预防是防止传染病播散的最可靠有效的方法（图1-3）。

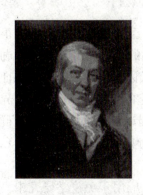

图1-2 Edward Jenner（1749—1823）

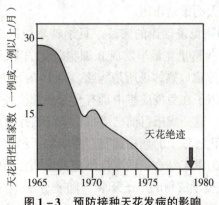

图1-3 预防接种天花发病的影响

二、科学免疫学时期

19 世纪中叶，显微镜的改进完善使更多的病原体被发现。微生物学的研究进展，促进了免疫学的发展。1880 年法国科学家巴斯德采用理化和生物学方法，成功制备炭疽减毒活疫苗和狂犬疫苗，将其进行预防接种，有效地预防了传染病的流行，创立了人工主动免疫的方法，不但为实验免疫学打下了基础，也促进了疫苗的发展和使用。

1883 年，俄国科学家梅契尼柯夫提出了细胞免疫学说。1890 年德国医师贝林和日本学者北里发现了白喉抗毒素，将白喉抗毒素正式用于白喉的治疗，开创了人工被动免疫疗法之先河。贝林因此在 1901 年获得第一个诺贝尔医学奖。1894 年比利时科学家博德特发现了补体，确立了体液免疫学说。1903 年英国医师瑞特发现了调理素，从而将细胞免疫学说及体液免疫学说系统地结合起来。

19 世纪末，伴随着血清中抗体、补体等成分相继被发现，关于抗原抗体反应的血清学研究逐步发展起来，并占据免疫学研究的主导地位。血清学试验的三大经典方法即凝集反应、沉淀反应、补体结合反应，一直被广泛应用于临床免疫学检验。

三、现代免疫学时期

20 世纪中期，随着分子生物学技术的飞速发展和免疫学研究的不断深入，免疫学的理论和应用研究进入了一个更加广阔的崭新领域。

1. 抗体研究的突破性成就　20 世纪 30 年代利用电泳鉴定，证明抗体主要存在于 γ-球蛋白中，并可将抗体从血清中分离出来。1959 年，科学家证明抗体由四肽链组成，其氨基端可结合抗原。1975 年，德国学者柯霍尔和缪斯登利用杂交瘤技术研制出单克隆抗体。这项技术的建立及广泛应用，极大地促进了分子免疫学领域的研究。为表彰他们的杰出贡献，1984 年他们被授予诺贝尔奖。

2. 克隆选择学说的推动作用　1957 年澳大利亚免疫学家贝纳特全面总结了免疫学的成就，提出了著名的克隆选择学说。此学说不仅说明了抗体产生的机制，还解释了抗原识别、免疫记忆、自身耐受及自身免疫应答等重要的免疫生物学现象，对免疫学的发展起了巨大的推动作用。

3. 细胞免疫理论的完善　贝纳特学说提出后，T 淋巴细胞和 B 淋巴细胞很快被发现。1957 年格里克最早发现 B 细胞分化成熟的场所是鸡的腔上囊。1961 年米勒等人发现 T 细胞分化成熟的场所是胸腺。自 1976 年 T 细胞生长因子被发现以来，已证实一系列的细胞因子在免疫应答中具有介导和调节各类免疫细胞的作用，广泛参与特异性免疫应答过程。这一成果目前已应用于临床治疗。此后，大量研究揭示了 T 细胞亚群的功能及细胞分化过程中的调控机制，并明确了细胞毒性 T 细胞（CTL）表达的 FasL 可与靶细胞表达的 Fas 结合，诱导靶细胞发生凋亡的效应机制。

4. 免疫学应用的广泛开展　随着分子生物学技术被应用于免疫学研究中，这项突破性成就已在临床广泛应用。其中基因工程抗体具有治疗肿瘤、免疫缺陷病、移植排斥反应及自身免疫病等的靶向治疗作用，如在 HER2 阳性乳腺癌的治疗中得到广泛使用。

抗肿瘤过继细胞免疫疗法也已应用于多种疾病的治疗。

小　结

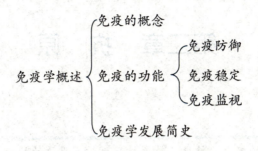

同步训练

单项选择题

1. 有关免疫的功能正确的是（　　）
   A. 抵御病原微生物的感染　　　　B. 清除衰老细胞
   C. 清除损伤的细胞　　　　　　　D. 清除突变的细胞
   E. 以上都是
2. 免疫稳定功能异常可出现（　　）
   A. 超敏反应　　　　　　　　　　B. 自身免疫性疾病
   C. 发生肿瘤　　　　　　　　　　D. 免疫缺陷病
   E. 反复感染
3. 免疫对机体（　　）
   A. 有益　　　　　　　　　　　　B. 有害
   C. 无益也无害　　　　　　　　　D. 有害无益
   E. 正常情况下有益，异常情况下有害
4. 免疫监视功能低下时机体易发生（　　）
   A. 移植排斥反应　　　　　　　　B. 自身免疫性疾病
   C. 发生反复感染　　　　　　　　D. 超敏反应
   E. 肿瘤
5. 通过"种牛痘"可以预防的疾病是（　　）
   A. 天花　　　　　　　　　　　　B. 鼠疫
   C. 霍乱　　　　　　　　　　　　D. 疯牛病
   E. 麻疹

第二章 抗原

 知识要点

1. 掌握抗原的概念、特性、特异性及医学上重要的抗原。
2. 熟悉共同抗原与交叉反应。
3. 了解影响抗原免疫原性的因素。

免疫学作为当前生命科学和医学的前沿学科，在疾病预防、诊断、治疗及保护人类健康方面发挥着重要作用。

第一节 抗原的概念与特性

一、抗原的概念

抗原（antigen，Ag）是指能刺激机体免疫系统产生特异性免疫应答，并能与相应免疫应答产物（抗体或效应 T 细胞）发生特异性结合的物质。

二、抗原的特性

抗原一般具有两种基本特性：一是免疫原性，即能刺激机体免疫系统发生免疫应答，产生相应抗体或效应 T 细胞的特性；二是免疫反应性，即能与相应抗体或效应 T 细胞发生特异性结合的特性。

既有免疫原性又具有免疫反应性的物质称为完全抗原，如病原微生物、异种蛋白质等；只有免疫反应性而无免疫原性的物质称为半抗原，这类物质若与蛋白质载体结合，即可获得免疫原性，而成为完全抗原刺激机体产生免疫应答，如多糖、类脂、某些药物等。

第二节 决定抗原免疫原性的条件

某种物质是否具有免疫原性，能否诱导机体免疫系统产生免疫应答，会受很多方面因素的影响，但主要与下列因素有关。

一、异物性

异物性是决定抗原具有免疫原性的首要条件。凡属非自身物质、胚胎期从未与机体的免疫活性细胞接触过的物质或因某些因素影响使自身物质组成或结构发生改变，以及某些自身成分（如眼晶状体蛋白、精子等）因外伤、手术进入血流，均具有异物性。具有异物性的物质主要有：

1. 异种物质 生物之间亲缘关系越远，分子结构差异越大，其免疫原性越强。大多数抗原属于异种物质，如各种病原体、动物免疫血清等。

2. 同种异体物质 指同一种属不同个体之间的组织细胞结构也存在差异，相互之间具有免疫原性，如人类红细胞血型抗原、主要组织相容性抗原等。

3. 自身物质 一般情况下自身物质不具有免疫原性；但某些因素使自身物质组成或结构发生改变，或某些自身成分如精子、眼晶状体蛋白等因手术、外伤进入血流，也可成为自身抗原。

二、理化性状

1. 化学性质 通常情况下蛋白质具有良好的免疫原性，糖蛋白、脂蛋白、多糖及脂多糖亦具有免疫原性；而核酸、脂类难以诱导免疫应答，若与蛋白质结合形成核蛋白、脂蛋白则具有免疫原性。

2. 分子大小与结构的复杂性 抗原的分子量越大，免疫原性越强。具有免疫原性的物质，分子量一般均达 10kD 以上。因为抗原的分子量越大，含有抗原决定基越多，对免疫细胞的刺激能力越强。抗原的结构越复杂，在体内越不易被降解，对免疫细胞的刺激时间长，其免疫原性也越强。故化学组成中以含有大量芳香族氨基酸尤其是酪氨酸的蛋白质免疫原性较强，而明胶分子量虽达 100kD，但免疫原性却很弱，这是因为明胶由直链氨基酸组成，结构简单，稳定性差，在体内易被降解。

3. 物理状态 一般情况下，聚合状态的蛋白质较单体蛋白质免疫原性强，颗粒性抗原（如细胞等）较可溶性抗原（如血清蛋白、外毒素等）免疫原性强。因此，通常将免疫原性弱的物质吸附在某些大颗粒物质表面，以增强其免疫原性。

此外，抗原分子的某些化学基团与免疫细胞表面相应的抗原受体相互接触的难易程度、抗原进入机体的途径、抗原分子的完整性等对免疫原性也有一定影响。抗原的免疫原性还受机体的遗传因素、个体差异、健康状态、年龄、性别及免疫系统的功能是否正常等因素的影响。

第三节 抗原的特异性与交叉反应

一、抗原的特异性

抗原特异性即专一性，是指抗原刺激机体只能产生与它相应的抗体或效应 T 细胞，并且只能与相应的抗体或效应 T 细胞发生特异性结合。抗原特异性是机体免疫应答最基本的特征，是免疫学诊断和防治的理论依据。

抗原的特异性是由抗原物质中的抗原决定基所决定的。抗原决定基（又称表位）是抗原分子中决定抗原特异性的特殊化学基团。一般由几个到十几个氨基酸构成。表位是决定抗原特异性的基础，是与抗体、免疫活性细胞的抗原受体特异性结合的部位。

二、共同抗原与交叉反应

天然抗原分子表面可含有多种抗原决定基，不同抗原物质之间存在的相同或相似的抗原决定基，称为共同抗原。由共同抗原刺激机体产生的抗体或致敏淋巴细胞，对具有相同或相似表位的不同抗原的结合反应，称为交叉反应（图 2-1）。

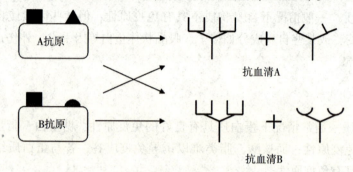

图 2-1 共同抗原与交叉反应

第四节 医学上重要的抗原

一、异种抗原

异种抗原是指来自另一物种的抗原物质。主要包括以下几种：

1. 病原微生物 细菌、病毒等病原微生物及人体寄生虫都是良好的异种抗原。微生物的结构虽然简单，但其化学组成很复杂，含有多种蛋白质、多糖、类脂等成分，具有较强的免疫原性。当病原生物感染机体致病的同时，又可刺激机体产生免疫应答，发挥抗感染的作用。因此，可将病原微生物制成疫苗用于传染病预防，也可用已知抗原（抗体）检测相应抗体（抗原）来诊断或治疗疾病等。如接种乙肝疫预防乙型肝炎；通过血液检测乙型肝炎病毒的抗原和机体产生的抗体来诊断乙型肝炎；为 HBV 表面抗原阳性孕妇注射高效价抗-HBs 的免疫球蛋白（HBIG），以阻断母婴传播。

2. 细菌外毒素和类毒素 外毒素是细菌合成并分泌到细胞外的一种毒性蛋白质，具有较强的免疫原性。外毒素经 0.3%~0.4% 甲醛处理后，可失去毒性，但仍保留免疫原性，成为类毒素。注射类毒素可刺激机体产生相应的抗体，称为抗毒素。抗毒素能中和相应外毒素的毒性作用，保护机体免受传染病侵害。因此，类毒素常作为人工免疫的生物制剂，用于预防相应外毒素引起的疾病，如通过接种破伤风类毒素，使机体获得对破伤风的免疫力。

3. 动物免疫血清 是指将类毒素免疫动物（马），提取其含有抗毒素的血清而制成。临床上常用抗毒素预防和治疗细菌外毒素引起的疾病。抗毒素对人体具有双重作用：一方面，抗毒素作为抗体，可中和外毒素的毒性作用，用于紧急预防或治疗外毒素引起的疾病；另一方面，其成分是异种动物的血清蛋白，具有很强的免疫原性，可刺激机体产生免疫应答，甚至还可导致超敏反应的发生。因此，在使用抗毒素之前应做皮肤过敏试验。

二、同种异型抗原

同一种属不同个体之间存在的特异性抗原称为同种异型抗原。常见的人类同种异型抗原有红细胞血型抗原和主要组织相容性抗原。

1. 红细胞血型抗原 血型抗原指存在于红细胞表面的同种异型抗原。主要有 ABO 血型抗原系统和 Rh 血型抗原系统。

（1）**ABO 血型抗原** 根据人类红细胞表面 A、B 血型抗原的不同，可分为 A 型、B 型、AB 型和 O 型。因血清中存在天然血型抗体，ABO 血型不符的个体之间相互输血，会发生严重输血反应。因此，临床输血前必须进行血型鉴定和交叉配血。

（2）**Rh 血型抗原** 在人类红细胞表面具有与印度恒河猴红细胞膜上相同的抗原成分，称为 Rh 抗原（即 D 抗原）。大多数人红细胞表面存在 D 抗原，称为 Rh 阳性；少数人无 D 抗原，称为 Rh 阴性。人类血清中不存在抗 Rh 抗原的天然抗体。如果 Rh 阴性者因输血或妊娠（胎儿为 Rh 阳性）使机体中产生了抗 Rh 抗体，再次输入 Rh 阳性红细胞时，可发生输血反应；若再次妊娠（胎儿为 Rh 阳性）可引起新生儿溶血症。

> **拓展阅读**
>
> ### 新生儿溶血症是怎样发生的
>
> 母亲与胎儿的 Rh 血型不符是引起新生儿溶血症的主要原因。血型为 Rh 阴性的母亲由于分娩、输血、流产等原因体内产生 Rh 抗体，该抗体为 IgG 类抗体，可通过胎盘。当母亲再次妊娠，且胎儿血型为 Rh 阳性时，母体内的 Rh 抗体便可通过胎盘进入胎儿体内，发生新生儿溶血症。母子间 ABO 血型不符也可引起新生儿溶血症，但症状较轻。

2. 主要组织相容性抗原 组织相容性指不同个体间进行器官或组织移植时供者与受者相互接受的程度。主要组织相容性抗原是存在于人类一切有核细胞表面的同种异型抗原，具有高度多态性，组成复杂，可引起移植排斥反应。编码这些抗原的基因群称为主要组织相容性复合体（MHC），因最早从人类白细胞上发现而称为人白细胞抗原（HLA）。

组成 MHC 的基因分为三类，即Ⅰ类、Ⅱ类和Ⅲ类，他们分别编码 MHC Ⅰ类分子（广泛分布于所有有核细胞及血小板和网织红细胞表面）、MHC Ⅱ类分子（主要存在于

B 细胞、活化的 T 细胞和其他抗原递呈细胞表面）及 MHC Ⅲ类分子（分布于血清中）。MHC 分子参与对抗原的提呈、参与 T 细胞的激活与分化及调控特异性免疫应答。

> **拓展阅读**
>
> **HLA 与移植排斥反应**
>
> 　　20 世纪有学者研究发现，在同一种属不同个体间进行组织器官移植时，会出现移植排斥反应。这是非常复杂的免疫学现象，涉及细胞和抗体介导的多种免疫损伤机制，发生的主要原因是移植物和受体的人类白细胞抗原（HLA）不同。因此，供者与受者 HLA 的差异程度决定了排斥反应的轻或重。
>
> 　　由于很难找到 HLA 完全一致的供受者，所以除同卵双生的器官移植外，其他同种异体组织或器官移植都会发生排斥反应，而器官移植的成败在很大程度上取决于移植排斥反应的防治。目前临床上主要采取选择 HLA 配型尽可能接近的供者、抑制受者免疫应答、诱导移植耐受及加强移植后的免疫监测等措施来防止移植排斥反应的发生。

三、异嗜性抗原

存在于不同种属生物间的共同抗原称为异嗜性抗原。某些异嗜性抗原与疾病有关，如乙型溶血性链球菌的某些菌体成分与人的肾小球基底膜及心肌组织之间存在共同抗原，故链球菌感染后可引起急性肾小球肾炎或心肌炎的发生。大肠埃希菌 OX_{14} 型与人的结肠黏膜之间存在共同抗原，其感染可导致溃疡性结肠炎的发生。

异嗜性抗原的存在可协助疾病的诊断，如变形杆菌与某些立克次体之间存在异嗜性抗原，临床常用变形杆菌 OX_{19} 和 OX_2 菌株代替立克次体作为抗原诊断斑疹伤寒，称为外 - 斐反应。

四、自身抗原

能引起机体发生免疫应答的自身成分称为自身抗原。正常情况下，人体的自身组织成分不会刺激机体的免疫系统产生免疫应答。但在以下两种情况下可成为自身抗原。

1. 修饰的自身抗原　在感染、药物、电离辐射等因素的作用下，自身成分的分子结构可发生改变，使之具有免疫原性，成为修饰的自身抗原，引起自身免疫性疾病。

2. 隐蔽的自身抗原　由于外伤、手术、感染等原因，使某些处于被隔离状态的自身组织和成分释放入血，而这些从未与机体免疫系统接触过的成分被识别为"非己"物质，成为隐蔽的自身抗原，如眼晶体蛋白、甲状腺球蛋白、精子等，引起自身免疫性疾病。

五、肿瘤抗原

肿瘤抗原是细胞在癌变过程中新出现的或过度表达的具有免疫原性的一些大分子物

质的总称，分为肿瘤特异性抗原（TSA）和肿瘤相关抗原（TAA）。

1. 肿瘤特异性抗原 指某一肿瘤细胞特有的抗原，正常细胞和其他肿瘤细胞均不表达。如黑色素瘤、结肠癌和乳腺癌细胞表面的 TSA。

2. 肿瘤相关抗原 无肿瘤细胞特异性，但与某种肿瘤的发生有关，正常细胞上也可微量表达，但在细胞癌变时其含量可明显增高。如甲胎蛋白（AFP）与原发性肝癌相关，故通过检测患者血清中 AFP 的含量，可辅助诊断原发性肝癌。

六、超抗原

超抗原（SAg）指一类只需要极低浓度（1~10ng/mL）即可激活 2%~20% 某些亚型的 T 细胞克隆，产生极强的免疫应答的抗原。超抗原分为外源性超抗原（如金黄色葡萄球菌肠毒素 A~E）和内源性超抗原（如小鼠乳腺肿瘤病毒蛋白）。

小 结

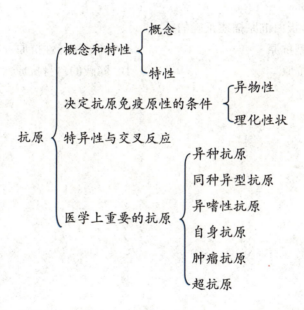

同步训练

单项选择题

1. 抗原的特异性决定于（ ）
   A. 抗原的物理性状
   B. 抗原相对分子质量的大小
   C. 抗原分子表面特殊的化学基团
   D. 抗原内部结构的复杂性
   E. 抗原的异物性

2. 存在于不同种属间的共同抗原是（　）
   A. 异嗜性抗原　　　　　　　　B. 同种异型抗原
   C. 异种抗原　　　　　　　　　D. 交叉抗原
   E. 隐蔽抗原
3. 关于半抗原的描述正确的是（　）
   A. 只有免疫原性，而无免疫反应性
   B. 只有免疫反应性，而无免疫原性
   C. 多数为大分子物质
   D. 既有免疫原性，又有免疫反应性
   E. 以上均不是
4. 引起移植排斥反应的抗原是（　）
   A. 异种抗原　　　　　　　　　B. 同种异型抗原
   C. 自身抗原　　　　　　　　　D. 异嗜性抗原
   E. 交叉抗原
5. 关于眼晶体蛋白抗原描述正确的是（　）
   A. 同种异型抗原　　　　　　　B. 肿瘤特异性抗原
   C. 异嗜性抗原　　　　　　　　D. 隐蔽的自身抗原
   E. 异种抗原

第三章 免疫球蛋白

知识要点

1. 掌握抗体、免疫球蛋白的概念和生物学作用。
2. 熟悉免疫球蛋白的分类和功能。
3. 了解免疫球蛋白的结构。

第一节 抗体与免疫球蛋白的概念

一、抗体

抗体（antibody，Ab）是 B 细胞接受抗原刺激后增殖分化为浆细胞，由浆细胞合成分泌的一类能与相应抗原特异性结合的球蛋白。抗体主要存在于血清、组织液及外分泌液等体液中，故将抗体介导的免疫应答称为体液免疫。

二、免疫球蛋白

1937 年 Tiselius 将血清蛋白电泳后发现，具有抗体活性的球蛋白存在于电泳图谱的 γ 球蛋白区带上，所以曾将抗体称为 γ 球蛋白（丙种球蛋白）。实际上，具有抗体活性的球蛋白除 γ 球蛋白以外，还有 α 球蛋白和 β 球蛋白，而 γ 球蛋白亦并非都具有抗体活性。因此 1964 年世界卫生组织举行专门会议，将具有抗体活性或化学结构与抗体相似的球蛋白统称为免疫球蛋白（Ig）。免疫球蛋白可分为分泌型 Ig（sIg）和膜型 Ig（mIg）。前者主要存在于血清等体液中；后者存在于 B 细胞膜上，即 B 淋巴细胞表面的抗原受体（BCR）。

抗体是生物学功能的概念，而免疫球蛋白是化学结构的概念。抗体都是免疫球蛋白，而免疫球蛋白并非都是抗体。如多发性骨髓瘤患者血清中的异常免疫球蛋白无抗体活性，不能称为抗体。

> **拓展阅读**
>
> **抗体的发现**
>
> 19世纪80年代后期,有学者研究发现白喉杆菌分泌的外毒素具有致病作用,感染者的血清中存在一种能特异性中和外毒素毒性的成分称为抗毒素,于是将这种具有特异性反应的成分称为抗体,而将能刺激机体产生抗体的物质称为抗原,因此确立了抗原和抗体的概念。
>
> 1890年德国学者Behring和日本学者北里正式用白喉杆菌抗毒素治疗白喉患者,创立了应用特异性被动免疫疗法治疗传染病。

第二节 免疫球蛋白的结构与类型

一、免疫球蛋白的基本结构

免疫球蛋白由四条多肽链组成,其中两条相同的长链称重链(H链),两条相同的短链称轻链(L链),通过链间二硫键连接而成,称为Ig单体,是构成免疫球蛋白分子的基本单位(图3-1)。每条多肽链均有一个氨基端和一个羧基端,分别命名为氨基端(N端)和羧基端(C端)。

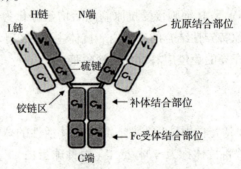

图3-1 免疫球蛋白基本结构示意图

1. 重链 免疫球蛋白重链的分子量约为50~75kDa,由450~550个氨基酸残基组成。根据重链恒定区的氨基酸组成、排列顺序及免疫原性的不同,将重链分为5类,分别用希腊字母 γ、α、μ、δ、ε 表示。

2. 轻链 免疫球蛋白轻链的分子量约为25kDa,由214个氨基酸残基组成。根据轻链的结构和免疫原性的不同,可将Ig分为两型,即 κ 型和 λ 型。同一免疫球蛋白分子的两条轻链总是同型的。正常人血清免疫球蛋白中 κ 型与 λ 型的比例约为2:1。两型比例异常可反映免疫系统的异常,若人类免疫球蛋白 λ 型过多,提示可能有 λ 链的B细胞肿瘤产生。

3. 可变区 在免疫球蛋白重链N端约1/4(γ、α、δ)或1/5(μ、ε),轻链N端

1/2，其氨基酸的种类和排列顺序多变，称为可变区（V区）。重链和轻链的V区分别称为V_H和V_L。在可变区中，V_H和V_L各有3个区域的氨基酸组成和排列顺序更加多变，称为高变区（HVR）。高变区以外的区域，氨基酸的组成和排列顺序变化相对较小，称为骨架区（FR），V_H和V_L各有四个骨架区。

重链和轻链高变区形成的特定空间构型共同组成Ig的抗原结合部位，该部位的构型与抗原决定基互补，是抗体与抗原结合的关键部位。因此，V区尤其是高变区的氨基酸序列及空间构型决定了抗体的特异性，每个Ig分子的单体有两个抗原结合部位，故抗体单体分子又称为二价分子。

4. 恒定区 免疫球蛋白重链C端的3/4（γ、α、δ）或4/5（μ、ε），轻链C端的1/2，其氨基酸组成和排列顺序比较恒定，称为恒定区（C区）。重链和轻链的C区分别称为C_H和C_L。C区不能结合抗原，但具有其他的生物学功能。

5. 铰链区 铰链区是位于免疫球蛋白C_H1与C_H2之间的区域。该区富含脯氨酸，坚韧而富有弹性，可自如伸展，有利于Ig抗原结合部位与不同距离的抗原表位更好地结合，也有利于补体结合位点的暴露。同时铰链区对木瓜蛋白酶、胃蛋白酶敏感，水解免疫球蛋白分子时常在此区发生裂解。IgM和IgE无铰链区。

IgM是由J链和二硫键连接5个Ig单体形成的五聚体；分泌型IgA（sIgA）是由J链连接两个IgA单体形成的二聚体（图3-2）。IgG、IgD、IgE为单体，无J链。

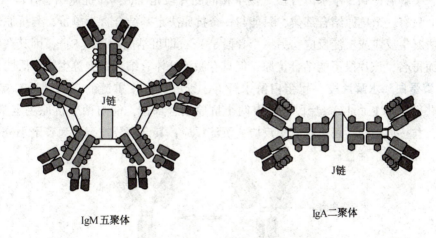

图3-2 IgM、分泌型IgA结构示意图

二、免疫球蛋白的分类

根据重链恒定区的氨基酸组成、排列顺序及免疫原性的不同，将重链分为5类，分别用希腊字母γ、α、μ、δ、ε表示，与之相应的免疫球蛋白分别命名为IgG、IgA、IgM、IgD、IgE。同一类Ig根据铰链区氨基酸组成和重链二硫键数目和位置的差异，又可分为不同的亚类，如IgG可分为IgG1~IgG4，IgA可分为IgA1和IgA2。IgM、IgD和IgE尚未发现亚类。

三、免疫球蛋白的功能区

Ig 分子的每条肽链可折叠成几个球形结构,其结构靠链内二硫键连接而稳定。每个球形结构大约由 110 个氨基酸组成,具有一定的生理功能,称为功能区。各类 Ig 轻链有 2 个功能区,即 V_L 和 C_L;IgG、IgA 和 IgD 重链有 4 个功能区,即 V_H、C_H1、C_H2 和 C_H3;IgM 和 IgE 重链有 5 个功能区,多 1 个 C_H4 功能区。

Ig 各功能区的作用:①V_H 和 V_L 是结合抗原的部位。②C_H1 和 C_L 上具有部分同种异型遗传标志。③IgG 的 C_H2 和 IgM 的 C_H3 具有补体 $C1_q$ 结合位点,可启动经典途径激活补体。④IgG 的 C_H3 可与单核巨噬细胞、中性粒细胞、B 细胞和 NK 细胞表面的 IgG Fc 受体结合,发挥免疫效应;IgE 的 C_H4 可与肥大细胞和嗜碱性粒细胞的 IgE Fc 受体结合,介导 I 型超敏反应。

四、免疫球蛋白的水解片段

在一定条件下,Ig 分子的铰链区易被蛋白酶水解产生不同的片段。通过研究不同的结构片段可进一步了解 Ig 的结构和功能。以 IgG 为例的水解片段有(图 3-3):

1. 木瓜蛋白酶水解片段 木瓜蛋白酶水解 IgG 铰链区连接两条重链的二硫键近 N 端部位,裂解后得到 3 个水解片段。两个相同的片段是 Fab,即抗原结合片段(Fab),每个 Fab 只有一个抗原结合部位,只能与一个抗原决定基结合,为单价,与抗原结合后不能形成凝集反应或沉淀反应;另一个片段是 Fc,即可结晶片段(Fc),因其在低温下可结晶而得名,该片段不能结合抗原,但具有激活补体、结合细胞等生物学活性。

2. 胃蛋白酶水解片段 胃蛋白酶水解 IgG 铰链区连接重链的二硫键近 C 端部位,裂解后获得一个 F(ab')$_2$ 片段,具有两个抗原结合部位,能与两个抗原决定基结合,为双价,与抗原结合后可出现凝集反应或沉淀反应;其余部分被裂解为若干小分子碎片(pFc'),无生物学活性。

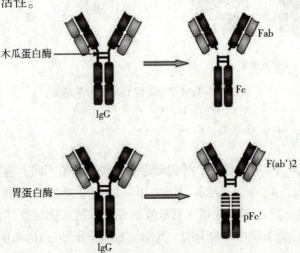

图 3-3 免疫球蛋白水解片段示意图

> **拓展阅读**
>
> **抗体的纯化**
>
> 胃蛋白酶水解免疫球蛋白后可获得 F(ab')$_2$ 片段，既保留了与相应抗原结合的生物学活性，同时又避免了 Fc 段的免疫原性可能引起的超敏反应。因此，在临床应用中将动物免疫血清（如白喉抗毒素、破伤风抗毒素等）用胃蛋白酶水解后制备成精制提纯的生物制品，因去掉 Fc 段而有效地降低了超敏反应的发生率。

第三节　抗体的生物学作用

一、Fab 段的生物学作用

1. 特异性结合抗原　抗体的 Fab 能与相应抗原发生特异性结合，这是 Ig 分子的主要生物学作用。抗体可与相应抗原在体外发生特异性结合，临床常用于鉴定病原微生物或检测抗体。

2. 抗体与相应抗原结合后所发挥的生物学效应　主要表现为：①抗毒素与外毒素结合，能中和外毒素的毒性作用；②抗病毒抗体与病毒结合后，能阻止病毒侵入易感细胞；③分泌型 IgA 与相应细菌、病毒等结合，可抑制病原体黏附于宿主细胞。

二、Fc 段的生物学作用

1. 激活补体　当 IgG、IgM 抗体与相应抗原结合后，其构型发生改变，Fc 的补体结合位点暴露出来，可通过经典途径激活补体。

2. 结合细胞表面的 Fc 受体

（1）**调理吞噬作用**　当 IgG 分子与细菌等颗粒性抗原结合后，可通过 Fc 与中性粒细胞或单核-巨噬细胞的相应受体结合，从而促进吞噬细胞对颗粒性抗原的吞噬作用（图 3-4）。

（2）**抗体依赖性细胞介导的细胞毒作用（ADCC）**　NK 细胞通过表面的 IgG Fc 受体识别结合于靶细胞上的 IgG Fc 段，直接杀伤靶细胞（如病毒感染的细胞和肿瘤细胞等）。

（3）**介导 I 型超敏反应**　IgE 的 Fc 段与肥大细胞或嗜碱性粒细胞表面的 Fc 受体结合，引起 I 型超敏反应。

3. 穿过胎盘和黏膜　IgG 是唯一能自母体通过胎盘进入胎儿体内的免疫球蛋白，对新生儿抗感染具有重要意义。黏膜固有层浆细胞产生的 sIgA 通过黏膜上皮细胞时转运至黏膜表面的分泌液中，在呼吸道、消化道等黏膜局部发挥免疫作用。

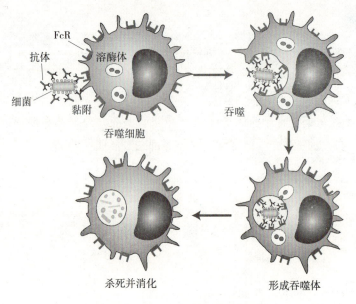

图 3-4 抗体介导调理吞噬作用

第四节 五类免疫球蛋白的特性与功能

一、IgG

IgG 由脾和淋巴结的浆细胞合成，常以单体形式存在，是血清和细胞外液中含量最高的免疫球蛋白，约占血清 Ig 总量的 75%。IgG 出生后 3 个月开始合成，3~5 岁接近成人水平。在五类免疫球蛋白中，IgG 分子最小，合成速度快，分解慢，半衰期最长（大约 3 周），故临床使用丙种球蛋白时，宜每 2~3 周 1 次。IgG 作为唯一能通过胎盘的 Ig，是新生儿抗感染免疫和发生新生儿溶血症的重要因素。IgG 是体液中抗感染（抗菌、抗病毒、抗毒素）的主要抗体，具有促进吞噬、中和毒素和病毒、介导 NK 细胞杀伤靶细胞、激活补体经典途径等作用。

二、IgA

IgA 有血清型 IgA 和分泌型 IgA（sIgA）两种。血清型 IgA 主要为单体，在血清中含量较少，其免疫作用较弱。分泌型 IgA 为双体，由两个 IgA 单体、一条 J 链和一个分泌片构成。

sIgA 主要存在于呼吸道、消化道、泌尿生殖道等黏膜的外分泌液中，如初乳、泪液、唾液、支气管和胃肠道分泌液等，对黏膜局部抗感染发挥重要作用。婴儿可从母亲初乳中获得 sIgA，应大力提倡母乳喂养，可为婴儿胃肠道提供自然被动免疫。

三、IgM

IgM 为五聚体，分子量最大，又称巨球蛋白。IgM 是个体发育过程中最早合成和分泌的抗体，在胚胎发育晚期即可产生。若脐血中出现特异性 IgM 增高，提示胎儿在子宫内有相应病原体的感染。在机体出生后的初次体液免疫应答中，IgM 是最早产生的抗体，半衰期短。在感染过程中血清 IgM 水平升高，提示近期有感染发生，可作为早期诊断的依据。天然 ABO 血型抗体、类风湿因子等都是 IgM 类抗体。

四、IgD

IgD 由扁桃体和脾中的浆细胞产生，合成较晚，以单体形式存在于血清中，含量很低，占血清 Ig 总量的 1% 以下，其功能不详。B 细胞膜表面的 IgD（mIgD）是 B 细胞的抗原识别受体（BCR），亦可作为 B 细胞分化发育成熟的重要标志。未成熟 B 细胞仅表达 mIgM，成熟 B 细胞可同时表达 mIgM 和 mIgD。活化的 B 细胞或记忆 B 细胞 mIgD 逐渐消失。

五、IgE

IgE 是血清中含量最少的一类免疫球蛋白，仅占血清总量的 0.002%。但在 I 型超敏反应和寄生虫感染时含量明显升高。IgE 为亲细胞抗体，其 Fc 段可与肥大细胞、嗜碱性粒细胞表面的 Fc 受体结合，引起 I 型超敏反应。

五类免疫球蛋白的主要理化特性和生物学活性见表 3-1。

表 3-1 五类免疫球蛋白理化特性与生物学活性比较

	IgG	IgA	IgM	IgD	IgE
重链名称	γ	α	μ	δ	ε
存在形式	单体	单体、双体	五聚体	单体	单体
血清所占比例（%）	75~80	10~15	5~10	<1	<0.002
合成时间	出生后 3 个月	4~6 月	胚胎末期	较晚	较晚
半衰期（天）	20~23	6	5	3	2
生物学功能	激活补体 ADCC 调理作用 穿过胎盘	黏膜局部抗感染作用	激活补体 调理作用 早期防御作用	B 细胞分化发育成熟的重要标志（BCR）	介导 I 型超敏反应 抗寄生虫感染

小　结

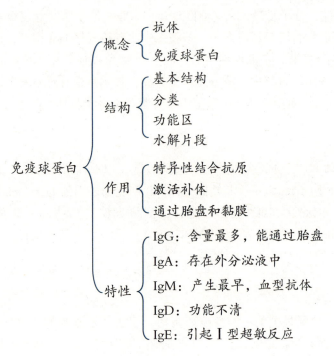

同步训练

一、单项选择题

1. 抗体分子的抗原结合部位在（　　）

　　A. Fab 段　　　　B. Fc 段　　　　C. C_H2　　　　D. C_H3　　　　E. C_H1

2. 新生儿从初乳中获得的免疫球蛋白是（　　）

　　A. IgG　　　　B. sIgA　　　　C. IgE　　　　D. IgM　　　　E. IgD

3. 关于 IgG 的描述正确的是（　　）

　　A. 参与 I 型超敏反应的抗体　　　　B. 胎儿从母体获得的唯一抗体

　　C. 血清中不能通过胎盘的抗体　　　　D. 出现最早的抗体

　　E. 消失最快的抗体

4. 天然血型抗体为（　　）

　　A. IgG　　　　B. IgA　　　　C. IgD　　　　D. IgE　　　　E. IgM

5. 亲细胞抗体主要是指（　　）

　　A. IgG　　　　B. IgM　　　　C. IgE　　　　D. IgD　　　　E. IgA

二、简答题

1. 简述免疫球蛋白的基本结构和功能。

2. IgG 的生物学作用是什么？

3. 抗体与免疫球蛋白的区别是什么？

第四章　免疫系统

> **知识要点**
> 1. 掌握免疫器官的组成及功能。
> 2. 熟悉免疫细胞的功能。
> 3. 了解免疫细胞的种类。

免疫系统是机体对抗原刺激产生免疫应答，发挥免疫效应的物质基础。免疫系统由免疫器官、免疫细胞和免疫分子三部分组成。

第一节　免疫器官

免疫器官是免疫细胞发生、分化、成熟的场所，根据其发生和功能的不同，可分为中枢免疫器官和外周免疫器官（图4-1）。

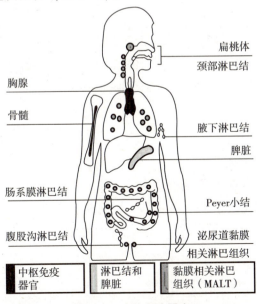

图4-1　人体免疫器官

一、中枢免疫器官

中枢免疫器官是免疫细胞发生、分化、成熟的场所。人或其他哺乳类动物的中枢免疫器官包括骨髓和胸腺。鸟类腔上囊的功能相当于骨髓。

(一) 骨髓

骨髓是造血器官，是各种免疫细胞的发源地（图4-2）。骨髓中的多能干细胞分化为髓样干细胞和淋巴干细胞，前者进一步发育成熟为红细胞、单核细胞、粒细胞和血小板等，后者发育为各种淋巴细胞。其中某些淋巴干细胞在骨髓微环境中继续发育成熟为执行体液免疫功能的骨髓依赖性淋巴细胞，简称为B淋巴细胞或B细胞。因此，骨髓亦是哺乳类动物B细胞分化成熟的场所。骨髓功能缺陷时，机体造血功能和免疫功能均会受到影响。另外，骨髓还是体液免疫应答发生的主要场所。

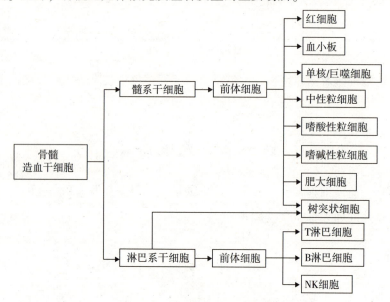

图4-2 骨髓起源的免疫细胞

(二) 胸腺

胸腺位于胸腔纵隔上部、胸骨后方，是T细胞分化成熟的场所。经骨髓发育的部分淋巴干细胞进入胸腺，在胸腺微环境作用下，分化成熟为执行细胞免疫功能的胸腺依赖性淋巴细胞，简称为T淋巴细胞或T细胞。故胸腺还可以诱导T细胞分化成为各类亚群。若胸腺先天发育不全或功能缺陷，则可导致T细胞缺乏和细胞免疫功能缺陷而影响免疫功能。

> **拓展阅读**
>
> **你了解胸腺吗**
>
> 新生儿胸腺仅重大约 20g，至青春期发育达到顶峰，约 40g，以后随年龄增长而逐渐萎缩退化，并多由脂肪组织所取代，到老年时仅剩 10g 左右。胸腺主要由胸腺细胞和胸腺基质细胞组成。胸腺细胞是骨髓产生的前 T 细胞经血循环进入胸腺，即成为胸腺细胞；胸腺基质细胞包括上皮细胞、巨噬细胞、胸腺树突状细胞和成纤维细胞。胸腺基质细胞及分泌的多种胸腺激素和细胞因子等共同构成胸腺细胞分化的微环境，在促进胸腺细胞分化过程的各个环节均发挥重要作用。

二、外周免疫器官

外周免疫器官是成熟的免疫细胞定居、增殖和发生特异性免疫应答的场所，包括脾脏、淋巴结及黏膜相关的淋巴组织。

（一）淋巴结

人体全身大约有 500~600 个淋巴结，广泛分布于颈、腋下、腹股沟、肠系膜、盆腔及肺门等全身非黏膜部位的淋巴通道上。淋巴结分皮质区和髓质区（图 4-3），靠近被膜的皮质为浅皮质区，又称为非胸腺依赖区，是 B 细胞定居的场所。在该区内大量的 B 细胞聚集形成淋巴小结，受到抗原刺激的淋巴小结内形成生发中心，含大量增殖分化的 B 淋巴母细胞，可转移至髓质分化为浆细胞产生抗体。靠近髓质的皮质为深皮质区，又称胸腺依赖区，是 T 细胞定居的部位。淋巴结是成熟淋巴细胞定居的场所，定居的淋巴细胞中 T 细胞约占 75%，B 细胞约占 25%。同时，淋巴结是淋巴细胞接受抗原刺激、分化增殖发生特异性免疫应答的场所，在免疫过程中起着过滤和净化淋巴液、贮存淋巴细胞的作用。

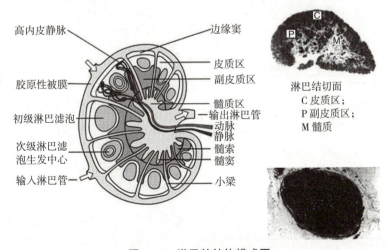

图 4-3 淋巴结结构模式图

(二) 脾

脾是人体内最大的外周免疫器官，亦是成熟淋巴细胞定居的场所之一。脾中淋巴细胞总数的大约 60% 为 B 细胞，约 40% 为 T 细胞。脾也是淋巴细胞接受抗原刺激并产生免疫应答的主要场所；还可清除血液中的病原体、衰老死亡的细胞、免疫复合物等，起到过滤和净化血液的作用。此外，脾脏可合成并分泌如补体、干扰素等生物活性物质，也是机体储存血细胞的血库。

(三) 黏膜相关的淋巴组织

黏膜相关的淋巴组织指呼吸道、消化道、泌尿生殖道黏膜固有层、黏膜下散在的无被膜的淋巴组织，以及某些带有生发中心的器官化的淋巴组织（如扁桃体、阑尾和小肠集合淋巴结等）。机体近 50% 的淋巴组织存在于黏膜系统，不仅构成了机体防御外来抗原入侵的第一道防御屏障，也是产生局部特异性免疫应答的主要场所。同时，黏膜相关的淋巴组织中的 B 细胞受抗原刺激后可直接分泌 sIgA，在局部黏膜发挥免疫作用。

> **拓展阅读**
>
> **淋巴细胞再循环**
>
> 定居于外周免疫器官的淋巴细胞可经胸导管进入血液循环，而血液中的淋巴细胞又可通过毛细血管后经微静脉回到淋巴器官或淋巴组织内的现象称为淋巴细胞再循环。参与再循环的主要是 T 细胞。通过再循环，使淋巴循环和血液循环互相沟通，免疫细胞遍布全身，构成免疫系统的完整网络，亦使淋巴细胞在体内各淋巴组织和器官合理分布，及时动员淋巴细胞迁移至病原体入侵部位；抗原活化的淋巴细胞也被引流入局部淋巴组织及淋巴器官，产生特异性免疫应答。因此，淋巴细胞再循环是维持机体正常免疫应答并发挥免疫功能的必要前提条件。

第二节 免疫细胞

免疫细胞是指所有参与免疫应答及与免疫应答有关的细胞，主要包括淋巴细胞（T 细胞、B 细胞、NK 细胞）、抗原提呈细胞（单核-巨噬细胞、B 细胞、树突状细胞等）、其他免疫细胞（粒细胞、红细胞、肥大细胞等）。

一、淋巴细胞

淋巴细胞源于骨髓中的淋巴干细胞，是免疫系统中主要的免疫细胞。按其发生、表面标志及功能的不同，淋巴细胞分为 T 细胞、B 细胞和 NK 细胞。其中 T 淋巴细胞和 B 淋巴细胞接受抗原刺激后能被活化，继而增殖、分化，介导特异性免疫应答，又称为免疫活性细胞。

（一）T 淋巴细胞

T 淋巴细胞来源于骨髓中的多能造血干细胞，在胸腺内分化成熟，亦称为胸腺依赖性淋巴细胞。T 淋巴细胞主要介导机体的细胞免疫应答。

1. 主要表面分子及作用 处于不同分化发育阶段的 T 细胞，其表面会表达不同的膜分子，某些可作为鉴别 T 细胞及其活化状态的表面标志，有些则参与 T 细胞识别抗原和 T 细胞活化、增殖、分化及效应功能的发挥。T 细胞膜分子主要为表面受体和表面抗原。

(1) T 细胞表面受体

①T 细胞抗原（识别）受体（TCR）：是成熟 T 细胞共有的特异性表面标志，也是 T 细胞特异性识别和结合抗原的受体。一个成熟的 T 细胞克隆表面只存在一种识别某一特异性抗原的 TCR，而人体内存在数量庞大的 T 细胞克隆，使 T 细胞能识别成千上万的抗原。另外，TCR 只能识别与抗原提呈细胞（APC）表面 MHC 分子结合的抗原肽，而不能直接识别可溶性抗原。

②绵羊红细胞受体（CD2 分子）：绵羊红细胞受体又称 E 受体，是人类 T 细胞特有的重要标志之一。在一定的实验条件下，T 细胞表面的绵羊红细胞受体与绵羊红细胞结合，经瑞氏染色后镜下呈玫瑰花环状（E 花环），称为 E 花环形成试验。其主要用于检测外周血中 T 细胞的数量，亦可间接反映机体的细胞免疫功能。正常人外周血 E 花环形成率为 60%~80%。

③有丝分裂原受体：T 细胞表面具有植物血凝素（PHA）和刀豆蛋白 A（Con - A）等有丝分裂原受体，将 PHA 或 Con - A 作用于 T 细胞，使其发生有丝分裂转化为淋巴母细胞，称为淋巴细胞转化试验。其主要用于检测待测者细胞免疫水平。正常人 T 细胞转化率为 60%~80%。

(2) T 细胞表面抗原

①分化群抗原（CD 分子）：在淋巴细胞的不同发育阶段细胞膜表面存在应用分化群抗体所鉴定的抗原称为分化群抗原（表 4 - 1）。这些 CD 分子与淋巴细胞的免疫功能密切相关，某些 CD 分子也可作为鉴别淋巴细胞的主要依据。

T 细胞表面主要的 CD 分子有：

CD2：为绵羊红细胞受体（E 受体），可检测外周血中 T 细胞数量及诱导 T 细胞活化。

CD3：是成熟 T 细胞共有的特征性表面标志，表达在所有 T 细胞表面。CD3 与 TCR 以非共价键结合形成 CD3 - TCR 复合物，可向 T 细胞内部传递 TCR 识别抗原所产生的活化信号并激活细胞。

CD4 和 CD8：为 T 细胞的辅助识别受体，表达 CD4 或 CD8 的 T 细胞分别被称为 $CD4^+$ 或 $CD8^+$ T 细胞。CD4 与抗原提呈细胞（APC）的 MHC Ⅱ 类分子结合，协助辅助性 T 细胞（Th）的 TCR 识别抗原。CD8 与靶细胞表面的 MHC Ⅰ 类分子结合，协助细胞毒性T细胞（Tc）的TCR对靶细胞抗原的识别。

CD28：为协同刺激因子受体，与抗原递呈细胞表面的B7分子结合形成协同信号，促进T细胞进一步活化。

CD40L：为协同刺激分子CD40的配体，与B细胞表面的CD40结合形成协同信号，介导T、B细胞的相互作用，促进B细胞的活化、增殖及分化。

表4-1 部分CD抗原分布特性及主要功能

种类	表达细胞	特性和功能
CD2	T细胞、NK细胞	绵羊红细胞受体；参与T细胞活化
CD3	T细胞	T细胞标志；构成TCR/CD3复合物，转导T细胞活化信号
CD4	Th细胞、单核或巨噬细胞等	MHC Ⅱ类分子受体，参与Th细胞活化；HIV受体
CD8	Tc细胞等	MHC Ⅰ类分子受体，参与Tc细胞活化
CD16	NK细胞、巨噬细胞等	低亲和力IgGFc受体；促吞噬，介导ADCC
CD28	T细胞、浆细胞、活化B细胞	与B细胞和APC表面的B7结合，提供T细胞协同刺激信号
CD35	B细胞、NK细胞等	C3b、C4b受体，调理吞噬；调节B细胞活化
CD40	B细胞	配体为CD40L，提供B细胞活化的协同刺激信号
CD154（CD40L）	活化的T细胞	CD40的配体，提供B细胞活化的协同刺激信号
CD64	单核、巨噬细胞、树突状细胞等	高亲和力IgGFc受体；介导ADCC，调理作用等

②MHC抗原：所有T细胞均表达MHC Ⅰ类分子，而活化的人类T细胞还能表达MHC Ⅱ类分子，因此，MHC Ⅱ类分子可被视为T细胞活化的标志。

2. T细胞分类

(1) 按T淋巴细胞表面CD分子不同分类

①$CD4^+$ T淋巴细胞：细胞表面表达CD4分子，受自身MHC Ⅱ类分子限制，活化后分化为Th细胞。

②$CD8^+$ T淋巴细胞：细胞表面表达CD8分子，受自身MHC Ⅰ类分子限制，活化后分化为细胞毒性T细胞（CTL）。

(2) 按功能不同分类

①辅助T细胞（Th）：分为Th1和Th2，Th1主要分泌细胞因子和介导Ⅳ型超敏反应，Th2细胞主要是促进淋巴细胞发生免疫应答。

②细胞毒性T细胞（CTL）：能对具有MHC Ⅰ类分子的靶细胞抗原发生免疫应答，并特异性的溶解杀伤靶细胞。

③调节性T细胞（Treg）：通过抑制$CD4^+$ T细胞和$CD8^+$ T细胞的活化与增殖，达

到免疫的负调节作用。

(二) B 细胞

B 细胞来源于骨髓中的多能造血干细胞，并在骨髓内分化成熟，亦称为骨髓依赖性淋巴细胞，主要参与机体的体液免疫应答。

1. B 细胞的表面分子及作用

(1) B 细胞抗原受体 (BCR)　是 B 细胞特异性识别和结合抗原的主要结构，也是 B 细胞的特征性表面标志。BCR 为 B 细胞膜表面的免疫球蛋白，故又称膜免疫球蛋白 (mIg)。

(2) Fc 受体　B 细胞表面有 IgG Fc 受体 (如 CD32)，能与 IgG 的 Fc 段结合，有利于 B 细胞捕获和结合抗原，并能促进 B 细胞活化和抗体产生。

(3) 补体受体 (CR)　B 细胞表面的补体受体 (如 CD35) 可以结合补体的裂解片段 (如 C3b、C4b)，参与免疫调理和 B 细胞活化。

(4) 有丝分裂原受体　B 细胞表面有脂多糖 (LPS) 受体，葡萄球菌 A 蛋白 (SPA) 受体及与 T 细胞共有的美洲商陆 (PWM) 受体，这类受体与相应有丝分裂原结合，可促进 B 细胞活化、增殖，分化为淋巴母细胞。因此可用于检测 B 细胞功能状态。

(5) MHC 抗原　B 细胞表达 MHC Ⅰ 类和 MHC Ⅱ 类分子，参与 B 细胞的抗原提呈，促进 T 细胞的活化。

2. B 细胞亚群及其主要功能　根据 B 细胞表面是否表达 CD5，可将 B 细胞分为 B1 ($CD5^+$ 细胞) 和 B2 ($CD5^-$ 细胞) 两大亚群。

(1) B1 细胞　表面表达 CD5 和 mIgM，主要定居于腹腔、胸腔及肠壁的固有层，对抗原应答时不需 T 细胞的辅助，主要产生 IgM 类低亲和力抗体。参与黏膜免疫应答，还可能与自身免疫性疾病有关。

(2) B2 细胞　即通常所称的 B 细胞，表面表达 mIgM 和 mIgD，对 TD-Ag 应答时需要 T 细胞辅助，能产生针对外来抗原的 IgG 等高亲和力抗体，具有免疫记忆能力，是体液免疫的重要细胞。B2 细胞还具有提呈抗原和参与免疫调节的作用。

人类 T 细胞与 B 细胞的主要区别见表 4-2。

表 4-2　人类 T 细胞与 B 细胞的主要区别

区别要点	T 细胞	B 细胞
成熟部位	胸腺	骨髓
定居 (外周淋巴器官)	胸腺依赖区	B 细胞区
抗原受体	TCR	BCR (mIg)
绵羊红细胞受体	有	无
补体受体	无	有
有丝分裂原受体	PHA、Con-A	LPS、SPA
CD4 与 CD8 分子	有	无
MHC 抗原	MHC Ⅰ	MHC Ⅰ、MHC Ⅱ

续表

区别要点	T 细胞	B 细胞
外周血细胞分布（%）	70~75	3~10
淋巴结细胞分布（%）	70~75	20~25
脾细胞分布（%）	30~50	50~65
主要功能	细胞免疫	体液免疫

（三）自然杀伤细胞

自然杀伤细胞（NK 细胞）来源于骨髓的淋巴干细胞，是一类不表达特异性抗原识别受体的淋巴细胞，占外周血淋巴细胞的 5%~10%，主要分布于外周血和脾中。NK 细胞可非特异性直接杀伤肿瘤细胞或病毒感染细胞等靶细胞，且无 MHC 的限制性，故称为自然杀伤细胞。NK 细胞杀伤靶细胞的方式为：

1. 自然杀伤作用 NK 细胞不需抗原刺激活化，就能直接杀伤靶细胞，发挥早期抗感染和抗肿瘤作用。

2. 抗体依赖性细胞介导的细胞毒作用（ADCC） NK 细胞表面存在 IgG Fc 受体，当 IgG 与靶细胞携带的抗原结合后，NK 细胞借助 Fc 受体与 IgG 结合被激活，通过释放细胞毒性介质（穿孔素和颗粒酶）等途径杀伤靶细胞，发挥抗体依赖性细胞介导的细胞毒作用（ADCC 作用）（图 4-4）。NK 细胞广泛参与机体的抗感染、抗肿瘤过程，且与移植排斥反应、自身免疫病和超敏反应的发生相关。

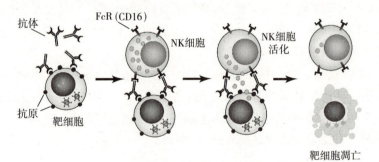

图 4-4 ADCC 作用示意图

二、抗原提呈细胞

抗原提呈细胞（APC）是指能摄取、加工、处理抗原，并将抗原信息提呈给 T 淋巴细胞的一类免疫细胞，在免疫应答的发生和免疫调节过程中发挥重要作用。其主要包括：单核-巨噬细胞（MΦ）、树突状细胞（DC）和 B 淋巴细胞。它们的共同特征是细胞膜上表达 MHC Ⅱ 类分子。只有当天然抗原经 APC 加工处理后、降解的抗原肽与 MHC Ⅱ 类分子形成复合物表达在 APC 表面，才能被 T 淋巴细胞识别，从而诱导免疫应答发生。

(一) 单核-巨噬细胞

单核-巨噬细胞（MΦ）包括外周血中的单核细胞和组织中的巨噬细胞，表面表达有 MHC Ⅱ 分子、补体受体、IgG Fc 受体和细胞因子受体等，在维持机体免疫稳定、参与机体免疫防御和免疫应答中发挥重要作用。

1. 吞噬和杀伤作用 单核-巨噬细胞具有强大的吞噬与杀伤能力，能非特异性吞噬和清除多种病原微生物及体内凋亡细胞。其方式为：①固有的吞噬杀伤作用；②通过其表面的 IgG Fc 受体和 C3b 受体发挥调理吞噬作用，完成重要的免疫防御功能；③单核-巨噬细胞亦能非特异性识别和清除体内衰老、损伤的细胞，使机体维持自身平衡与稳定；④在细胞免疫过程中，巨噬细胞被淋巴因子激活后，可有效杀伤肿瘤细胞，在机体免疫监视功能中发挥重要作用。因此，单核-巨噬细胞是确保机体完成各项免疫功能的重要细胞之一。

2. 提呈抗原作用 单核-巨噬细胞是重要的抗原提呈细胞。在免疫应答过程中，多数抗原（TD-Ag）需经巨噬细胞摄取、加工、处理，以抗原肽-MHC Ⅱ类分子复合物的形式表达于巨噬细胞表面，以利于 T 细胞抗原受体（TCR）识别，从而启动免疫应答反应。

3. 分泌作用 单核-巨噬细胞可合成并分泌多种生物活性介质，如白细胞介素（IL）、干扰素（IFN）、肿瘤坏死因子（TNF）、多种蛋白水解酶、某些补体成分（如 B、D、P、H 因子）、成纤维细胞刺激因子等，这些物质在介导炎症反应和调节免疫应答过程中发挥重要作用。

(二) 树突状细胞

树突状细胞（DC）起源于骨髓中多能造血干细胞，因其表面具有许多树突状突起而得名。DC 虽然数量较少，但分布很广，许多不同名称的 DC 实际上是同一种细胞处在不同分化期或不同部位而已。树突状细胞的吞噬能力较弱，但细胞表面积大，含有丰富的 MHC Ⅱ类分子，所以其抗原提呈能力远远强于其他 APC，因此被称为专职性抗原提呈细胞。

淋巴结皮质区内含有较多的滤泡树突状细胞，其不表达 MHC Ⅱ类分子，不能向 Th 细胞提呈抗原；却高表达 Fc 受体和补体受体，能够通过结合抗体或补体以免疫复合物的形式捕获抗原，供 B 淋巴细胞识别，从而启动免疫记忆和免疫应答。

(三) B 淋巴细胞

B 淋巴细胞不仅是参与体液免疫应答的重要细胞，也是一类重要的专职 APC。B 细胞通过 BCR 与相应抗原结合并将其内吞处理，以抗原肽-MHC Ⅱ类分子复合物的形式表达于 B 细胞表面，提呈给 $CD4^+$ 的 Th 细胞。这种摄取和递呈抗原的方式在激活 Th 细胞的同时，亦促使 B 细胞自身活化。由于 B 细胞的吞噬能力较弱，这种抗原提呈作用受到一定限制，但在摄取低浓度抗原时，此效应可浓缩抗原，具有重要的免疫学意义。

某些细胞在通常情况下不表达 MHC Ⅱ 类分子，但在一定条件下，受某些细胞因子诱导也可表达 MHC Ⅱ 类分子并能处理和提呈抗原，这些细胞称为非专职 APC，包括血管内皮细胞、各种上皮细胞和间隙细胞、皮肤的成纤维细胞及活化的 T 细胞等。

三、其他免疫细胞

（一）中性粒细胞

中性粒细胞占外周血白细胞总数的 60%~70%，是白细胞中数量最多的一种。中性粒细胞具有很强的吞噬功能和趋化作用，能快速移动并发挥强大的抗感染作用。当病原体在机体局部引发感染时，中性粒细胞可迅速穿越血管内皮细胞进入病原体感染部位，发挥吞噬杀伤和清除作用。中性粒细胞表面具有 IgG Fc 受体和补体 C3b 受体，也可通过 IgG Fc 和 C3b 的调理作用进一步增强其吞噬杀菌作用。

（二）嗜酸性粒细胞

嗜酸性粒细胞占外周血白细胞总数的 1%~3%，具有趋化作用和一定的吞噬杀菌能力，特别是在抗寄生虫感染免疫方面发挥重要作用。此外，通过释放组胺酶等介质，灭活参与超敏反应的生物活性介质（组胺和白三烯等），阻止炎症反应的发生，在超敏反应中发挥重要调节作用。

（三）嗜碱性粒细胞

仅占外周血白细胞总数的 0.2%，存在于血液中，参与炎症反应，表达高亲和力的 IgE Fc 受体，是介导 Ⅰ 型超敏反应的重要免疫效应细胞。

（四）肥大细胞

主要分布于皮肤、呼吸道、消化道黏膜下结缔组织和血管周围组织中。表面表达高亲和力的 IgE Fc 受体，在胞质内含有大量嗜碱性颗粒，颗粒内含有多种参与超敏反应的介质，如组胺、肝素和白三烯等，因此肥大细胞是参与 Ⅰ 型超敏反应的重要免疫效应细胞。

（五）血小板

在免疫应答过程中，血小板在某些因素的作用下，可释放组胺、5-羟色胺等血管活性物质而参与超敏反应。

（六）红细胞

红细胞表面存在 C3b 受体，可通过 C3b 片段结合抗原抗体复合物。当红细胞衰老而被吞噬细胞吞噬时，免疫复合物也同时被吞噬，故红细胞在清除循环免疫复合物方面具有重要意义。

第三节 免疫分子

凡参与免疫应答过程的体液因子都称为免疫分子，主要包括免疫球蛋白、补体和细胞因子等。

一、细胞因子的概念及特点

细胞因子是由机体多种细胞分泌的小分子蛋白质，通过与细胞表面的相应受体结合发挥生物学作用。根据其结构和功能的不同，可分为白细胞介素、干扰素、肿瘤坏死因子、激活刺激因子、生长因子和趋化因子6类。

（一）白细胞介素

白细胞介素（IL）是一组由淋巴细胞、单核－巨噬细胞等免疫细胞和其他非免疫细胞产生的能介导白细胞和其他细胞间相互作用的细胞因子，目前已发现30多种。其主要生物学作用是调节细胞生长分化，促进免疫应答和介导炎症反应。

（二）干扰素

干扰素（IFN）是1957年被发现的第一个细胞因子，因具有干扰病毒复制增殖的功能而得名。可分为两型，即Ⅰ型干扰素和Ⅱ型干扰素：

1. Ⅰ型干扰素 包括IFN－α和IFN－β，主要由白细胞、成纤维细胞和病毒感染细胞产生，通常由病毒诱导产生。

2. Ⅱ型干扰素 即IFN－γ，主要由活化的T细胞和NK细胞产生，通常由抗原或有丝分裂原诱导产生。

IFN具有抗病毒、抗肿瘤和免疫调节作用，但Ⅰ型干扰素侧重于抗病毒和抗肿瘤，Ⅱ型干扰素侧重于免疫调节。

（三）集落刺激因子

集落刺激因子（CSF）是由单核－巨噬细胞、活化T细胞、血管内皮细胞和成纤维细胞等产生的，能刺激多能造血干细胞和不同发育阶段的造血干细胞进行分化的，并在半固体培养基中形成相应细胞集落的一组细胞因子。目前发现的CSF有粒细胞－巨噬细胞集落刺激因子（GM－CSF）、粒细胞集落刺激因子（G－CSF）、单核－巨噬细胞集落刺激因子（M－CSF）、干细胞生成因子（SCF）及多能集落刺激因子（multi－CSF）等。

（四）肿瘤坏死因子

肿瘤坏死因子（TNF）是一类能引起肿瘤组织出血坏死的细胞因子。TNF分为TNF－α和TNF－β两种：前者主要由活化的单核－巨噬细胞产生，又称恶病质素；后者主要由活化的 T 细胞产生,又称淋巴毒素。两种 TNF 生物学作用基本相同,即:①杀伤、抑制瘤细胞和抗病毒作用;②免疫调节作用;③促进炎症反应;④致热作用;⑤引发恶病质。

(五) 生长因子

生长因子 (GF) 指一类能促进相应细胞生长和分化的细胞因子,主要包括转化生长因子 β (TGF-β)、血管内皮生长因子 (VEGF)、表皮生长因子 (EGF)、成纤维生长因子 (FGF)、神经生长因子 (NGF)、血小板衍生的生长因子 (PDGF) 和肝细胞生长因子 (HGF) 等。其中转化生长因子 β (TGF-β) 可抑制多种免疫细胞生长及功能,具有免疫抑制作用。

(六) 趋化因子

趋化因子 (chemokine) 是一类对不同靶细胞具有趋化作用的细胞因子,可由白细胞和某些组织细胞分泌产生。根据其特性和功能,可分为 CC、CXC、C 和 CX_3C 共 4 种亚家族,主要发挥对不同靶细胞的趋化作用。趋化因子除介导免疫细胞迁移外,还参与调节血细胞发育、血管生成、细胞凋亡、胚胎期器官发育等,并在肿瘤发生、发展、转移和病原微生物感染、移植排斥反应等病理过程中发挥作用。

二、细胞因子的主要生物学活性

常见细胞因子的来源和生物学活性见表 4-3。

表 4-3 常见细胞因子的来源和生物学作用

细胞因子	产生细胞	生物学活性
白细胞介素-1 (IL-1)	单核-巨噬细胞及其他基质细胞	促进 T、B 细胞活化、增殖;增强 NK 细胞、巨噬细胞活性;引起发热反应;介导炎症反应
白细胞介素-2 (IL-2)	活化 T 细胞、NK 细胞	促进 T、B 细胞增殖分化;增强 NK 细胞、Tc 细胞活性;诱导 LAK 细胞形成
干扰素 (IFN)	白细胞、成纤维细胞、活化 T 细胞、NK 细胞	抗病毒、抗肿瘤;参与免疫调节;增强 NK 细胞、巨噬细胞的活性;促进 T、B 细胞活化
集落刺激因子 (CSF)	活化 T 细胞、单核-巨噬细胞、血管内皮细胞及成纤维细胞	促进造血干细胞向各种免疫细胞分化;诱导干细胞体外培养形成集落
肿瘤坏死因子 (TNF)	单核-巨噬细胞、活化 T 细胞	杀伤、抑制肿瘤细胞;抗病毒;参与免疫调节;促进炎症反应;引起发热反应;引发恶病质
生长因子 (GF)	多种细胞	调节细胞生长、分化;调节免疫功能
趋化因子	白细胞等	介导细胞迁移;调节血细胞发育、胚胎期器官发育、血管形成、细胞凋亡;参与肿瘤的发生、发展及移植排斥反应等

三、补体系统

补体是存在于人和动物血清中的一组具有酶活性的球蛋白,由 30 余种成分组成,称为补体系统。补体的性质不稳定,易受理化因素作用而失活。新鲜血清经 56℃ 加热 30 分钟即可灭活补体。

1. 补体的组成 按生物学功能分为 3 大类:①固有成分:包括 C1~C9 及 D、B 因子等,其中 C1 又分为 C1q、C1r 和 C1s 三个亚单位;②补体调节蛋白:参与补体激活的调控,包括备解素、I 因子、H 因子等;③补体受体:补体需与细胞膜上相应受体结合才能发挥作用,如 CR1~CR5 等。

2. 补体的激活 在生理情况下,补体以酶原(无活性)的形式存在。当有激活物存在的情况下,各补体成分按一定顺序,以链锁的酶促反应方式依次活化,激活后的片段或聚合物则表现出各种生物学效应。

补体的激活途径主要有两条,即经典途径和旁路途径。IgG、IgM 与抗原结合后激活经典途径,为补体激活的主要途径,激活顺序为 C1、C4、C2、C3、C5~C9。细菌细胞壁成分、酵母多糖等可激活旁路途径,又称替代途径,其顺序为在 D、B 因子的作用下从 C3、C5~C9 依次激活。有些补体经活化后分为 a、b 两个活性片段,如 C3 活化为 C3a、C3b 等。

3. 补体的作用 补体激活后的主要生物学作用有:

(1) *溶菌、溶细胞作用* 参与成分为 C1~C9,激活后形成膜攻击复合物(MAC),溶解靶细胞。

(2) *调理作用* C3b、C4b 与吞噬细胞表面相应受体结合,促进吞噬细胞的吞噬作用。

(3) *过敏毒素作用* C3a、C5a 可刺激肥大细胞脱颗粒,引起过敏反应。

(4) *趋化作用* C3a、C5a、C567 能使炎症细胞聚集,促进吞噬细胞的氧化代谢。

(5) *清除免疫复合物作用* C3b 与红细胞、血小板表面受体结合,使免疫复合物被黏附,促进免疫复合物被吞噬或清除。

小 结

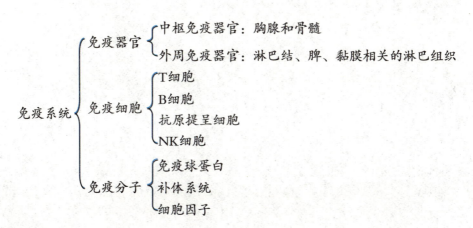

同步训练

一、单项选择题

1. T 细胞和 B 细胞均有的表面标志是（ ）
   A. PHA 受体　　　　　　B. 抗原受体
   C. IgG Fc 受体　　　　　D. 绵羊红细胞受体
   E. 补体受体
2. 能与绵羊红细胞结合形成花环的细胞是（ ）
   A. B 细胞　　　　　　　B. 单核 - 吞噬细胞
   C. T 细胞　　　　　　　D. NK 细胞
   E. 树突状细胞
3. 经胸腺分化成熟的免疫细胞是（ ）
   A. B 细胞　　　　　　　B. T 细胞
   C. 树突状细胞　　　　　D. 巨噬细胞
   E. NK 细胞
4. 人类 B 细胞分化成熟的场所是（ ）
   A. 胸腺　　B. 脾脏　　C. 淋巴结　　D. 骨髓　　E. 肝脏
5. 发挥 ADCC 作用的细胞是（ ）
   A. B 细胞　　B. Tc 细胞　　C. Th 细胞　　D. NK 细胞　　E. 树突状细胞

二、简答题

1. 简述免疫系统的组成及其功能。
2. 列出补体的生物学作用。

第五章 免疫应答

> **知识要点**
>
> 1. 掌握免疫应答的概念及类型,体液免疫应答和细胞免疫应答的生物学效应。
> 2. 熟悉免疫应答的基本过程,抗体产生的一般规律及意义。
> 3. 了解免疫耐受与免疫调节及其意义。

第一节 概 述

一、免疫应答的概念

免疫应答是机体免疫系统对抗原刺激所产生的以排除抗原,维持内环境相对稳定为目的的生理反应过程。这个过程是机体免疫系统各部分生理功能的综合体现,包括了受抗原刺激后,免疫活性细胞对抗原的识别,自身发生活化、增殖、分化,并发挥特异性免疫效应的过程。免疫应答发生的部位主要是在淋巴结、脾脏等外周免疫器官中。免疫效应可清除体内抗原性异物,维持机体生理功能的平衡,但在一定条件下也可造成机体的病理损伤。

二、免疫应答的类型

根据免疫活性细胞对抗原刺激的反应结果,免疫应答可分为正免疫应答与负免疫应答两种类型。正免疫应答是指免疫活性细胞在抗原的刺激下,产生特异性的免疫效应,最终排除了抗原性异物的过程,如抗感染、抗肿瘤等效应;负免疫应答是指免疫活性细胞由抗原诱导所形成的特异性免疫不应答状态,即免疫耐受。

通常所说的免疫应答是指正免疫应答。正免疫应答根据主要介导的免疫活性细胞的不同,分为B细胞介导的体液免疫应答和T细胞介导的细胞免疫应答。

三、免疫应答的基本过程

免疫应答是由多种免疫细胞、细胞因子参加并受到严格调控的复杂过程。为便于理解,一般将特异性免疫应答分为紧密相关的感应、反应与效应3个阶段(图5-1)。

1. 感应阶段　是指抗原提呈细胞（APC）摄取、加工处理和呈递抗原，以及抗原特异性淋巴细胞（T 细胞、B 细胞）识别抗原后启动活化的过程。此过程又称为抗原提呈与识别阶段。

2. 反应阶段　是指 T 细胞、B 细胞接受抗原刺激后，在细胞因子参与下，活化、增殖、分化产生免疫效应细胞和效应分子的过程。此过程又称活化、增殖与分化阶段。

3. 效应阶段　是指免疫效应细胞和效应分子发挥免疫效应的过程。反应阶段后期形成的浆细胞具有合成分泌抗体的功能，所产生的抗体与相应抗原结合，清除抗原性异物，发挥特异性体液免疫作用；效应 T 细胞则通过直接杀伤靶细胞及通过释放多种淋巴因子发挥特异性细胞免疫作用。

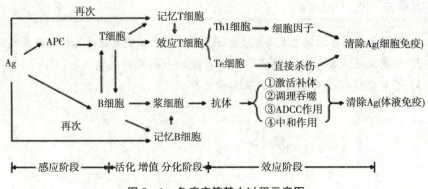

图 5-1　免疫应答基本过程示意图

四、免疫应答的特点

免疫应答具有特异性、记忆性、放大性、MHC 限制等主要特点。

1. 特异性　即免疫应答的针对性。一种抗原刺激机体引起的免疫应答，只会对这种抗原产生免疫效应。

2. 记忆性　免疫活性细胞受抗原刺激后有一部分形成记忆性 T 细胞（Tm）或记忆性 B 细胞（Bm），当遇到相同的抗原再次进入机体时，记忆细胞可产生迅速、强烈、持久的免疫效应。

3. 放大性　在免疫应答过程中存在着 T 细胞、B 细胞的活化和增殖，从而使其免疫效应也得以显著的扩大。

4. MHC 限制性　在免疫应答过程中，只有当相互作用的免疫细胞双方的 MHC 分子一致时，免疫应答才能发生。

第二节　体液免疫应答

一、体液免疫应答的过程

体液免疫应答是指由 B 细胞介导、抗体参与的特异性免疫应答。B 细胞受相应抗原的刺激后，自身活化、增殖、分化为浆细胞，浆细胞能合成分泌抗体。因抗体存在于血清等体液中，故将由抗体发挥的特异性免疫应答称为体液免疫。

体液免疫应答过程也分为感应、反应和效应3个阶段。

1. 感应阶段 抗原进入机体后，大多数抗原都要经过抗原提呈细胞的摄取和处理，经过处理的抗原，可将其内部隐蔽的抗原决定簇暴露出来；然后，抗原提呈细胞将获取的抗原信息呈递给T细胞，再由T细胞呈递给B细胞；有的抗原可以直接刺激B细胞。

2. 反应阶段 B细胞接受抗原信息后，开始进行一系列的活化、增殖和分化，形成能合成和分泌抗体的浆细胞。在这个过程中，有一小部分B细胞成为记忆细胞。

3. 效应阶段 浆细胞产生的抗体可以与相应的抗原特异性结合，发挥免疫效应。

二、抗体产生的一般规律及意义

抗原初次进入机体引发的免疫应答称为初次应答，机体再次接受相同抗原刺激产生的免疫应答称为再次应答。两次应答中抗体出现的时间、持续的时间和抗体的性质、浓度均不相同（图5-2）。

1. 初次应答 是指机体第一次受某种抗原刺激而产生的免疫应答。其特点是：①潜伏期长，即抗原进入机体后，一般经需1~2周后才能在血液中检出相应抗体；②抗体效价低；③在体液中维持时间短；④抗体与抗原的亲和力低，因为初次应答过程中大都是带低亲和力受体的B细胞与抗原结合，故抗体的平均亲和力较低。

2. 再次应答 是指机体再次受到同一抗原刺激后产生的免疫应答。其特点与初次应答不同：①潜伏期短，一般仅需1~3天，甚至数小时即可有抗体产生，这是由于在初次应答中已形成B记忆细胞，当相同抗原再次刺激时，迅速产生免疫反应，潜伏期因而大大缩减；②抗体效价高；③在体液中维持时间长；④抗体与抗原的亲和力高，以IgG类抗体为主。

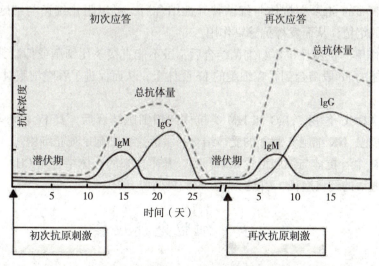

图5-2 抗体产生一般规律示意图

抗体产生的一般规律在医学实践中的指导意义：①在制备免疫血清或进行预防接种时，常采用间隔一定时间多次接种，以期产生维持时间长、高效价、亲和力高的抗体，达到增强免疫的效果；②检测到血清中特异性 IgM 升高，提示有病原微生物早期感染；③检测到体液中抗体含量变化，可协助评估疾病的转归。

> **拓展阅读**
>
> ### 百白破计划免疫方案
>
> 目前我国主要通过接种百白破三联疫苗来预防破伤风的发生。全程接种 4 次，即 3、4、5 月龄及 24 月龄时分别接种疫苗。第一次接种疫苗后机体产生初次应答，产生的抗体以 IgM 为主，维持时间短，亲和力低；再次接种，机体可产生再次应答，迅速出现高浓度、高亲和力、维持时间较长的抗体。因此，接种百白破三联疫苗需在 3、4、5 月龄接种，并在 24 月龄时再加强一次。

三、体液免疫应答的生物学效应

体液免疫的生物学效应由抗体发挥，抗体与相应抗原结合后，可产生多种生物学效应，其对机体的影响因抗原和抗体的种类不同而异。体液免疫的生物学效应归纳如下：

1. 中和毒素　外毒素与相应抗体在体内或体外特异性结合后，抗体封闭了外毒素与细胞膜结合的位点，使外毒素失去了结合细胞的能力，毒素难于进入易感细胞，无法发挥毒性作用。

2. 中和病毒　病毒是细胞内寄生的微生物，抗病毒抗体与相应病毒的抗原特异性结合后，可阻断病毒进入易感细胞，使病毒失去感染能力。

3. 抑制细菌吸附　细菌要感染机体，第一步就是要吸附于黏膜上，并在其上定植。分布于黏膜表面的 sIgA 类抗体与细菌特异性结合后，可以阻止细菌与细胞黏膜结合，阻断了细菌的定植，从而发挥抗感染作用。

4. 调理作用　抗菌性抗体与细菌结合后，虽不能直接杀死细菌或抑制其生长繁殖，但可借助抗体的 Fc 段结合到吞噬细胞的 Fc 受体上，从而促进了吞噬细胞对细菌的吞噬能力。

5. 介导 ADCC 作用　IgG 和 IgM 类抗体与靶细胞结合后，其 Fc 段可与效应细胞（单核吞噬细胞、NK 细胞）膜上的受体结合，激活这些细胞杀死靶细胞。

6. 激活补体　抗体与细胞型抗原结合后，暴露出来的补体结合点 CH2，结合补体，启动了补体激活的经典途径，引起了一系列免疫效应。

第三节　细胞免疫应答

细胞免疫应答是指由 T 淋巴细胞介导的特异性免疫应答。T 淋巴细胞受相应抗原的刺激后，活化、增殖、分化为效应 T 细胞，通过 Tc 细胞的细胞毒作用及 Th1 细胞释放的细胞因子发挥细胞免疫效应。

一、效应 T 细胞的生物学作用

1. 效应 Tc 细胞的细胞毒作用　效应 Tc 细胞（CTL）先以其表面的 CD8 分子与靶细胞表面的 MHC Ⅰ 类分子结合，然后再以其表面的抗原受体（TCR）与靶细胞表面的抗原决定基特异性结合，引发效应 Tc 细胞分泌穿孔素击穿靶细胞膜，细胞外大量水分及 Ca^{2+} 进入胞内，胞内 K^+ 和蛋白质、核酸等外溢，最终导致靶细胞肿胀；同时释放的颗粒酶也进入靶细胞内，水解蛋白质和 DNA，导致靶细胞死亡。效应 Tc 细胞杀伤靶细胞时，本身并不被损伤，可反复杀伤数十个靶细胞。其杀伤作用具有特异性、MHC 限制性和高效性等特点（图 5-3）。

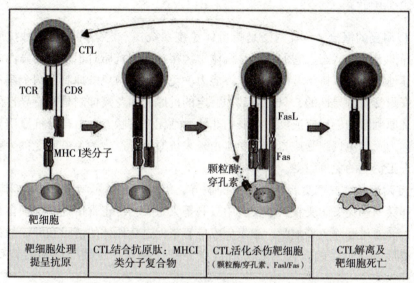

图 5-3　效应 Tc 细胞（CTL）细胞毒作用示意图

2. 效应 Th1 细胞释放淋巴因子的作用　效应 Th1 细胞与相应抗原特异性结合后可释放多种可溶性生物活性介质，统称为淋巴因子（LK）或细胞因子（CK）。淋巴因子种类多、作用广，主要有以下 3 种：

（1）干扰素（IFN-γ）　由活化的 T 淋巴细胞产生，能抑制病毒的复制，并具有调节免疫应答的作用。

（2）白细胞介素-2（IL-2）　是 T 细胞生长增殖的必要因子，具有免疫调节作用。

（3）肿瘤坏死因子（TNF-β）　具有杀伤和抑制肿瘤细胞、抗感染、引起炎症及促进中性粒细胞吞噬等作用。

二、细胞免疫应答的生物学效应

1. 抗感染作用　细胞免疫主要针对胞内寄生的细菌（如伤寒沙门菌、结核分枝杆菌、麻风杆菌等）、病毒、真菌及某些寄生虫感染。

2. 抗肿瘤作用 细胞免疫在抗肿瘤免疫中发挥着极为重要的作用。效应 Tc 细胞可直接杀伤带有相应抗原的肿瘤细胞，Th1 细胞分泌的细胞因子可直接或间接杀伤肿瘤细胞，有些淋巴因子如肿瘤坏死因子（TNF）、干扰素等在抗肿瘤免疫中也具有一定作用。

3. 免疫损伤 细胞免疫应答在器官移植排斥反应中起着主要作用。降低细胞免疫应答的水平，可减轻器官移植排斥反应。细胞免疫应答参与的迟发型超敏反应也会引起自身的免疫性损伤。

第四节 免疫耐受与免疫调节

一、免疫耐受

1. 免疫耐受的概念 免疫耐受是指机体免疫系统在一定条件下对某种抗原的刺激产生了特异性无应答状态。它的特征是机体再次接触相同抗原时不发生特异性的免疫反应，但对其他抗原仍保持正常的免疫应答能力。免疫耐受与免疫抑制是两个截然不同的概念。免疫耐受是特异性的，只针对某种特定的抗原；而免疫抑制是非特异性的，是机体对任何抗原刺激均不反应或反应减弱的非特异性无应答状态。由自身抗原诱导产生的免疫耐受称为天然免疫耐受或自身耐受；由外来抗原诱导产生的免疫耐受称为获得性免疫耐受或人工诱导的免疫耐受。

2. 免疫耐受的临床意义 免疫耐受的诱导、维持和破坏影响着许多临床疾病的发生、发展和转归。免疫耐受在医学实践中具有重大意义：①正常情况下维护自身生理平衡与稳定；②通过解除免疫耐受，激发免疫应答来促进病原体的清除和肿瘤的控制；③通过人工诱导免疫耐受的方法，来防治自身免疫性疾病、超敏反应和器官移植排斥反应。

二、免疫调节

免疫调节是维持机体免疫功能处于正常状态的关键，包括正负反馈两个方面，是由多种因子参与的十分复杂的免疫生物学效应过程。任何一个调节环节的失误，均可能引起全身或局部免疫应答的异常，最终导致自身免疫病、超敏反应、持续感染和肿瘤等疾病的发生。

小 结

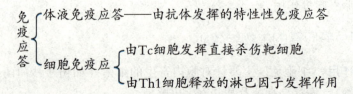

同步训练

一、单项选择题

1. 在局部黏膜表面发挥免疫作用的 Ig 是（ ）
   A. IgG   B. IgM   C. sIgA   D. IgD   E. IgE
2. 能合成、分泌抗体的细胞是（ ）
   A. T 细胞   B. B 细胞   C. NK 细胞   D. 浆细胞   E. 单核细胞
3. 与细胞免疫应答有关的因素不包括（ ）
   A. T 细胞   B. 抗体   C. NK 细胞   D. 记忆细胞   E. 单核细胞
4. Tc 细胞在识别和杀伤靶细胞的同时还要识别（ ）
   A. MHC Ⅰ类分子   B. MHC Ⅱ类分子
   C. MHC Ⅲ类分子   D. MHC Ⅰ类分子和 MHC Ⅱ类分子
   E. 以上均错误
5. 再次应答的特点是（ ）
   A. 潜伏期长   B. 抗体产生快，维持时间长
   C. 抗体浓度及抗体亲和力低   D. 先产生 IgG 后产生 IgM
   E. 以 IgM 为主
6. 释放淋巴因子引起炎症反应的细胞是（ ）
   A. Tc 细胞   B. B 细胞   C. Th1 细胞   D. Th2 细胞   E. Ts 细胞
7. 能特异性杀伤病毒感染细胞的细胞是（ ）
   A. Tc 细胞   B. 巨噬细胞   C. Th1 细胞   D. Th2 细胞   E. NK 细胞
8. 免疫应答的过程包括（ ）
   A. 免疫细胞对抗原分子的识别过程
   B. 免疫细胞的活化过程
   C. 免疫细胞的分化过程
   D. 免疫效应细胞和效应分子发挥效应
   E. 以上全都对
9. 在免疫应答中可以形成免疫记忆细胞的是（ ）
   A. 巨噬细胞和 B 细胞   B. B 细胞和 T 细胞
   C. NK 细胞和巨噬细胞   D. NK 细胞和 T 细胞
   E. 巨噬细胞和 T 细胞
10. 发挥体液免疫效应的物质是（ ）
    A. 溶菌酶   B. 补体   C. 抗体   D. 干扰素   E. 淋巴因子

二、简答题

1. 简述免疫应答的基本过程。
2. 列表说明抗体产生的一般规律是什么？掌握抗体产生规律有什么实际意义？

第六章　抗感染免疫

 知识要点

1. 掌握固有免疫的组成和功能。
2. 熟悉适应性免疫抗感染的特点。
3. 了解抗各类病原生物免疫的特征。

抗感染免疫是机体抵抗病原微生物感染的一系列防御功能。抗感染免疫包括固有免疫和适应性免疫，二者相互配合，共同发挥抗感染的作用。

第一节　固有免疫

固有免疫是生物体在种系发育和进化中逐渐形成的抵抗病原生物侵害的功能，又称为非特异性免疫。其特点是生来就有，可以遗传；人人都有，无个体差异；对病原生物广泛抵抗，无特异性。

机体的固有免疫由三部分组成，包括屏障结构、吞噬细胞和体液中的抗微生物物质。

一、屏障结构

（一）皮肤黏膜屏障

人体与外界环境接触的表面，覆盖着一层完整的皮肤和黏膜。皮肤由多层扁平细胞组成，能机械阻挡病原体，只有当皮肤损伤时，病原体才能侵入。黏膜仅为单层柱状细胞，机械性阻挡作用不如皮肤，但黏膜有多种附件和分泌液。例如，呼吸道黏膜上皮细胞的纤毛运动、口腔的吞咽和肠蠕动等，可将停留在黏膜表面的病原体驱赶出体外。

皮肤和黏膜能分泌多种杀菌物质。例如，皮肤的汗腺能分泌乳酸，使汗液呈酸性（pH值5.2~5.8），不利于细菌生长繁殖。不同部位的黏膜腺体能分泌溶菌酶、胃酸、蛋白酶等各种杀菌物质。

人体的正常菌群也有拮抗病原体的作用。例如口腔中的唾液链球菌产生的过氧化氢能杀死脑膜炎奈瑟氏菌、金黄色葡萄球菌、白假丝酵母菌等；咽喉部的甲型链球菌能抑制肺炎链球菌生长。

冬春之际，气候寒冷干燥，支气管黏膜受到损伤，因而易患感冒、气管炎和肺炎等。吸烟者烟熏损伤呼吸道黏膜细胞，麻痹纤毛，易患慢性支气管炎及其他呼吸道感染。另外，当内分泌失调、应用免疫抑制剂、X射线照射、手术或外伤等损伤了人体皮肤或黏膜屏障，使机体抗感染免疫能力降低，就容易发生感染性疾病。因此，平时要保持皮肤黏膜的完整和清洁，使其能行使正常免疫功能。

（二）血-脑脊液屏障

血-脑脊液屏障由软脑膜、脑毛细血管壁和壁外胶质膜组成，能阻止病原微生物及其代谢产物从血液侵入脑脊髓和脑膜内，保护中枢神经系统不受损害。血脑屏障随个体发育而逐渐成熟，婴幼儿血脑屏障发育不完善，容易发生脑脊髓膜炎和脑炎。如果血-脑脊液屏障受到损伤，则容易发生颅内感染。

（三）胎盘屏障

由母体子宫内膜的基蜕膜和胎儿绒毛膜组成，它不妨碍母子之间的物质交换，但能阻止有害物质通过。正常情况下，母体感染的病原体及其毒性产物难以通过胎盘屏障进入胎儿体内。但若在妊娠3个月内，此时胎盘结构发育尚不完善，则母体中的病原体及其毒性产物等可经胎盘损伤胎儿，干扰其正常发育，造成畸形甚至死亡。因此，在妊娠早期，应尽量防止发生感染，并尽可能不应用药物。

二、吞噬细胞

病原微生物穿过皮肤黏膜屏障向机体内部入侵、扩散时，机体的吞噬细胞及体液中的抗微生物因子会发挥抗感染作用。

（一）吞噬细胞的种类

人体内吞噬细胞分为两类：一类是小吞噬细胞，主要是中性粒细胞、嗜酸性粒细胞；另一类是大吞噬细胞，即单核吞噬细胞系统，包括血液中的单核细胞和淋巴结、脾、肝、肺，以及浆膜腔内的巨噬细胞、神经系统内的小胶质细胞等。

（二）吞噬过程

1. 趋化 吞噬细胞在发挥其功能时，首先黏附于血管内皮细胞，并穿过细胞间隙到达血管外，由趋化因子的作用使其做定向运动，到达病原体所在部位。

2. 吞入 可通过两种方式吞入：对于较大的病原体，如细菌，吞噬细胞能伸出伪足将其捕捉后摄入细胞内，形成吞噬体，此过程称为吞噬；对于小的病原颗粒，如病毒，吞噬细胞与其接触后，细胞膜内陷，将其吞入，此过程称为吞饮。

3. 杀菌和消化 细胞内的吞噬体与溶酶体结合，形成吞噬溶酶体；溶酶体内的杀菌素、溶菌酶等可以将病原体杀死，然后消化降解；最后，吞噬溶酶体与细胞膜融合，排出残渣。

（三）吞噬结果

吞噬活动发生后，其结果并非总是对机体有利，有时也可造成一定的损害。

1. 完全吞噬 病原体被吞噬后，完全被杀死、消化而排出。

2. 不完全吞噬 由于机体的免疫力和病原体种类及毒力不同，有些病原体虽被吞噬却不被杀死，甚至在细胞内生长繁殖，并随吞噬细胞在体内游走，导致全身扩散或引起更广泛的感染。

3. 损伤组织 吞噬细胞向胞外释放的残余的溶酶体酶可损伤组织。

4. 提呈抗原 吞噬细胞吞入病原微生物后，将其消化降解成为抗原肽，然后将抗原肽与MHC分子结合并表达于吞噬细胞膜上，激发免疫应答。

三、体液中的抗微生物物质

正常人体的组织和体液中有多种抗菌物质，主要有补体、溶菌酶、干扰素等。

（一）补体

补体是存在于正常人或动物体液中的一组具有酶活性的球蛋白，其成分很复杂，又称为补体系统。大部分补体由肝细胞和巨噬细胞合成。正常情况下，补体无免疫活性，需激活才能发挥免疫作用。

补体被激活后，形成的效应物即膜攻击复合体（MAC），能使靶细胞膜穿孔，使靶细胞破裂死亡。补体可溶解的细胞包括肿瘤细胞、自身抗原细胞、吸附外来抗原的细胞（如吸附药物的细胞）、病毒感染的细胞等。另外，补体激活过程中所产生的许多活性片段，也能发挥不同的作用，如趋化作用、细胞毒作用、中和病毒作用、调理作用、免疫黏附作用、过敏毒素作用等。在某些情况下，补体的过度激活也可引起自身组织的损伤。

（二）溶菌酶

溶菌酶是由巨噬细胞产生的一种碱性蛋白质，广泛分布于血清、泪液、唾液、乳汁、胃液及呼吸道分泌液中。其作用是溶解破坏革兰阳性菌的细胞壁成分——肽聚糖，使细菌溶解，从而杀伤细菌。

中性粒细胞、巨噬细胞内也有溶菌酶，对吞噬杀菌有重要意义，在抗体与补体的参与下，溶菌酶也可以溶解某些革兰阴性菌。

（三）干扰素

干扰素是由被病毒感染的细胞或效应T细胞等产生的一种糖蛋白，具有重要的抗病毒和抗肿瘤作用。细胞在病毒感染后，很快就会出现干扰素，作用于邻近细胞受体，使得细胞合成抗病毒蛋白体（AVP）。AVP 能阻止病毒在细胞内复制，从而抑制病毒扩散，保护易感细胞。另外，干扰素还可以激活 NK 细胞、Tc 细胞和单核吞噬细胞的活性，发挥免疫监视和免疫稳定的功能。

第二节 适应性免疫

适应性免疫是个体在生活过程中，受到病原微生物等抗原物质刺激后主动产生或接受特异性抗体等免疫物质后被动获得的免疫力，故又称为特异性免疫。其特点是后天获得，不能遗传，有明显的针对性、记忆性和个体差异。机体的适应性免疫包括体液免疫和细胞免疫。

> **拓展阅读**
>
> **道道防线抗感染**
>
> 当病原微生物感染人体时，首先起防御作用的是皮肤黏膜的屏障作用，如果病原微生物突破了这道防线进入组织，巨噬细胞和补体立即发挥作用，同时 T 淋巴细胞、B 淋巴细胞也对病原微生物做出应答，产生相应的抗体或效应 T 细胞，协作合力清除病原微生物。

一、体液免疫抗感染的特点

体液免疫抗感染的特点主要是：①通过抗体清除病原微生物，参与的抗体类型是 IgG、IgM、sIgA，在抗感染中起主要作用的是 IgG。②既可以直接发挥抗感染作用（中和细菌外毒素、中和病毒），也可以间接发挥抗感染作用（抗体与抗原结合后，联合补体、吞噬细胞等将病原体清除）。③主要针对细胞外生长的病原体起作用，对胞内微生物和真菌、寄生虫等较大的病原体较难发挥抗感染作用。

二、细胞免疫抗感染的特点

细胞免疫抗感染的特点主要是：①通过效应 T 淋巴细胞发挥作用。效应 Tc 细胞能直接杀伤靶细胞；效应 Th 细胞能释放淋巴因子，通过激活巨噬细胞、NK 细胞等杀伤受感染细胞。②产生免疫效应比较慢，需 48~72 小时发挥作用。③主要针对细胞内病原微生物的感染发挥作用，如病毒、真菌、结核分枝杆菌、沙门氏菌、军团菌等。

三、抗各类病原生物免疫的特征

按抵抗病原生物的种类不同，抗感染免疫可分为抗细菌免疫、抗病毒免疫、抗真菌免疫、抗寄生虫免疫等。其特征如下（表 6-1）。

表 6-1　抗各类病原生物免疫的特征

类型	先天性免疫	体液免疫	细胞免疫
抗细菌免疫	屏障作用、吞噬作用，体液中的杀菌物质发挥作用	抗体与相应菌结合后，在补体参与下的溶菌作用；调理吞噬作用；中和外毒素作用	致敏 T 细胞释放淋巴因子，激活巨噬细胞，消灭细胞内寄生的细菌
抗病毒免疫	屏障作用、吞噬作用，体液中的病毒抑制物质发挥作用	部分抗体与胞外病毒结合后，使其失去感染细胞的能力；激活 NK 细胞，发挥 ADCC 作用，杀伤被病毒感染的靶细胞	致敏 T 细胞直接杀伤被病毒感染的靶细胞；释放淋巴因子，促进吞噬作用、淋巴毒素作用及干扰素作用于胞内病毒
抗真菌免疫	屏障作用、正常菌群的拮抗作用		引起Ⅳ超敏反应
抗寄生虫免疫	屏障作用，体液中的抗病原生物物质发挥作用	对某些寄生虫有驱虫作用，引起Ⅰ、Ⅱ、Ⅲ型超敏反应	对某些寄生虫有抗感染作用，引起Ⅳ超敏反应

四、抗感染免疫的结局

大多数抗感染免疫对机体是起保护作用的，能促进机体的恢复、痊愈，并获得抵抗该病原生物再次感染的能力。

少数抗感染免疫可引起机体的免疫抑制，使免疫反应性降低，或诱发自身免疫性疾病，引起超敏反应，导致组织损伤或紊乱。

机体受病原生物感染后能否产生抗感染免疫与机体免疫系统是否健全、功能是否正常密切相关，也与个体的年龄、营养状况、内分泌等因素密切相关。

小　结

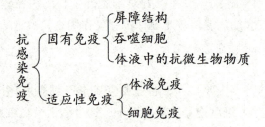

同步训练

一、单项选择题

1. 机体抵抗病原体入侵的第一道防线是（　　）
   A. 胎盘屏障　　　　　　　　B. 血脑屏障
   C. 皮肤黏膜屏障　　　　　　D. 补体

E. 吞噬细胞
2. 冬春之际,气候干燥,支气管炎患者容易复发是因为( )
   A. 皮肤黏膜受到损伤   B. 血脑屏障发育不完善
   C. 胎盘屏障发育不完善   D. 吞噬细胞的不完全吞噬
   E. 补体没有被激活
3. 下列描述中,正确的选项是( )
   A. 吞噬细胞吞噬病原体后,不会对机体造成损伤
   B. 溶菌酶广泛存在于血清、泪液及唾液等分泌液中,不存在于细胞内
   C. 补体不需要激活即可大力杀伤进入机体的病毒
   D. 在妊娠早期感染风疹病毒或肠道病毒是非常危险的
   E. 干扰素不具有抗病毒和抗肿瘤的作用
4. 下列描述中,正确的选项是( )
   A. 大多数抗感染免疫对机体是起到保护作用的
   B. 抗感染免疫对机体完全起到保护作用
   C. 获得性免疫具有明显的针对性,所以不具有抵抗病原生物再次感染的能力
   D. 通过注射抗体获得的免疫力不属于获得性免疫
   E. 适应性免疫没有记忆性和个体差异
5. 关于固有免疫的特点,错误的是( )
   A. 对所有微生物都发挥作用   B. 无特异性
   C. 经微生物感染后才出现   D. 可遗传
   E. 作用迅速

二、简答题
1. 人体有哪些先天性防御机能?
2. 通过呼吸道传播的流感病毒要通过哪些防线才能感染人体?

第七章 超敏反应

> **知识要点**
> 1. 掌握超敏反应的概念及分型。
> 2. 熟悉 I 型超敏反应发病机制及各型超敏反应的常见疾病。
> 3. 了解 II 型、III 型和 IV 型超敏反应的发病机制。

在日常生活中，人们常会遇到吃了某些食品和水果后出现过敏的现象，如牛奶、芒果。在临床工作中，某些病人在使用某些药物后出现过敏，如青霉素。人体为什么会出现过敏现象呢？为什么有些人会出现过敏现象而其他人不会过敏呢？

第一节 概 述

一、超敏反应的概念

超敏反应又称变态反应，指机体对某些抗原初次应答后，再次接受相同抗原刺激时，出现的以生理功能紊乱或组织细胞损伤为主的异常的适应性免疫应答。引起超敏反应的抗原称为变应原，它可以是异种抗原、同种异型抗原、自身抗原、异嗜性抗原等。

二、超敏反应的类型

超敏反应的发生机制多样，临床表现不同。根据超敏反应发生的机制和临床特点，将超敏反应分为四型：I 型，又称速发型超敏反应；II 型，又称细胞毒型或细胞溶解型超敏反应；III 型，又称免疫复合物型或血管炎型超敏反应；IV 型，又称迟发型超敏反应。

第二节 常见超敏反应

> **案例分析 7-1**
>
> **初次青霉素皮试过敏**
>
> 患儿，女性，4岁，因支气管肺炎入院。治疗措施中，一项医嘱给予青霉素治疗。用药前向家长询问病史，既往无青霉素应用史。在右前臂注射青霉素皮试液20分钟后观察结果。局部出现明显红晕、皮疹，测其直径1.8cm，确定皮试阳性，不能使用青霉素，改用其他抗生素治疗。
>
> 思考题：
> 1. 为什么患儿初次青霉素皮试阳性？
> 2. 患儿处于致敏状态还是发敏状态，体内有无特异性IgE？

一、Ⅰ型超敏反应

Ⅰ型超敏反应又称速发型超敏反应，其主要特点是：①发生快、消退快；②IgE介导；③以生理功能紊乱为主；④具有明显的个体差异和遗传倾向。

（一）参与Ⅰ型超敏反应的物质

1. 变应原 常见吸入性变应原如植物花粉、真菌菌丝或孢子、螨、动物皮屑等；食物变应原如奶、海鲜、肉、蛋、坚果等；药物变应原如青霉素、普鲁卡因、有机碘等；化学物质变应原如食品添加剂、防腐剂、保鲜剂等。

2. 抗体 变应原进入机体，诱导机体发生适应性免疫应答，产生特异性IgE类抗体。

3. 细胞

（1）肥大细胞、嗜碱性粒细胞 它们是参与Ⅰ型超敏反应的主要细胞。胞浆含有嗜碱性颗粒，能释放或介导合成过敏反应的生物活性介质，如组织胺、白三烯、血小板活化因子、激肽原酶等。

（2）嗜酸性粒细胞 通过释放多种物质如组织胺酶灭活组织胺，同时直接吞噬和破坏肥大细胞和嗜碱性粒细胞脱出的颗粒，从而降低Ⅰ型超敏反应的发生。

4. 活性介质 组织胺、激肽原酶、白三烯与前列腺素、血小板活化因子。

（二）Ⅰ型超敏反应发生机制

1. 致敏阶段 变应原初次进入过敏体质的机体，刺激其产生IgE类抗体。IgE以Fc段与肥大细胞和嗜碱性粒细胞表面的IgE Fc受体结合，使机体处于致敏状态，此状态一般可持续数月、数年或更长时间。

2. 发敏阶段 相同的变应原再次进入致敏的机体，与致敏细胞上的IgE Fab段特异性结合，导致肥大细胞和嗜碱性粒细胞脱颗粒，释放颗粒内储备介质如组织胺、激肽原酶等，并能新合成一些活性介质如白三烯、前列腺素和血小板活化因子等。除此以外，过敏毒素如 C3a、C5a、蜂毒、蛇毒，以及吗啡、可待因等也可直接引起肥大细胞脱颗粒。

3. 效应阶段 生物活性介质与效应器官、组织上相应的受体结合后，使机体出现生理功能紊乱，引起局部或全身病理变化。主要表现：

（1）<u>平滑肌痉挛</u> 常见于气管、支气管及胃肠道平滑肌，引起哮喘、腹痛、腹泻等。

（2）<u>血管扩张，通透性增强</u> 主要影响小血管，血容量下降，严重的可导致休克。

（3）<u>腺体分泌增加</u> 可表现为流泪、流涕、痰多、腹泻等。

（4）<u>刺激感觉神经</u> 引起强烈痒感（图7-1）。

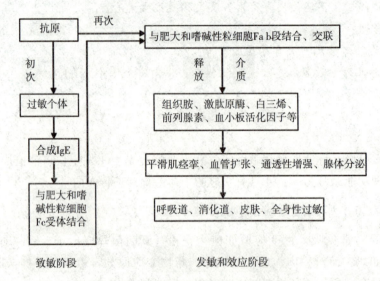

图7-1 Ⅰ型超敏反应发生机制示意图

（三）临床常见的Ⅰ型超敏反应疾病

1. 过敏性休克 过敏性休克是最严重的一种Ⅰ型超敏反应性疾病，主要由药物或注射异种血清引起。致敏患者常在接触变应原后数分钟内即出现严重的临床症状，主要表现为胸闷、气急、呼吸困难、面色苍白、出冷汗、手足发凉、脉搏细速、血压下降等，抢救不及时可导致死亡。

（1）<u>药物过敏性休克</u> 以青霉素过敏性休克最为常见。青霉素本身无免疫原性，但青霉素中的大分子杂质、降解产物青霉噻唑和青霉烯酸等半抗原与人体组织蛋白结合后成为变应原而具有免疫原性，进而刺激机体产生 IgE，使机体致敏。当机体再次接触青霉噻唑或青霉烯酸后，可诱发过敏反应，严重者导致过敏性休克，甚至死亡。青霉素在弱碱性溶液中容易降解，因此提高青霉素纯度和使用新鲜配制的青霉素制剂是预防青霉素过敏性休克的有效措施。值得注意的是，临床发现少数人在初次注射青霉素时也可发生过敏性休克，这可能与其曾经使用过被青霉素污染的医疗器械，或吸入青霉菌孢子而使机体处于致敏状态有关。

其他药物如普鲁卡因、链霉素、有机碘等，偶尔也可引起过敏性休克。

(2) 血清过敏性休克　血清过敏性休克又称血清过敏症或再次血清病。常发生于既往曾使用过动物免疫血清，机体已处于致敏状态，后来再次接受相同动物免疫血清的个体。临床上使用动物免疫血清如破伤风抗毒素、白喉抗毒素进行紧急预防或治疗时，可因部分患者曾注射过相同血清制剂而发生过敏性休克。

2. 呼吸道过敏反应　多因吸入植物花粉、尘螨、真菌孢子等变应原，引起过敏性鼻炎和过敏性哮喘。

3. 消化道过敏反应　由花粉引起的季节性过敏性鼻炎常伴有过敏性结膜炎、外耳道等黏膜瘙痒，称为花粉症。过敏性鼻炎未经治疗或治疗不当可能发展为过敏性哮喘。

少数人在食入鱼、虾、蛋、乳、蟹、贝等食物后可发生恶心、呕吐、腹痛和腹泻等症状为主的过敏性胃肠炎，严重者可出现过敏性休克。

4. 皮肤过敏反应　可因药物、食物、花粉、肠道寄生虫及寒冷刺激等引起，以皮疹伴剧烈瘙痒为主，常表现为荨麻疹、湿疹和血管神经性水肿。

(四) Ⅰ型超敏反应的防治原则

Ⅰ型超敏反应的防治原则是：寻找变应原，避免再次接触；切断或干扰超敏反应发生过程中某些环节，以终止后续反应的进行。

1. 查找变应原，避免再次接触　临床上可通过询问病史，皮肤试验寻找变应原。皮肤试验原理：在受试者掌侧皮内注射少量变应原，若机体处于致敏状态，接受刺激后就会发敏，在15～20分钟内注射局部出现直径＞1cm的红肿硬节，即为阳性；少数患者虽红肿硬节≤1cm，但出现了全身不适者也视为阳性。常用的皮肤试验有：青霉素皮试、抗毒素皮试、植物花粉的刺皮试验等。

青霉素等药物若皮试阳性就不能使用该药，换用不过敏的其他药。

2. 脱敏疗法或减敏疗法　某些变应原虽被检出机体对其过敏，但难以避免再次接触，临床上常采用脱敏疗法或减敏疗法进行预防。

(1) 脱敏疗法　脱敏治疗见于异种免疫血清如抗毒素血清，皮试阳性但又必须使用时，可采用小剂量、短间隔（20～30分钟）、连续多次注射抗毒素的方法进行脱敏治疗。脱敏注射的原理：小剂量抗毒素进入机体，只与少数致敏细胞上的IgE结合，致敏细胞脱颗粒后释放活性介质量少，不足以引起明显的临床症状。在短时间内，经多次注射抗毒素，体内致敏细胞逐渐脱敏，直至消除。这时再大量注射抗毒素就不会发生过敏反应，达到脱敏治疗的目的。但这种脱敏是暂时的，经一定的时间后机体又会重建致敏状态。

(2) 减敏疗法　对某些已查明、日常生活中又不可能完全避免再次接触的变应原，如花粉、尘螨等，可采用小剂量、长间隔（1周左右）、反复多次皮下注射相应变应原的方法进行减敏治疗。减敏治疗的原理可能是反复多次皮下注射变应原，诱导机体产生大量特异性IgG类抗体，该类抗体与再次进入机体的相应变应原结合，阻止其与致敏细胞上的IgE结合，从而阻断Ⅰ型超敏反应的发生。

3. 药物治疗

（1）**抑制活性介质合成和释放的药物** 阿司匹林、色苷酸二钠、肾上腺素、异丙肾上腺素、氨茶碱及儿茶酚等。

（2）**活性介质拮抗药** 苯海拉明、氯苯那敏（扑尔敏）、异丙嗪等。

（3）**改善效应器官反应性的药物** 肾上腺素、葡萄糖酸钙、氯化钙、维生素C等。

二、Ⅱ型超敏反应

Ⅱ型超敏反应又称细胞毒型或细胞溶解型超敏反应，其特点是：①IgG和IgM类特异性抗体、补体、吞噬细胞和NK细胞参与；②抗原与抗体在靶细胞上发生反应，导致组织细胞受损。

案例分析 7-2

输血反应

患者，男，30岁，因车祸腹外伤、失血性休克急诊入院。血型鉴定为A型。手术中输入A型全血2000mL，术后2小时再次输入全血400mL。患者突然胸闷、呼吸困难、心跳加快、烦躁不安、发绀、血压下降，经抢救无效死亡。经病理分析，死亡原因为输血反应。原来在第二次输血时，由于值班护士疏忽大意，错把B型血当成A型血输入。

思考题：
1. 输血反应属于哪种类型的超敏反应？
2. 为什么发生输血反应？
3. 从本病例中应汲取哪些教训？

（一）Ⅱ型超敏反应发生机制

1. 靶细胞抗原 输入的异型红细胞、改变的自身细胞或吸附有外来抗原、半抗原及免疫复合物的自身组织细胞，均可以成为Ⅱ型超敏反应的靶细胞。靶细胞表面的常见抗原如ABO抗原、HLA抗原、链球菌细胞壁成分与心瓣膜、关节组织之间的交叉抗原、化学修饰和感染改变的自身组织抗原、结合在自身组织细胞表面的药物半抗原或抗原抗体复合物。

2. 抗体、补体和效应细胞的作用

（1）**抗体** IgG和IgM类抗体参与。

（2）**补体** 抗体与靶细胞上的抗原特异性结合后，经经典途径激活补体系统，直接引起靶细胞溶解。

（3）**吞噬细胞** IgG的Fc段与吞噬细胞结合产生调理作用，促进吞噬细胞对靶细胞的吞噬和破坏。

（4）**NK细胞** 通过IgG的Fc段激活NK细胞，产生ADCC，引起细胞溶解（图7-2）。

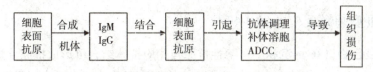

图 7-2　Ⅱ型超敏反应发生机制示意图

(二) 临床常见的Ⅱ型超敏反应疾病

1. 输血反应　常见于 ABO 血型不符的输血。供血者红细胞血型抗原与受血者血型抗体结合，激活补体，导致红细胞溶解，出现溶血、血红蛋白尿等现象。

2. 新生儿溶血症　多发生于 Rh 血型系统。母体是 Rh-，妊娠胎儿为 Rh+，分娩时，胎儿血进入母体内，母体产生抗 Rh 的 IgG 抗体。当母体再次妊娠，胎儿仍为 Rh+ 时，抗 Rh 的 IgG 经胎盘进入胎儿体内，并与胎儿的 Rh 抗原结合，导致胎儿红细胞溶解。引起新生儿溶血症，严重者可致流产或死胎。

3. 药物过敏性血细胞减少症　氯霉素、磺胺、甲巯咪唑、吲哚美辛等药物与血细胞膜蛋白或血浆蛋白结合而成为完全抗原，从而刺激机体产生药物抗原特异性抗体。该抗体与存在于红细胞、粒细胞、血小板表面的药物结合，或与药物结合形成免疫复合物后再与血细胞结合，引起药物性溶血性贫血、粒细胞减少症和血小板减少性紫癜等。

4. 自身免疫性溶血性贫血　感染、药物及辐射等可使自身红细胞膜表面抗原发生改变，刺激机体产生抗自身红细胞的 IgG 类抗体，该种抗体与红细胞结合导致自身免疫性溶血。

5. 甲状腺功能亢进　患者体内产生一种能与甲状腺细胞表面促甲状腺素受体结合的自身抗体，该抗体不造成细胞损伤，而是与促甲状腺素受体结合，持续刺激甲状腺细胞分泌甲状腺素，导致甲状腺功能亢进。

三、Ⅲ型超敏反应

Ⅲ型超敏反应又称免疫复合物型或血管炎型超敏反应，其特点是：①IgG 和 IgM 类特异性抗体参与；②中等大小可溶性免疫复合物沉积于毛细血管壁，激活补体，在中性粒细胞、肥大细胞、嗜碱粒细胞及血小板等参与下，引起以充血水肿、局部坏死和中性粒细胞浸润为主要特征的血管炎症反应和周围组织的损伤。

案例分析 7-3

急性肾小球肾炎

患者，男，7 岁。因感冒后扁桃体、咽喉持续红肿、疼痛两周。近期晨起后发现眼睑浮肿，午后下肢略有水肿，经休息后短期内可消失。尿液检查出现大量蛋白。

思考题：

1. 患者可能感染了哪种细菌？
2. 患者出现蛋白尿等的机制是什么？

(一) Ⅲ型超敏反应的发生机制

1. 免疫复合物（IC）沉积 可溶性抗原与相应抗体结合可形成抗原-抗体复合物，即免疫复合物（IC）。IC 的大小除与抗原抗体的性质有关外，主要决定于抗原和抗体的相对比例。若抗体浓度超过抗原，则形成大分子 IC，易被体内吞噬细胞及时吞噬清除；当抗原浓度过多时，形成小分子 IC，易被肾小球滤过由尿中排除。因此，二者均无致病作用。只有在抗原浓度略高于抗体时，形成中等大小的可溶性 IC，易沉积于血管迂回曲折、血流缓慢或血管分支多、血量大的毛细血管基底膜，如肾小球、关节滑膜、心肌等处，引起Ⅲ型超敏反应。

2. 组织损伤机制

在Ⅲ型超敏反应中，抗原-抗体复合物激活补体系统，导致中性粒细胞浸润并释放溶酶体酶，是引起炎症反应和组织损伤的主要原因。循环中的 IC 只有沉积于局部才具有致病作用。IC 不直接损伤组织，而是通过以下方式引起免疫损伤：

（1）补体的作用　沉积的 IC 可激活补体系统，产生的 C3a、C5a 可刺激肥大细胞和嗜碱性粒细胞释放组胺、血小板活化因子等生物活性介质，使局部血管通透性增高，导致渗出性炎症反应，促进 IC 进一步沉积并促进中性粒细胞在复合物沉积部位聚集。

（2）中性粒细胞的作用　聚集的中性粒细胞在吞噬沉积的免疫复合物过程中，释放溶酶体酶、蛋白水解酶、胶原酶，造成血管基底膜和邻近组织损伤。

（3）血小板的作用　在局部凝集、活化后释放血管活性胺类，加剧局部渗出性反应，并激活凝血过程，形成微血栓，引起局部缺血、出血及坏死（图7-3）。

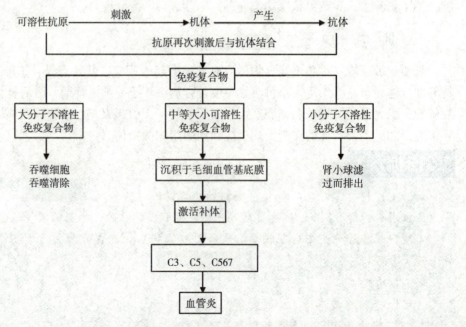

图7-3　Ⅲ型超敏反应发生机制示意图

(二) 常见的Ⅲ型超敏反应性疾病

1. 局部免疫复合物病

(1) Arthus 反应　Arthus 于 1903 年发现，给家兔皮下多次注射马血清后，注射局部可发生水肿、出血、坏死等剧烈炎症反应。这是抗原在局部与相应抗体结合形成 IC 沉积在血管基底膜所致。

(2) 类 Arthus 反应　可见于胰岛素依赖型糖尿病患者，其局部反复注射胰岛素后可刺激机体产生相应 IgG 类抗体，若此时再次注射胰岛素，即可在注射局部出现红肿、出血和坏死等与 Arthus 反应类似的局部炎症反应。

(3) 农民肺　患者因工作长期吸入霉菌孢子或动植物蛋白的粉尘如鸽子粪便等，其中的抗原刺激机体产生抗体后，仍不断吸入相同的抗原时，在抗原进入机体的部位形成 IC 并沉积下来，导致间质性肺炎，称为农民肺。

2. 全身免疫复合物病

(1) 血清病　在紧急预防和治疗破伤风、白喉等外毒素性疾病时需要大剂量注射异种动物免疫血清，部分病人经过 1~2 周后，注射局部出现红肿、发热、皮疹、淋巴结肿大、关节肿痛及蛋白尿等，称为血清病。在停止注入上述血清后，症状一般不经治疗可自行消退。

(2) 感染引起的肾小球肾炎　以 A 族链球菌感染后最多见。多发生在感染后 2~3 周。由于链球菌的细胞壁 M 蛋白与相应抗体形成免疫复合物，沉积于肾小球毛细血管基底膜，病人出现蛋白尿、血尿和浮肿等症状。其他病原体如葡萄球菌、肺炎链球菌、乙型肝炎或疟原虫等感染后也可引起。

(3) 类风湿性关节炎　由于某些因素如持续感染导致机体 IgG 类抗体发生变性，变性的 IgG 类抗体继而刺激机体产生抗变性 IgG 的 IgM 类自身抗体即类风湿因子 (RF)。类风湿因子与自身变性 IgG 结合形成免疫复合物，并反复沉积于小关节滑膜时引起类风湿性关节炎。

(4) 系统性红斑狼疮 (SLE)　系统性红斑狼疮患者体内出现多种自身抗体，如抗核抗体、抗线粒体抗体等。自身抗体与自身成分形成的免疫复合物沉积在全身多处毛细血管基底膜，导致组织损伤，表现为全身多器官的病变。

四、Ⅳ型超敏反应

Ⅳ型超敏反应又称迟发型超敏反应，其发生机制同保护性细胞免疫应答发生机制基本一致，是同一过程的两个方面：Ⅳ型超敏反应表现为组织损伤，细胞免疫应答表现为抗原被排除而保护机体。Ⅳ型超敏反应的特点是：①反应发生慢 (24~72 小时) 且消退也慢；②T 细胞介导；③无抗体和补体参与；④以单核细胞浸润为主的炎症反应；⑤无明显个体差异。

案例分析 7-4

结核菌素试验

患者,男,35岁。因长期消瘦、盗汗并咳嗽、咳痰3天入院。胸片示右肺中部片状阴影伴空洞,疑是肺结核。对患者进行结核菌素试验,在患者前臂皮内注入 PPD 0.1mL,48 小时后注射局部出现红肿硬结,测得硬结直径约 18mm。

思考题:
患者的注射局部为什么会在48小时后出现红肿硬结?

(一) 发生机制

1. T 细胞致敏 引起Ⅳ型超敏反应的抗原主要包括细菌、病毒、寄生虫、真菌等病原生物寄生的组织细胞,细胞抗原(如肿瘤细胞、移植细胞)和某些化学物质等。进入机体的抗原刺激 T 细胞转化为致敏的 $CD4^+Th1$ 细胞和 $CD8^+Tc$(CTL)细胞。

2. 致敏 T 细胞发挥效应 当机体再次接触相同变应原时,致敏的 $CD8^+Tc$ 细胞能释放穿孔素和颗粒酶,并通过 FasL/Fas 途径使靶细胞裂解或凋亡,引起组织损伤;致敏的 $CD4^+Th1$ 细胞能释放多种细胞因子如 γ 胞干扰素(INF-γ)、β-肿瘤坏死因子(TNF-β)、白细胞介素-2(IL-2)等,导致单核细胞及淋巴细胞浸润为特征的炎症反应和组织损伤。Ⅳ型超敏反应发生机制见图 7-4。

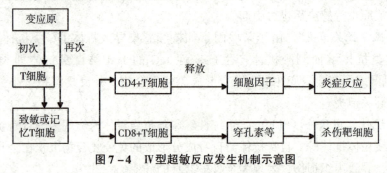

图 7-4 Ⅳ型超敏反应发生机制示意图

(二) 临床常见的Ⅳ型超敏反应性疾病

1. 传染性迟发型超敏反应 细胞内寄生病原体如胞内寄生菌、病毒、真菌等在感染过程中,可致机体Ⅳ型超敏反应,因其是在感染过程中发生的,故称为传染性超敏反应。机体对细胞内寄生的病原体和细胞抗原主要产生细胞免疫,在清除细胞抗原及阻止病原体扩散的同时,产生Ⅳ型超敏反应导致组织损伤。

2. 接触性皮炎 机体再次接触药物、染料、油漆、农药、化妆品等变应原后引发的以皮肤损伤为主要特征的迟发型超敏反应。一般在接触24小时后发生,48~72小时达高峰,表现为局部红斑、丘疹、水疱,严重者可发生剥脱性皮炎。

3. 移植排斥反应 由于供受双方 HLA 的差异，进行同种异体器官移植后会发生不同程度的排斥反应，严重者会导致移植器官的坏死。为减轻、延缓移植排斥反应，通常需要长期使用免疫抑制剂。

临床实际中超敏反应常为混合型，但以某一型为主或在疾病发展的不同阶段由不同型别的超敏反应所导致。如 SLE，虽然主要由Ⅲ型反应引起肾、皮肤和其他部位的血管炎，但也可因多种自身抗体造成贫血、粒细胞减少和淋巴细胞变化等，提示Ⅱ型反应的存在。另外，一种变应原在不同条件下有可能引起不同类型的超敏反应，如青霉素注射时可引起Ⅰ型过敏性休克，结合于血细胞表面时可引起Ⅱ型反应，如与血清蛋白结合时可能出现Ⅲ型反应，而青霉素油膏局部应用可引起Ⅳ型超敏反应。

小 结

超敏反应
- 体液免疫
  - Ⅰ型：过敏性休克、过敏性鼻炎和过敏性哮喘、过敏性胃肠炎和皮肤过敏
  - Ⅱ型：输血反应、新生儿溶血症、药物过敏性血细胞减少症、甲状腺功能亢进
  - Ⅲ型：农民肺、血清病、肾小球肾炎、类风湿性关节炎、系统性红斑狼疮
- 细胞免疫
  - Ⅳ型：传染性超敏反应、接触性皮炎、移植排斥反应

同步训练

一、单项选择题

1. 参与Ⅰ型超敏反应的细胞是（ ）
   A. 中性粒细胞　　　　B. 致敏淋巴细胞
   C. 巨噬细胞　　　　　D. NK 细胞
   E. 肥大细胞、嗜碱性粒细胞

2. 与Ⅰ型超敏反应特点不符合的是（ ）
   A. 补体参与　　　　　B. IgE 介导
   C. 有明显个体差异　　D. 发生快且消退快
   E. 主要表现为生理功能的紊乱

3. 属于Ⅱ型超敏反应性疾病是（ ）
   A. 血清过敏性休克　　B. 血小板减少性紫癜
   C. 过敏性鼻炎　　　　D. 血清病
   E. 荨麻疹

4. 防止对某种食物再次过敏的最好方法是（ ）
   A. 脱敏　　　　　　　B. 食用后服用抗过敏药

C. 进行过敏反应试验　　　　D. 避免吃该食物
E. 食用烹调好的该食物
5. 属于Ⅲ型超敏反应的是（　　）
A. 支气管哮喘　　　　　　B. 血清病
C. 输血反应　　　　　　　D. 传染性超敏反应
E. 接触性皮炎
6. 下列哪组皮肤试验是对的（　　）
A. 青霉素皮试——Ⅱ型超敏反应
B. 青霉素皮试——Ⅳ型超敏反应
C. 结核菌素试验——Ⅳ型超敏反应
D. 结核菌素试验——Ⅰ型超敏反应
E. 以上都不是
7. 属于Ⅳ型超敏反应性疾病的是（　　）
A. 急性荨麻疹　　　　　　B. 接触性皮炎
C. 类风湿性关节炎　　　　D. 新生儿溶血
E. 支气管哮喘
8. 器官移植排斥反应属于（　　）
A. Ⅰ型超敏反应　　　　　B. Ⅱ型超敏反应
C. Ⅲ型超敏反应　　　　　D. Ⅳ型超敏反应
E. 以上都不是

二、简答题

1. 在临床上怎样预防过敏性休克的发生？
2. 在什么条件下会发生新生儿溶血症？
3. 超敏反应引起的疾病中哪几种是常见的自身免疫性疾病？

第八章 免疫学应用

> **知识要点**
>
> 1. 掌握人工主动免疫和人工被动免疫。
> 2. 熟悉抗原、抗体检测的类型及免疫细胞功能测定。
> 3. 了解抗原或抗体检测的原理和免疫治疗。

第一节 免疫学诊断

免疫学诊断是应用免疫学原理设计的测定抗原、抗体、免疫细胞等的实验方法，用于疾病的诊断和治疗评价等。

> **案例分析 8-1**
>
> **肠热症诊断**
>
> 患者王某，男，26岁，持续高热和腹泻8天，大便每天5~6次，偶尔有黏液，右下腹隐痛，伴食欲差、恶心、呕吐。体检：肝脏右肋下2cm，脾脏左肋下1cm，躯干背侧隐约可见比米粒小而压之退色的淡红色皮疹。血液检查：白细胞未见升高，中性粒细胞占0.7，淋巴细胞占0.30，大便培养有致病菌。疑为肠热症病人。
>
> 思考题：
> 1. 可用哪种血清学试验诊断？
> 2. 该试验属于哪种免疫学试验？

一、抗原抗体的检测

抗原与相应抗体在一定条件下，在体内或体外发生特异性结合，出现如凝集块或沉淀物等反应现象。由于抗原抗体间的反应是特异性的，因此可用已知抗原检测未知抗体，也可用已知抗体检测未知抗原。因抗体存在于血清中，因此抗原抗体的检测又称为血清学反应，临床常用的检测方法如下。

(一) 血清学反应的种类

1. 凝集反应 颗粒性抗原（细菌、细胞等）与相应的抗体结合，在一定条件下，形成肉眼可见的凝集小块，称凝集反应。常见的凝集反应有直接凝集反应、间接凝集反应、反向间接凝集反应、间接凝集抑制反应和协同凝集反应等。

(1) **直接凝集反应** 是指颗粒性抗原直接与相应抗体结合出现的肉眼可见的凝集现象（图8-1），主要有玻片法、试管法及微量凝集法。本法既可用于定性检测，也可用于定量检测。

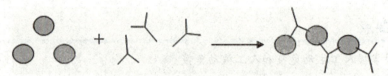

图8-1 直接凝集反应示意图

(2) **间接凝集反应** 可溶性抗原或抗体吸附于与免疫无关的微球载体上，形成致敏载体（免疫微球），与相应的抗体或抗原在电解质存在的条件下进行反应，产生凝集，称为间接凝集（图8-2）。

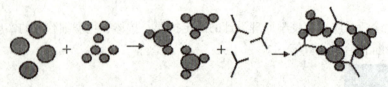

图8-2 间接凝集反应示意图

2. 沉淀反应 可溶性抗原与相应抗体在一定条件下形成的肉眼可见的沉淀现象称沉淀反应。沉淀反应大多用半固体琼脂凝胶作为介质进行，当可溶性抗原与相应抗体在凝胶中扩散并相遇时，在比例合适处形成肉眼可见的白色沉淀。

(1) **单向免疫扩散** 指将一定量的已知抗体混于琼脂凝胶中制成琼脂板，在适当的位置打孔后将一定体积的待检抗原标本加入孔中扩散的一种定量试验。待检抗原在扩散过程中与凝胶中的抗体相遇，形成以抗原为中心的沉淀环，环的直径与抗原含量成正比。本法用于IgG、IgM、IgA和补体C3等的含量测定（图8-3）。

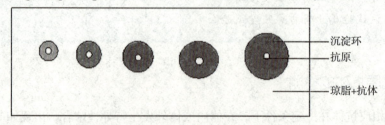

图8-3 单向琼脂扩散试验示意图

(2) **双向免疫扩散** 是指将含有抗原与抗体的标本分别加入琼脂凝胶的小孔中，

抗原抗体均自由向四周扩散的一种方法。抗原抗体在相互扩散过程中彼此相遇，在小孔间形成白色沉淀线；如果反应体系中含两种以上的抗原抗体系统，可出现两条以上的沉淀线。本法用于抗原抗体的定性、定量及组分分析。

免疫电泳、免疫比浊等方法也属于沉淀反应。

3. 免疫标记技术　是用荧光素、酶、放射性核素等物质标记抗原或抗体后再进行的抗原抗体反应。

（1）免疫荧光技术　是用荧光素标记一抗或二抗，检测特异性抗原或抗体的方法。常用于细菌、病毒和螺旋体及自身的抗核抗体的检测。

（2）酶免疫技术　是用酶标记一抗或二抗，检测特异性抗原或抗体的方法。常用的酶联免疫吸附试验（ELISA），常用于乙型肝炎等的诊断。

（3）免疫胶体金技术　是以硝酸纤维薄膜为载体吸附抗原，用胶体金标记抗体的免疫标记技术。如检测尿中的绒毛膜促性腺激素（HCG），作为妊娠的早期诊断。

（4）放射免疫技术　是用放射性核素标记抗原或抗体进行的免疫检测技术，常用于微量物质如生长激素、甲状腺素及 IgE 等的测定。

二、免疫细胞及其功能的检测

（一）T 细胞免疫功能检测

1. T 细胞总数与亚群　应用抗 CD3、CD4 和 CD8 抗体在流式细胞仪或荧光显微镜下检测 T 细胞总数及 $CD4^+$ 和 $CD8^+$ T 细胞亚群，是评估细胞免疫功能的重要指标。

2. T 细胞功能

（1）淋巴细胞母细胞转化试验　用有丝分裂原如植物血凝素等在体外刺激 T 细胞后，T 细胞转化成淋巴母细胞。淋巴母细胞体积大，胞浆丰富，核膜清晰，核仁明显，光学显微镜下可辨别。淋巴细胞母细胞转化率的高低可反映机体细胞免疫功能水平，正常人的转化率为 60% ~ 80%。

（2）E 花环形成试验　人类 T 细胞表面有绵羊红细胞受体（E 受体），因此可与绵羊红细胞结合。四周黏附有绵羊红细胞的 T 细胞呈玫瑰花样细胞团，称 E - 花环。取外周血淋巴细胞与绵羊红细胞（SRBC）混合，在一定温度下和一定时间作用后，使绵羊红细胞与 T 细胞表面的 E 受体结合，形成 E - 花环。计数 E - 花环的形成率。正常人为 60% ~ 80%。

（3）皮肤试验　正常机体对特定的抗原产生细胞免疫应答后，再用相同的抗原做皮内试验，48 ~ 72 小时后可出现局部红肿、硬节的迟发型超敏反应。因此，机体受抗原致敏后，当再次与该种抗原接触时，细胞免疫功能正常者往往反应阳性，而细胞免疫功能低下者反应可呈阴性。迟发型超敏反应的皮肤试验可用于机体细胞免疫功能状况的检测，如观察肿瘤患者的细胞免疫功能、疗效及预后，诊断免疫缺陷病等；还可用于一些病原生物感染的辅助诊断，如结核菌素试验（OT 或 PPD），判断受试者对结核杆菌的免疫情况。

(二) B 细胞免疫功能检测

应用抗 B 细胞特异性表面标志（SmIg）的抗体，用荧光免疫技术检测 B 细胞总数与亚群，用于判断原发性或继发性免疫缺陷患者的体液免疫功能。

(三) 其他免疫细胞功能测定

吞噬细胞吞噬功能可通过测定吞噬率和吞噬指数来评估。

第二节 免疫学防治

免疫学预防是指根据免疫学原理，利用各种生物制品，采取人工免疫的措施，建立机体的免疫应答，以达到预防疾病的目的。免疫治疗是指针对机体免疫低下、亢进或缺陷的状态，应用免疫学原理，人为地增强、抑制或重建机体的免疫功能，以达到治疗疾病目的的治疗方法。

按免疫的保护形式，将免疫分为固有免疫和适应性免疫；按免疫获得方式，将适应性免疫分为自然免疫和人工免疫；按免疫获得的生物制剂的不同，将自然免疫和人工免疫又分别分为主动免疫和被动免疫。经感染病原体后获得的免疫称为自然主动免疫，经胎盘或从母乳获得抗体后得到的免疫称为自然被动免疫。

一、人工免疫

人工免疫是通过人工的方法使机体获得免疫，包括人工主动免疫和人工被动免疫，两者的区别见表 8-1。人工主动免疫是指注射疫苗和类毒素后机体建立的免疫；人工被动免疫是指注射抗毒素、抗病毒血清、丙种球蛋白和转移因子等后获得的免疫。

表 8-1 人工主动免疫和人工被动免疫比较

	人工主动免疫	人工被动免疫
输入物质	抗原（疫苗、类毒素）	抗体（抗毒素、丙种球蛋白）
免疫力出现时间	慢（1~3 周）	快（立即）
免疫力维持时间	长（数月~数年）	短（2 周~数月）
用途	预防	紧急预防或治疗

(一) 人工主动免疫及制剂

人工主动免疫是给机体接种疫苗或类毒素等抗原物质，使机体主动产生特异性免疫应答而获得免疫的方法。常用的疫苗或类毒素如下：

1. 死疫苗 选用免疫原性强的病原微生物，经人工培养后，用理化方法灭活而制成，具有免疫原性和无毒性的特点。常用的死疫苗有伤寒、乙型脑炎、百日咳、霍乱、狂犬病疫苗等。

2. 活疫苗 用减毒或无毒的活病原微生物制成，具有免疫原性和无（弱）毒性的特点，接种过程类似隐性感染或轻症感染。常用的活疫苗有卡介苗、麻疹、风疹、脊髓灰质炎疫苗等。死疫苗与活疫苗的区别见表8-2。

表8-2 死疫苗与活疫苗比较

内容	死疫苗	活疫苗
制剂特点	死，强毒株	活，无毒或弱毒株
接种量及次数	量较大，2~3次	量较小，1次
保存及有效期	易保存	不易保存，4℃冰箱内数周
免疫效果	较差，维持数月~2年	较好，3~5年甚至更长

3. 类毒素 是用细菌的外毒素经0.3%~0.4%甲醛处理，使其失去毒性，仍保留免疫原性的物质。其注射后可诱导机体产生抗毒素，如白喉类毒素和破伤风类毒素。

（二）人工被动免疫及制剂

人工被动免疫是给人体注射含特异性抗体的免疫血清或转移因子等制剂，使机体被动获得特异性免疫的方法。

1. 体液免疫（免疫血清）制剂 用于紧急预防和治疗疾病。

（1）抗毒素 是用细菌外毒素或类毒素人工免疫动物后制备的免疫血清，具有中和外毒素毒性的作用。常以类毒素免疫马，待马体内产生高效价抗毒素后，取其血清分离纯化精制而成，主要用于紧急预防或治疗外毒素所致的疾病。常用的有破伤风抗毒素、白喉抗毒素等。

（2）人免疫球蛋白 是从正常人血浆或健康产妇胎盘血中分离制成的免疫球蛋白浓缩剂，分别称为人血清丙种球蛋白和胎盘丙种球蛋白。二者含有抗多种常见病原体的特异性抗体，主要用于麻疹、甲型肝炎、脊髓灰质炎等病毒性疾病的紧急预防和治疗。

（3）抗菌血清和抗病毒血清 自抗生素广泛应用后，抗菌血清用得少了，但对某些耐药菌株如绿脓杆菌的感染可使用抗菌血清；某些病毒性疾病如狂犬病、流行性乙型脑炎等可用抗病毒血清治疗。

（4）抗淋巴细胞丙种球蛋白 是从经人淋巴细胞免疫的动物血清中提取的丙种球蛋白。将这种球蛋白注射给人体，在补体和吞噬细胞参与下造成淋巴细胞的死亡、溶解，致使外周血中淋巴细胞数量减少。在异体器官移植中，可将抗淋巴细胞丙种球蛋白与免疫抑制剂共同使用，以减轻移植排斥反应，延长移植物存活时间。

2. 细胞免疫制剂

（1）转移因子 是从致敏的淋巴细胞中提取的低分子核苷酸和多肽，它能使正常的淋巴细胞转化、增殖为致敏的淋巴细胞以扩大细胞免疫效应。临床应用于恶性肿瘤、细胞免疫缺陷症、细胞内寄生菌感染和某些病毒、真菌性疾病的治疗。

（2）免疫核糖核酸（iRNA） 是动物经抗原免疫后，在体外免疫活性细胞经抗原致敏，由免疫活性细胞中提取出来的核糖核酸制品。制备肿瘤免疫核糖核酸所用的抗原是肿瘤特异性或相关抗原。临床主要用于恶性肿瘤的治疗。

（3）胸腺素 是从小牛、羊或猪的胸腺中提取的可溶性多肽。它能促进T细胞分化、成熟，增强T细胞功能，主要用于治疗细胞免疫功能低下或缺陷症，如先天性或获得性T细胞缺陷、艾滋病、肿瘤疾病。

二、计划免疫

计划免疫是根据特定传染病的疫情监测和人群免疫状况分析，按照规定的免疫程序有计划地进行人群的免疫接种，达到控制以至消灭传染病的重要措施。我国儿童基础计划免疫疫苗有7种，种类和接种时间见表8-3。2008年在原有接种疫苗的基础上，新增了甲型肝炎疫苗、乙脑疫苗、流脑多糖疫苗、风疹疫苗、腮腺炎疫苗、钩体病疫苗、流行性出血热疫苗和炭疽疫苗8种。

表8-3 我国儿童计划免疫程序

疫苗名称	第1次	第2次	第3次	加强	预防传染病
卡介苗	出生	7岁		12岁（农村）	肺结核
乙肝疫苗	出生	1月龄	6月龄		乙型病毒性肝炎
脊髓灰质炎病毒	2月龄	3月龄	4月龄	1.5、4周岁	脊髓灰质炎
百白破疫苗	3月龄	4月龄	5月龄	1.5、7岁	百日咳白喉破伤风
麻疹疫苗	8月龄	7岁			麻疹

三、免疫治疗

免疫治疗是指针对机体免疫低下、亢进或缺陷的状态，应用免疫学原理，人为地增强、抑制或重建机体的免疫功能，以达到治疗疾病的目的。常用的免疫治疗方法和制剂有：

（一）免疫治疗

1. 治疗性疫苗

（1）微生物抗原疫苗　人类的许多肿瘤与微生物感染有关，如EB病毒与鼻咽癌、人乳头瘤病毒与宫颈癌、幽门螺杆菌与胃癌等。使用这些微生物疫苗或抗病毒制剂可预防和治疗相应的肿瘤。

（2）细胞疫苗　包括肿瘤细胞疫苗、基因修饰的瘤苗、树突状细胞疫苗等。细胞疫苗可增强机体的免疫应答效应，如肿瘤抗原致敏的树突状细胞疫苗已获准用于皮肤T细胞淋巴瘤的治疗。

（3）分子疫苗　合成肽疫苗、重组载体疫苗和DNA疫苗可作为肿瘤和感染性疾病的治疗性疫苗，如乙型肝炎多肽疫苗可诱导抗病毒感染的免疫效应。

2. 治疗性抗体　抗毒素血清主要用于治疗或紧急预防细菌外毒素所致的疾病。人免疫球蛋白制剂主要用于治疗丙种球蛋白缺乏症和预防麻疹、感染性肝炎等。抗淋巴细胞丙种球蛋白主要用于抑制移植排斥反应，延长移植物存活时间；也可用于治疗某些自身免疫性疾病，如肾小球肾炎、系统性红斑狼疮及重症肌无力等。

3. 细胞因子　细胞因子具有广泛的生物学活性，将细胞因子作为药物，可预防和治疗多种免疫性疾病，如干扰素-α（IFN-α）可治疗毛细胞白血病，干扰素-β

(IFN-β) 是目前治疗多发性硬化症唯一有效的药物。

4. 过继免疫与造血干细胞移植 过继免疫治疗是将对疾病有免疫力的供者的免疫效应物质转移给其他个体，或自体细胞经体外处理后回输自身，以发挥治疗疾病的作用。如临床已将淋巴因子激活的杀伤细胞（LAK）广泛用于肿瘤和慢性病毒感染的非特异性免疫治疗。

造血干细胞移植是指用患者自身造血干细胞移植或健康人的造血干细胞移植回输给患者，干细胞使患者恢复造血能力和免疫力。常用的造血干细胞来源于HLA型别相同的供者骨髓、外周血或脐带血，其中脐带血是极具发展潜力的干细胞来源。造血干细胞移植已成为癌症、造血系统疾病和自身免疫性疾病的重要治疗手段。

（二）免疫应答的调节

1. 免疫应答增强剂 是指具有增强、促进或调节机体免疫功能的制剂，通常对免疫功能低下者有促进或调节作用，广泛用于恶性肿瘤、反复感染及免疫缺陷病的治疗。常见的免疫增强剂见表8-4。

表8-4 常见的免疫增强剂

类型	举例	类型	举例
微生物制剂	卡介苗、短小棒状杆菌、脂磷壁酸	化学药物	左旋咪唑、西咪替丁
免疫因子	转移因子、免疫核糖核酸、胸腺肽	中草药	人参皂苷、黄芪多糖、香菇多糖

拓展阅读

增强免疫的中药

1. 促进白细胞数量增加的中草药 人参、党参、苦参、防己、青木香、黄芪、灵芝、金银花、麦冬、黄芩、生地、女贞子、紫花地丁、山茱萸、补骨脂、大枣、丹参、夏枯草等。

2. 促进单核巨噬细胞增加的中草药 党参、人参、白术、灵芝、猪苓、当归、牛黄、黄芪、蒲公英、夏枯草、桑寄生、茯苓、青蒿、玉米须、水牛角等。

3. 促进T细胞数量增加，淋巴母细胞转化的中草药 人参、丹参、川芎、灵芝、何首乌、白术、五味子、当归、黄精、薏苡仁、天门冬、女贞子、枸杞、苦参、淫羊藿等。

4. 类似干扰素作用的中草药 黄芪、红花、当归、白芷、川芎、天麻、半夏、桑白皮、车前草、柴胡、苏叶、防己、玉米须等。

5. 促进抗体产生的中草药 人参、何首乌、柴胡、紫河车、地黄、淫羊藿等。

6. 激发肿瘤患者免疫反应的中草药 人参、猪苓、仙鹤草、大枣、灵芝、桂枝、柴胡、当归、甘草、白术、天门冬、薏苡仁、茯苓、白花蛇舌草、中边莲等。

2. 免疫应答抑制剂　免疫抑制剂是一类抑制机体免疫功能的生物制剂或非生物制剂，主要用于抗移植排斥反应和超敏反应性疾病、自身免疫性疾病及感染性炎症的治疗。免疫抑制剂的作用是非特异性的，常用免疫抑制剂见表 8-5。免疫抑制剂大多有毒副作用，可引起骨髓抑制和肝、肾毒性，长期使用或使用不当可导致机体免疫功能下降，引发严重感染，并可能增加肿瘤发生率。

表 8-5　常见的免疫抑制剂

类型	举例
微生物制剂	环孢素 A、他克莫司（FK-506）、吗替麦考酚酯、西罗莫司
化学合成药物	糖皮质激素、环磷酰胺、硫唑嘌呤
单克隆抗体	抗 T 细胞及其亚群单抗、抗 MHC 单抗、免疫毒素
中草药	雷公藤多苷、川芎、当归

小　结

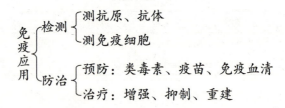

同步训练

一、单项选择题

1. 长期使用免疫抑制剂，常出现的不良后果是（　　）
   A. 感染和肿瘤发病率高
   B. 感染和超敏反应疾病发病率高
   C. 超敏反应和免疫缺陷发病率高
   D. 感染和自身免疫病发病率高
   E. 感染和超敏反应疾病发病率低
2. 用于检测细胞免疫功能的皮肤试验是（　　）
   A. 破伤风抗毒素皮试　　B. 青霉素皮试
   C. 结核菌素试验　　　　D. 白喉抗毒素皮试
   E. 锡克试验
3. 新生儿时期接种的疫苗是（　　）
   A. 脊髓灰质炎疫苗　　　B. 乙型肝炎疫苗
   C. 卡介苗　　　　　　　D. 乙型肝炎疫苗和卡介苗
   E. 百白破三联疫苗

4. 下列哪种不属于活疫苗（ ）
   A. 卡介苗   B. 乙型脑炎疫苗
   C. 脊髓灰质炎疫苗   D. 腮腺炎疫苗
   E. 麻疹疫苗
5. 类毒素用于以下哪两种疾病的预防（ ）
   A. 白喉和脊髓灰质炎   B. 百日咳和乙肝
   C. 结核病和麻疹   D. 破伤风和白喉
   E. 伤寒和狂犬病
6. 抗毒素通常用于治疗（ ）
   A. 产生相应外毒素的病毒感染   B. 产生相应外毒素的细菌感染
   C. 自身免疫疾病   D. 过敏反应疾病
   E. 移植排斥反应
7. 免疫抑制疗法不宜用于（ ）
   A. 超敏反应性疾病   B. 类风湿性关节炎
   C. 免疫缺陷病   D. 红斑狼疮患者
   E. 移植排斥反应
8. 属于自然主动免疫的是（ ）
   A. 注射抗毒素获得的免疫   B. 患传染病后获得的免疫
   C. 新生儿从母乳中获得的免疫   D. 接种类毒素获得的免疫
   E. 注射细胞因子获得的免疫
9. 胎儿经胎盘从母体获得抗体的免疫属（ ）
   A. 人工主动免疫   B. 人工被动免疫
   C. 自然主动免疫   D. 自然被动免疫
   E. 过继免疫
10. 接种疫苗获得的免疫称为（ ）
    A. 过继免疫   B. 人工主动免疫
    C. 自然主动免疫   D. 人工被动免疫
    E. 自然被动免疫

二、简答题
1. 抗原抗体检测的原理是什么？
2. 什么是计划免疫？说出我国儿童计划免疫程序。

第九章　中医药与免疫

知识要点

1. 掌握中医理论与免疫的关系。
2. 熟悉中医临床与免疫的关系。
3. 了解中药与免疫调节。

中医药学不仅具有独特的理论体系和宝贵的临床经验，而且还蕴藏着丰富的免疫学理论和实践，在其防治疾病的过程中早已认识到人体防御功能与疾病的发生、发展有密切的关系。早在 11 世纪，我国就用人痘接种法来预防天花，实际上就是人工主动免疫的开端。17 世纪，"人痘接种法"流传到欧亚各国，成为人工免疫的先驱。18 世纪的《种痘新书》等古代医籍中可以看到有关人工免疫法、疫苗保藏法、传染病获得性免疫、种属免疫及超敏反应等的描述。几千年来，中医药在我国人民的保健工作中取得了卓著的成效，为中华民族的繁衍昌盛做出了突出的贡献。

第一节　中医与免疫

一、中医理论与免疫

（一）邪正学说与免疫

中医学把人体的功能活动及其防御和清除各种有害因素的作用归于"正气"，简称"正"；将破坏人体内部及破坏人体与外界环境间相对平衡状态的各种有害因素归之于"邪气"，简称"邪"。疾病的发生及其变化是在一定条件下邪正矛盾斗争的反映。正气的含义很广，包括脏腑之气、经络之气及营卫之气等；邪气有内邪、外邪之分，病原微生物和外来抗原物质属于外邪，自身抗原属于内邪。中医所说"正气存内，邪不可干"，也就是说正气能驱除外邪、内邪，维护人体健康。

现代免疫学提出了免疫系统的三大功能：防御功能、稳定功能、监视功能。防御功能是指抵抗病原微生物的感染，与中医所说的消除内邪、正气抵抗外邪的作用相类似；

稳定功能就是清除自身抗原，保持内环境平衡，与中医所说的正气调节阴阳平衡的作用相类似；免疫监视功能就是清除突变细胞，以免发生肿瘤，与中医所说的正气协调脏腑经络气血，使机体不致形成痰积血瘀，以免发生"积聚"（肿瘤）的作用相类似。所以，疾病的发生、发展与结局是邪正斗争的结果，机体免疫系统对疾病过程的影响与此基本符合。

（二）阴阳学说与免疫

阴阳学说是中医学理论体系的核心，它贯穿于中医理论的各个方面，用来阐明人体的组织结构、生理功能和疾病的发生发展规律，并用以指导临床实践。人体的免疫系统能识别和排除异己抗原性物质，维持体内外生理平衡与稳定，在许多疾病的发生发展中有重要意义。所以免疫也受阴阳平衡规律的调节支配，可以认为免疫是人体阴阳平衡范畴中的重要组成部分，包括免疫器官、免疫细胞、免疫分子，它们既能促进免疫作用，又能起反馈的抑制作用，相互促进、相互约束，平衡则健、失衡则病，其关系与中医的阴阳学说相符合。

（三）藏象学说与免疫

中医的脏腑与西医的脏器在名称上虽然相同，但在生理及病理上含义都不是完全相同。中医学中的一个脏腑可能包括解剖学中的几个脏器，一个脏器的功能可能分散在几个脏腑之中。因人体的气是由肾脏的先天精气、脾运化的水谷之气和肺吸入的清气构成，所以肾、脾、肺三脏与免疫功能关系较大。

1. 肾与免疫　中医学认为，肾为先天之本，藏精气，主生长、发育和生殖，主骨生髓，主水，主纳气，与精、神、气、血、津液等有密切关系。肾是全身脏腑根本，肾藏的精气能激发和推动全身各个组织器官的生理活动，维持人体正常生理功能。肾气盛衰关系着人体的生、老、病、死。从免疫方面来讲，有人认为肾是指下丘脑－垂体－肾上腺皮质系统的功能，在维持机体免疫功能的稳定方面有重要作用。垂体能分泌神经递质和激素，是调节免疫反应的重要环节。

2. 脾与免疫　中医学认为，脾为后天之本，主运化，主统血，主肌肉。说明脾有消化饮食、吸收精华以滋养全身的功能，又能统摄血液，具有生血又维持血液正常循环的功能，是气血津液之原料供应者，使脏腑、经络、四肢百骸及筋肉组织得到营养，能进行正常的生理活动。正气的强弱也有赖于脾的滋养，脾胃虚损则影响正气的抗病能力，所以脾与免疫功能也有密切关系。

3. 肺与免疫　中医学认为，肺主气，合皮毛，司开阖。由于肺气推动，使气血津液散布全身，维持各组织器官的正常功能。所谓皮毛为一身之表，包括皮肤、黏膜、毛发等，汗腺有分泌、润湿皮肤和屏障作用，对外邪有防御作用。

二、中医治法与免疫

(一) 扶正固本与免疫

近年来大量资料表明，虚证病人的免疫功能均在一定程度上受到损害。中医学认为虚证的发生发展与先天肾气不足、后天营卫失调有关，即肺、脾、肾三脏功能亏损，正气虚弱所致。应用"虚则补之"的扶正固本法治疗虚证病人，选用补益强壮方药调整人体脏腑、气血、经络的功能活动，从而增强其体质，促使其恢复健康。

> **拓展阅读**
>
> **增强免疫的中药**
>
> 据大量资料报道，许多扶正固本方药对人体免疫系统具有调节作用，能够提高或改善虚证病人的免疫状态，经辨证施治或在某些单味方药的治疗下，对很多虚证疾病具有疗效，其机制与改善免疫有关。

(二) 祛邪与免疫

正虚者以扶正为主，邪实者以祛邪为先。祛邪是清除病邪，恢复机体生理平衡而达到治疗的目的。近年来的研究发现，许多祛邪类药物能调整机体的免疫功能。常用于祛邪治疗的药物有清热解毒及活血化瘀类药物，此类药物有抑制病理性免疫反应的作用，对某些超敏反应性疾病和自身免疫性疾病有较好的疗效。过去只注意到清热解毒药的抗菌抗病毒作用，现发现此类药物也能调节免疫作用。

第二节　中药与免疫

中医学在几千年医学实践中积累了丰富和广泛的使用天然中药的临床经验与知识，其中蕴含着大量可产生免疫调节作用的天然药材与相应复方制剂。

一、扶正固本类中药与方剂

此类中药与方剂包括补气药、补血药、补阳药、补阴药，多数能增强机体免疫功能和调节机体免疫作用。

1. 补气药　包括人参、灵芝、党参、黄芪、刺五加、大枣、白术、茯苓、甘草等。其主要免疫作用表现为促进吞噬细胞吞噬功能，促进 NK 细胞活性，诱导多种细胞因子生成，提高 T 细胞活性，促进 CTL 杀伤靶细胞能力。主治冠心病、心律失常、肾病、肿瘤、糖尿病等，并有抗炎、抗疲劳、抗衰老等作用。

2. 补血药　包括何首乌、当归、阿胶、白芍、鸡血藤、黄精等。主要免疫药理作用为促进骨髓造血干细胞增殖，增加网织红细胞数目；促进 NK 细胞活性；诱导 B 淋巴细胞增殖，增加抗体形成；促进 T 细胞增殖反应。主治缺血性中风、血栓闭塞性脉管炎、紫癜、再生障碍性贫血、月经不调、闭经等，并有抗肿瘤、护肝、抗病毒等作用。

3. 补阴药 包括地黄、麦冬、天冬、枸杞子、石斛、女贞子、五味子、酸枣仁等。其主要免疫药理作用是促进骨髓造血功能，促进吞噬细胞吞噬功能，增强 NK 细胞和 CTL 细胞活性，提高淋巴细胞转化率。主治红斑狼疮、类风湿性关节炎、再生障碍性贫血、肾病、糖尿病、肝硬化等，并有降血脂、抗炎、抗肿瘤、抗衰老等作用。

4. 补阳药 包括鹿茸、肉苁蓉、巴戟天、淫羊藿、冬虫夏草、补骨脂、锁阳、附子、肉桂等。主要免疫药理作用为增强骨髓造血功能，提高吞噬细胞吞噬功能，增加 NK 细胞活性，诱生多种细胞因子，诱导 T 淋巴细胞转化效应，促进体液免疫等。此外尚有改善心血管系统功能。主治血液病、心律失常、不孕症、阳痿、遗精、再生障碍性贫血、慢性肾炎、病毒性肝炎、高脂血症，并有抗炎、抗肿瘤、抗衰老等作用。

5. 扶正固本类方剂 如四君子汤、补中益气汤、四物汤、左归丸、六味地黄丸、玉屏风散等，通过其综合药效来发挥增强和调节免疫功能，从而调整机体生理活动，促进其恢复健康。

二、祛邪类中药与方剂

此类中药与方剂包括清热解毒药、活血化瘀药及祛风湿药，均与机体免疫调节作用有关。

1. 清热解毒药 包括黄连、黄柏、黄芩、金银花、大青叶、蒲公英、板蓝根、苦参、鱼腥草、白花蛇舌草、青蒿等。其主要免疫药理作用为提高吞噬细胞吞噬功能，增强 NK 细胞活性，抑制过敏介质合成与释放。主治超敏反应性疾病、呼吸道感染疾病、恶性肿瘤等，并有抗病毒、抗炎、抗蛇毒、抗疟等作用。

2. 活血化瘀药 包括丹参、桃仁、益母草、莪术、红花、川芎、三七等。其主要免疫药理作用为促进骨髓造血功能，促进淋巴母细胞转化作用，抑制超敏反应介质释放，抑制血小板凝集和纤维蛋白血栓形成。主治妇产科疾病、超敏反应性疾病、自身反应性疾病，并有抗炎、抗肿瘤作用等。

3. 祛风湿药 包括桂枝、防风、苍耳子、细辛、葛根、柴胡、雷公藤、汉防己等。其主要免疫药理作用为增强吞噬细胞吞噬功能，增强 NK 细胞活性，使胸腺萎缩，调节 T 细胞总数及亚群比例，抑制抗体形成能力，抑制过敏介质的释放，拮抗过敏介质的效应作用，调节细胞因子分泌，抑制自身抗体产生，主治各类超敏反应性疾病，并有抗肿瘤、抗病毒、清除自由基、抗氧化、抗衰老等作用。

4. 祛邪类方剂 如桂枝汤、活血化瘀汤、龙胆泻肝汤等。通过其综合药效清除病邪，抑制免疫病理反应，以发挥免疫调节功能，恢复机体正常免疫功能，使机体生理达到平衡而恢复健康。

第三节　中医药与免疫研究

一、中医药与免疫研究现状

中医药是祖国医学中一个丰富的宝库，用于临床已有几千年的历史。中医学的理论与免疫学在思维方面有许多共同点，均贯穿了矛盾对立统一的哲学观点。中医基本理论强调阴阳、表里、虚实、正邪、寒热等诸对矛盾；免疫学中的基本理论则有抗原与抗体、补体系统激活与反馈抑制、组织相容性复合体的限制性和非限制性、免疫增强与抑制、自身耐受与自身免疫等诸对矛盾。在机体与外环境接触过程中，需阴阳平衡，共同维持内环境的稳定，才能维持正常的生理平衡。

中药成分复杂，药效各异，剂型不同，产地不同，有效成分也随之变化，故性质和功能亦随之而异。临床上应用中药治疗各种疾病已有几千年历史，与西医治病有异曲同工之处。多年来，国内外学者对中药进行了大量的免疫学研究，包括了中草药免疫调节作用机理的研究。经过多年的研究，发现了许多能够对机体免疫系统与免疫功能起调节作用的中草药与方剂，有效成分中多糖类化合物已被证明具有多靶点促进免疫功能的作用，有望成为具有良好开发前景的免疫调节物。

二、中医药与免疫研究方法

（一）实验性的研究体系

中医采用辨证论治，对免疫性疾病也遵循这个原则才能取得疗效。中药实验性的药剂及机制的探讨必须有体外实验和体内实验体系反复进行实验性研究，才能进入临床试验阶段，最后应用于临床。体外实验目前我们常应用细胞培养技术等，而体内实验常用动物实验等。从中医临床来看，机体是一个有机联系的整体，体内观察体系较为可靠，故我们选用的动物近乎人体的实际，反复论证，寻找天然合适的动物模型。体外实验时间短，条件易控制，但由于脱离体内环境，无法反映机体各系统与免疫系统相互制约、相互协同的复杂关系。故通常体内、体外实验同时进行，也就是宏观和微观两方面同时观察，才能得到较为正确的结果。

（二）实验研究与临床相结合

任何实验研究的目的都是应用于临床，故临床与动物实验研究及体外观察在中药免疫学研究中应该相互借鉴与补充。中药免疫学研究的实验材料一方面可来自中医临床上常用的方剂、单味药，通过动物体内或体外实验性研究，来探讨其机制，从中发现新的药效或新的成分；另一方面可取某一单味药或复方药的有效成分，观察并确定其药效，为临床应用提供理论依据，继而可改良方剂，再进一步与临床结合。总之，实验研究须与临床应用相结合才有应用价值和临床意义。

(三) 中药剂型的选用

复方药是中药辨证论治的方剂，根据中医理论组成，较为切合实际；但实验证明方剂药效并非是数个单味药简单相加的作用，而是综合药效。目前单味药的研究在国外较为盛行，尤其是提取其有效成分，有效成分不同其免疫效应也不同，故单味药也是个"小方"。单体药效明确，专一性强，是改革中药剂型的方向，但其产量小，价格昂贵，目前多应用在体外实验，进行免疫细胞和免疫分子的基因研究。

小　结

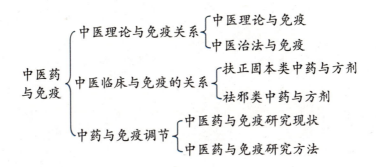

同步训练

一、单项选择题

1. 正气不包括下列哪项（　　）
   A. 脏腑之气　　B. 经络之气　　C. 抗病能力　　D. 康复能力　　E. 六淫邪气
2. 被称为"先天之本"的免疫器官是（　　）
   A. 肾　　　　　B. 心　　　　　C. 脾　　　　　D. 胃　　　　　E. 肺
3. 脾的免疫功能体现在（　　）
   A. 主呼吸　　　B. 主运化　　　C. 主血脉　　　D. 主疏泄　　　E. 主藏血
4. 下列哪种中药具有免疫作用（　　）
   A. 大黄　　　　B. 黄芪　　　　C. 麻黄　　　　D. 地龙　　　　E. 天麻
5. 中医八纲辨证不包括（　　）
   A. 寒热　　　　B. 阴阳　　　　C. 正邪　　　　D. 表里　　　　E. 虚实

二、简答题

简述肾与机体免疫功能的关系。

下篇　病原生物学

第十章　微生物概述

> **知识要点**
>
> 1. 掌握微生物的概念、特点和种类，正常菌群和条件致病菌的概念。
> 2. 熟悉微生物学研究的内容。
> 3. 了解微生物学与中医药学的的关系。

在自然界和日常生活中，我们能够看见动物、植物等生命现象。但你是否知道还有一类我们用肉眼看不见的生物，它们与我们的生产和生活息息相关，不可缺少，非常重要。它们是一群非常微小的生物，人们称之为微生物。

第一节　微生物的种类与分布

微生物是自然界中存在的一大群体形微小、结构简单、肉眼不能直接观察到，必须经光学显微镜或电子显微镜放大数百倍至数万倍才能看到的微小生物的总称。其具有个体微小、结构简单、种类繁多、分布广泛、繁殖速度快、易变异、与人类关系密切等特点。

微生物种类繁多，达数十万种，按其形态结构和化学组成不同，可分为三大类（表10-1）。

表 10-1 微生物的种类

类型	特征	种类
非细胞型微生物	无细胞结构，由单一类型的核酸和蛋白质组成；个体最小，能通过滤菌器；缺乏产生能量的酶系统，必须在活细胞内才能增殖	病毒
原核细胞型微生物	其原始的核质呈环状 DNA 团块结构，无核膜和核仁，胞质内细胞器不完整，只有核糖体	细菌、衣原体、支原体、立克次体、螺旋体和放线菌
真核细胞型微生物	具有真正的细胞核，有核膜和核仁，胞质内有完整的细胞器	真菌

微生物在自然界分布极为广泛。土壤、水、空气中等都有数量不等、种类不一的微生物的存在，其中以土壤中的微生物种类和数量为最多。在人类、动物和植物的体表及与外界相通的腔道中都有大量的微生物分布。

拓展阅读

显微镜使微生物无处遁形

大约在 37～38 亿年前，特殊的地球环境逐渐孕育出了最原始的生命——微生物，从那刻起一直到现在，微生物一直悄无声息地生活在我们的地球上。我们虽然看不到微生物的存在，但它们却和我们人类存在着密切的关系。直到 1676 年，荷兰人列文虎克用自己磨制的透镜组装成了世界上第一架能放大 266 倍的原始显微镜，才使得人类第一次看到了这些"微小动物"的存在，并用文字和图画做了记录，为证明微生物的存在提供了科学依据。随着科学的发展，光学显微镜已从最初放大 266 倍到今天可以放大到 2000 倍以上；电子显微镜、质子显微镜的放大倍数从 1 万倍发展到了 10 万倍、几十万倍，显微镜制造技术的发展，使微生物无处遁形，微生物世界的奥秘也逐渐被人类所认知。

第二节 微生物与人类的关系

绝大多数微生物对人类和动植物的生存是必不可少的，它们参与了自然界的物质循环。如空气中的大量氮气只有依靠固氮菌等作用后，才能被植物吸收和利用；土壤中的微生物能够将动、植物中的有机蛋白质转化为无机含氮化合物，供植物生长需要。没有微生物，植物就不能进行新陈代谢，人和动物也将无法生存。在人类的生活和生产活动中，微生物已得到了广泛地应用。在工业生产中，微生物应用于食品、酿造、制药、纺织、化工、冶金、创新能源等方面，尤其在抗生素的生产中更为重要；在农业生产中，微生物可以用来生产微生物肥料、微生物饲料、微生物农药、微生物食品、微生物能源和微生物环保制剂等；在环境保护方面，微生物能够降解塑料、甲苯等有机物，处理污水废气；在遗传工程和基因工程中，微生物也得到了广泛应用。

少数微生物具有致病性，能引起人类和动植物疾病的微生物称为病原微生物。它们可以引起人类的结核、伤寒、痢疾、破伤风、麻疹、肝炎、艾滋病等；引起动物的禽流感、鸡霍乱、牛炭疽等；也能引起植物的水稻白叶枯病、小麦赤霉病等。

第三节 微生物学与医学微生物学

微生物学是研究微生物及其生命活动规律及自然界、人类、动植物间相互关系的科学。微生物学分为工业微生物学、农业微生物学、食品微生物学、预防微生物学、医学微生物学等分支学科。

医学微生物学是微生物学的一个分支，也是医学的一门基础学科。其主要研究与医学有关的病原微生物的生物学特性、致病性与免疫性、检测方法及防治原则。学习目的在于掌握和运用微生物学的基本理论和基本技能，为临床打下坚实基础

近年来，分子生物学等学科的飞速发展和应用，拓展了医学微生物学的研究领域。对微生物形态结构的研究已进入超微结构，微生物基因组的研究已取得很大进展。免疫标记技术、单克隆抗体等技术的应用，使实验室检测方法向着快速、准确、微量、高度敏感的方向发展。在传染病预防方面，新型疫苗及新的疫苗佐剂不断被开发出来。新的抗细菌和抗病毒药物的研究也有了突破性进展。

拓展阅读

现代微生物学奠基人——巴斯德和郭霍

19世纪60年代，酒变酸一直困扰着在法国占有重要经济地位的酿酒工业。法国科学家巴斯德（1822—1895）通过大量研究发现，酒类变酸是因污染了杂菌所致，食物的腐败也是由微生物引起的，并通过著名的"曲颈瓶实验"推翻了当时盛行的"自然发生说"。巴斯德还发明了"巴氏消毒法"用于酒类和牛奶的消毒，并一直沿用至今；他还发现了鸡瘟病、狂犬病、炭疽病的治疗方法，创立了外科手术的消毒制度等。巴斯德的研究，开创了微生物的生理学时代。同时期的德国学者郭霍（1843—1910）创用了琼脂固体培养基，使人们可以进行细菌的分离和纯培养，大量致病菌被分离出来。后人将巴斯德和郭霍并称为现代微生物学的奠基人。

第四节 微生物学与中医药学的关系

几千年来，中医中药为防治病原微生物所致的疾病做出了重要的贡献。中医在长期防治感染性疾病过程中积累了丰富的临床经验，创立了一些行之有效的防治方法。如用黄连止泻，把水烧开后饮用预防肠道传染病，用大枫子油治麻风，用雄黄、水银制剂治

皮肤病，用白头翁、黄柏、苦参治痢，接种人痘预防天花，用生砒、轻粉、水银治梅毒，等等。近年来临床及实验室研究证明，中医绝大多数治疗热病有效的方药具有抗微生物作用。如黄柏、黄连、黄芩、连翘、大黄、金银花、普济消毒饮、五味消毒饮、黄连解毒汤等均具有抑菌和杀菌作用；大青叶、满山香、板蓝根、金银花、贯众、连翘等许多中草药具有抗病毒作用；其中不少中药具有广谱抗微生物作用。有些方药在临床上有较好的治疗效果，如麻杏石甘汤治疗大叶性肺炎，白虎汤治疗流行性乙型脑炎，板蓝根治疗流行性腮腺炎和某些病毒性疾病等。

微生物与中药材生产有密切关系。中医把茯苓、猪苓、马勃、冬虫夏草、灵芝、白僵蚕、银耳等作为中药防治疾病的历史悠久，这些真菌类中药至今仍被广泛应用。

微生物与中药材及其制剂品质的关系更为密切。由于微生物在自然界中分布非常广泛，故中药材表面可附着土壤和空气中的微生物，采收后保存不当还可被微生物再次污染。在采收中药材后，应根据其种类的不同，在不影响其品质的前提下，分别采取妥善的方法，认真清除其表面附着的尘土；在中药材运输、加工和储藏过程中，应注意清洁，保持通风、干燥，以避免微生物污染和生长繁殖；在制剂过程中进行无菌操作，防止微生物污染；对制成品要按规定进行微生物学检查。

小　结

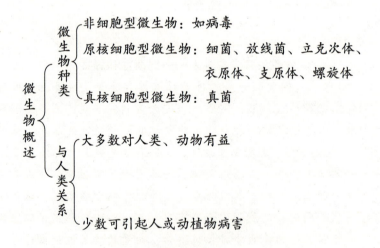

同步训练

一、单项选择题

1. 不属于原核细胞型微生物的是（　　）
   A. 衣原体　　B. 支原体　　C. 细菌　　D. 立克次体　　E. 病毒
2. 属于非细胞型微生物的是（　　）
   A. 放线菌　　B. 病毒　　C. 衣原体　　D. 支原体　　E. 立克次体

3. 属于真核细胞型微生物的是（ ）

   A. 病毒　　B. 放线菌　　C. 真菌　　D. 支原体　　E. 细菌

4. 下列关于微生物共同特征的描述错误的是（ ）

   A. 个体微小　　　　　　B. 种类繁多

   C. 分布广泛　　　　　　D. 可无致病性

   E. 只能在活细胞内生长繁殖

5. 人类观察微生物的方式是（ ）

   A. 用放大镜　　　　　　B. 用肉眼

   C. 用显微镜　　　　　　D. 以上皆可

   E. 以上皆不是

第十一章　细菌的形态与结构

知识要点

1. 掌握细菌的形态、结构及功能。
2. 熟悉革兰染色法及意义。
3. 了解革兰阳性菌和革兰阴性菌细胞壁的区别及临床意义。

细菌属原核细胞型微生物。细菌和其他微生物一样，体积微小、结构简单，必须借助于显微镜才能看到。

第一节　细菌的大小与形态

一、细菌的大小

细菌个体微小，需要借助显微镜来观察。通常以微米（μm）作为测量单位。不同细菌大小不一，同种细菌随菌龄和环境变化有所差异。多数球菌的直径为 1μm，中等大小的杆菌长 2~3μm，宽 0.3~0.5μm。

二、细菌的形态

细菌的基本形态有球形、杆形和螺形 3 种。细菌按其形态分为球菌、杆菌、螺形菌（图 11-1）。

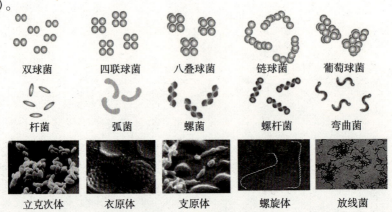

图 11-1　细菌的各种形态

（一）球菌

菌体呈球形或近似球形。根据分裂的平面和分裂后排列的方式不同，可分为：

1. 双球菌 菌体在一个平面上分裂后，两个菌体成双排列，如肺炎链球菌、脑膜炎奈瑟菌。

2. 链球菌 在一个平面上分裂后，多个菌体呈链状排列，如乙型溶血性链球菌。

3. 四联球菌 在两个相互垂直的平面上分裂后，四个菌体粘连在一起呈正方形，如四联微球菌。

4. 八叠球菌 在三个互相垂直的平面上分裂后，八个菌体重叠呈立方体状，如甲烷八叠球菌。

5. 葡萄球菌 在多个不规则的平面上分裂后，菌体多堆积在一起呈葡萄状排列，如金黄色葡萄球菌。

（二）杆菌

菌体呈杆状或近似杆状。不同种类的杆菌其大小、长短、粗细、菌体两端的形状及菌体排列方式有所不同。

1. 球杆菌 菌体呈长椭圆形，如布氏杆菌。

2. 棒状杆菌 菌体一端或两端膨大呈棒状，如白喉棒状杆菌。

3. 分枝杆菌 菌体呈分枝生长趋势，如结核分枝杆菌。

4. 链杆菌 菌体呈链状排列，如炭疽芽胞杆菌。

（三）螺形菌

菌体弯曲，可分为两类：

1. 弧菌 菌体短小，有一个弯曲，呈弧状或逗点状，如霍乱弧菌。

2. 螺菌 菌体较长，有多个弯曲，如幽门螺杆菌。

拓展阅读

细菌的发现

细菌是非常古老的生物，大约37亿年前在地球上出现。但直到1676年细菌才被荷兰人列文虎克在一位从未刷过牙的老人的牙垢上观察到。细菌这个名词最初是由德国科学家埃伦伯格在1828年提出的。这个词来源于希腊语，意思是"小棍子"。不同种类细菌具有固定的形态，但细菌只有在适宜的条件下才具有典型形态，当环境改变或受机体多种因素的作用，细菌的形态和性状会发生改变而不易识别。因此在实验室诊断时应慎重。

第二节 细菌的结构

细菌结构有基本结构和特殊结构，所有细菌都具有的细胞结构称为基本结构，某些细菌在一定条件下所特有的结构称为特殊结构。

一、细菌的基本结构

细菌基本结构由外向里依次包括细胞壁、细胞膜、细胞质及核质（图11-2）。

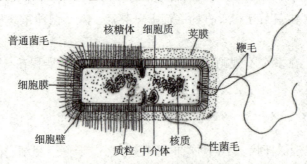

图11-2 细菌细胞结构模式图

（一）细胞壁

细胞壁位于细菌的表面，包绕在细胞膜的周围，为无色透明坚韧而富有弹性的膜状结构。

1. 细胞壁的功能 主要包括：①维持细菌的固有外形；②保护细菌抵抗低渗的外环境；③参与细胞内外的物质交换；④具有免疫原性，与细菌致病性有关。

2. 细胞壁的构成 细胞壁是某些抗生素作用的部位，青霉素和溶菌酶的杀菌原理就是破坏细菌细胞壁中的肽聚糖。

用革兰染色法可将细菌分为两大类，即革兰阳性菌（G^+菌）和革兰阴性菌（G^-菌）。革兰阳性菌细胞壁由肽聚糖和磷壁酸组成，革兰阴性菌细胞壁由肽聚糖和外膜组成（图11-3）。

(1) **肽聚糖** 包括聚糖骨架、四肽侧链、五肽交联桥（革兰阳性菌有，革兰阴性菌无）。

(2) **磷壁酸** 是革兰阳性菌特有成分，是其重要的表面抗原成分，有黏附作用，与细菌的致病性有关。

(3) **外膜** 是革兰阴性菌特有成分，包括脂多糖、脂质双层、脂蛋白三部分。脂多糖由脂质A、核心多糖和特异多糖组成，为细菌的内毒素，与细菌的致病性有关，也是革兰阴性菌的菌体抗原，决定了细菌的抗原性。

革兰阳性菌与革兰阴性菌细胞壁的结构组成不同（表11-1），致使它们在染色性、免疫原性、毒性、对某些抗生素和溶菌酶的敏感性等方面均有很大差异。染色性不同与鉴别细菌有关，毒性不同与致病性有关，免疫原性不同与免疫性有关，药敏性不同与临床选药有关。

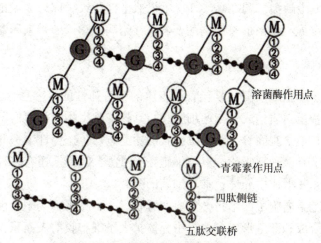

金黄色葡萄球菌细胞壁肽聚糖结构模式图

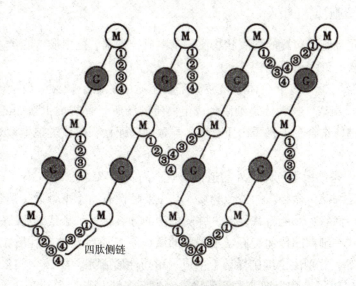

大肠埃希菌细胞壁肽聚糖结构模式图

图 11-3 细菌细胞壁肽聚糖结构模式图

表 11-1 革兰阳性菌和革兰阴性菌的细胞壁比较

细胞壁	G⁺菌	G⁻菌
强度	较坚韧	较疏松
厚度	厚，20~80nm	薄，10~15nm
肽聚糖层数	多，可达50层	少，1~3层
肽聚糖含量	多，占细胞壁干重50%~80%	少，占细胞壁干重10%~20%
磷壁酸	+	-
外膜	-	+

细菌细胞壁发生缺损，若在高渗环境中仍然生存并致病称为 L 型细菌。细菌的这一种变异称为 L 型变异。细菌形态结构的变异往往给病原学诊断带来困难。

（二）细胞膜

细胞膜是位于细胞壁内侧，紧包着细胞质的具有弹性的半渗透性脂质双层生物膜。主要由磷脂和多种蛋白质构成。细菌细胞膜与真核细胞生物膜相似但不完全相同，与真核细胞膜的区别是不含胆固醇。细菌细胞膜的功能有：①选择性渗透和运输作用，参与物质交换；②膜上有多种呼吸酶，参与细胞呼吸过程；③膜上还有多种合成酶，参与细胞壁成分的合成；④形成中介体，参与细菌的分裂。

中介体是细胞膜向胞质凹陷折叠形成的囊状物，多见于革兰阳性菌，其与细胞的分裂、呼吸、胞壁合成和芽胞形成有关。中介体扩大了细胞膜的表面积，相应地增加呼吸酶的含量，可为细菌提供大量能量，有拟线粒体之称。

（三）细胞质

细胞质是细胞膜包裹的溶胶状物质，基本成分是水、蛋白质、脂类、核酸及少量无机盐。其中含有许多重要结构。

1. 核糖体 又称核蛋白体。是游离于细胞质中的微小颗粒，数量可达数万个，由 RNA 和蛋白质组成。核糖体是细菌合成蛋白质的场所。有些抗生素如链霉素、红霉素，能与细菌核糖体结合，干扰蛋白质合成，导致细菌死亡，但该类抗生素对人体核糖体无影响。

2. 质粒 是细菌染色体以外的遗传物质，为闭环双链的 DNA 分子，可携带遗传信息，但并非是细菌生命必需的遗传物质。其主要特性有：①携带遗传信息，控制细菌某些特定的遗传性状；②能自我复制，并随细菌的分裂转移到子代细胞中；③还可通过接合或转导方式在细菌间传递。医学上重要的质粒有 F 质粒（致育性质粒）、R 质粒（耐药性质粒）等，分别决定细菌性菌毛生成、耐药性形成等。

3. 胞质颗粒 多数为细菌的营养物质，包括多糖、脂类和磷酸盐等。以 RNA 和多偏磷酸盐为主要成分的胞质颗粒嗜碱性较强，用亚甲蓝染色时着色较深，称异染颗粒。异染颗粒常见于白喉棒状杆菌，可作为鉴别依据。

（三）核质

核质由单一密闭环状 DNA 分子回旋卷曲盘绕组成松散网状结构。其化学组成除 DNA 外，还有小量的 RNA（以 RNA 多聚酶形式）和组蛋白样的蛋白质。是细菌生命活动必需的遗传物质，因其无核膜、核仁，也无蛋白质包绕，故名核质或拟核。核质具有染色体的功能，控制细菌的各种遗传性状，亦称细菌染色体。

二、细菌的特殊结构

细菌的特殊结构包括荚膜、鞭毛、菌毛和芽胞。

(一) 荚膜

荚膜是某些细菌分泌并包绕在细胞壁外的一层较厚的黏液性物质。用一般染色法荚膜不易着色，在普通显微镜下只能看到菌体周围有一层透明圈（图11-4），用特殊的荚膜染色法可将荚膜染成与菌体不同的颜色。荚膜的化学成分随种而异，多数细菌的荚膜为多糖。

荚膜的功能：①荚膜与细菌的致病性有关，具有抵抗吞噬细胞吞噬、消化，抵抗体液中杀菌物质如溶菌酶、补体、抗菌抗体、抗菌药物等作用；②荚膜成分具有免疫原性，可作为细菌鉴别和分型的依据；③荚膜具有抗干燥作用

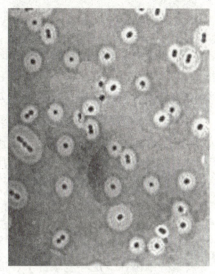

图11-4 细菌的荚膜

(二) 鞭毛

鞭毛是某些细菌菌体上附着的细长呈波状弯曲的丝状物。经特殊的鞭毛染色后普通显微镜下可见。按鞭毛的数目和部位，可将有鞭毛的细菌分4类，即单毛菌、双毛菌、丛毛菌、周毛菌（图11-5）。

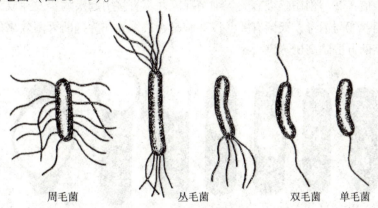

图11-5 细菌鞭毛的类型

鞭毛主要化学成分是一种弹力纤维蛋白，与鞭毛的运动有关。鞭毛蛋白具有较强的免疫原性，称为H抗原。

鞭毛的意义：①鞭毛是细菌的运动器官，有鞭毛的细菌能运动，无鞭毛的细菌不能运动；②某些细菌的鞭毛与致病性有关，鞭毛的运动能增强细菌对宿主的侵害，如霍乱弧菌借鞭毛的运动穿透黏液层，使菌体黏附于肠黏膜上皮细胞而导致病变；③鞭毛具有特殊H抗原，可用于血清学检查，诊断疾病。

(三) 菌毛

菌毛是许多革兰阴性菌菌体表面遍布的比鞭毛更细、短、直、硬而多的丝状蛋白物质，也称为纤毛。其化学成分是菌毛蛋白。菌毛与细菌运动无关，在光镜下看不见，必须使用电镜才能观察到。菌毛可分为普通菌毛和性菌毛两种：

(1) 普通菌毛　具有黏附细胞和定居各种细胞表面的能力，可黏附于呼吸道、消化道、泌尿生殖道黏膜上皮细胞表面，进而侵入黏膜引起感染，故普通菌毛与细菌的致病性有关。

(2) 性菌毛　仅见于少数革兰阴性菌，数量少，只有1~4根，比普通菌毛长而粗，为中空管状。通常把有性菌毛的细菌称为雄性菌（F^+菌），无性菌毛的细菌称为雌性菌（F^-菌）。性菌毛可在细菌间传递遗传物质（质粒），如细菌的耐药性质粒可通过此方式传递。

(四) 芽胞

某些细菌在一定环境条件下，能在菌体内形成一个圆形或卵圆形小体，是细菌度过恶劣环境的休眠形式，称为芽胞。产生芽胞的细菌都是革兰阳性菌，在体外或营养缺乏时形成。一个细菌只能形成一个芽胞，一个芽胞也只能形成一个菌体，细菌数量并未增加，因而芽胞不是细菌的繁殖方式。未形成芽胞而具有繁殖能力的菌体称为繁殖体。

细菌的芽胞对加热、干燥、辐射、化学消毒剂等理化因素有强大的抵抗力。芽胞形成的意义：①与鉴别细菌有关，芽胞的大小、形状、位置随菌种而异（图11-6），有重要的鉴别价值；②与创伤感染有关，细菌芽胞并不直接引起疾病，发芽成为繁殖体后才具致病作用；③与消毒、灭菌有关，以芽胞是否被杀死作为判断灭菌效果的指标。杀灭芽胞最可靠的方法是高压蒸汽灭菌。

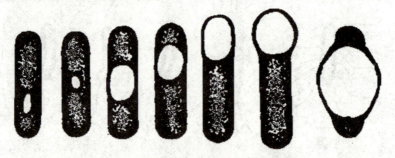

图11-6　细菌芽胞的形态和位置模式图

第三节　细菌形态学检查法

一、不染色标本检查法

细菌形体微小，肉眼不能直接看到，须借助显微镜放大后才能观察。

(一) 普通光学显微镜

一般细菌都大于0.25μm，故可以用普通光学显微镜观察。普通显微镜适用于观察细菌的动力、大小、活菌形态轮廓和繁殖方式等。常用的方法有压滴法、悬滴法。

(二) 电子显微镜

电子显微镜放大倍数可达数十万倍，能分辨 1nm 的微粒。不仅能看清细菌的外形，内部超微结构也可清晰观察。电子显微镜标本须在真空干燥的状态下检查，故不能观察活的微生物。

此外，在不同情况下尚可用暗视野显微镜、相差显微镜、荧光显微镜和同焦点显微镜观察细菌的形态和（或）结构。

二、染色标本检查法

(一) 单染色法

单染色法是仅用一种染色剂进行染色，如美蓝染色法。用于观察细菌的形态、大小与排列，但不能显示细菌的结构与染色特性。

(二) 复染色法

复染色法是用两种或两种以上染色剂进行染色，既能观察细菌的大小、形态与排列，还能鉴别细菌不同的染色性。常用的有革兰染色法与抗酸染色法。

1. 革兰染色法　为丹麦细菌学家 Hans Christian Gram 于 1884 年创用，是最常用也最重要的分类鉴别染色方法。其原理尚未完全阐明，现认为与细菌细胞壁的结构密切相关。

（1）染色步骤　标本固定后，先用结晶紫初染；再加碘液媒染，使之生成结晶紫-碘复合物，此时不同细菌均被染成深紫色；然后用 95% 乙醇处理，有些细菌被脱色，有些不能；最后用稀释复红复染。

（2）染色结果　经此法染色后可将细菌分成两大类：不被乙醇脱色仍保留紫色者为革兰阳性菌；被乙醇脱色后复染成红色者为革兰阴性菌。

（3）革兰染色法的实际意义　①鉴别细菌：将细菌分为革兰阳性菌和革兰阴性菌两大类，便于初步识别细菌，缩小鉴定范围；②选择药物：革兰阳性菌与阴性菌对药物敏感性不同，根据细菌染色性可指导临床用药；③分析致病性：大多数革兰阳性菌主要以外毒素致病，而大多数革兰阴性菌主要以内毒素致病，且二者致病机制和临床表现也不相同。

2. 抗酸染色法　本法可鉴别抗酸与非抗酸性细菌。染色方法是将固定的标本经 5% 石炭酸复红加温染色，再用 3% 盐酸乙醇脱色，最后用美蓝复染。抗酸性细菌，如结核分枝杆菌、麻风分枝杆菌等含有分枝菌酸，能和石炭酸复红牢固结合，不被脱色而染成红色；非抗酸性细菌则染成蓝色。

3. 特殊染色法　细菌的特殊结构如鞭毛、荚膜、芽胞及细胞壁、异染颗粒等，用上述染色不易着色，必须用特殊染色法才能着色。这些染色可使细菌的特殊结构着色并与菌体染成不同颜色，有利于细菌的观察和鉴别。

小 结

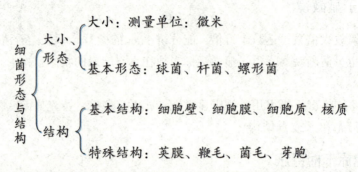

同步训练

一、单项选择题

1. 葡萄球菌的直径通常是（ ）
   A. 1nm   B. 1μm   C. 1mm   D. 0.1mm   E. 0.01mm
2. 细菌的基本构造不包括（ ）
   A. 细胞壁   B. 细胞膜   C. 细胞质   D. 细胞核   E. 核质
3. 光镜下观察看不见的细菌特殊构造是（ ）
   A. 菌毛   B. 荚膜   C. 芽胞   D. 鞭毛   E. 异染颗粒
4. 与消毒灭菌有关的细菌特殊构造是（ ）
   A. 菌毛   B. 荚膜   C. 芽胞   D. 鞭毛   E. 质粒
5. 具有抗吞噬作用的细菌特殊构造是（ ）
   A. 菌毛   B. 荚膜   C. 芽胞   D. 鞭毛   E. 性菌毛
6. 主要具有黏附作用的细菌结构是（ ）
   A. 普通菌毛   B. 荚膜   C. 芽胞   D. 鞭毛   E. 中介体
7. 革兰阴性菌细胞壁特有的物质是（ ）
   A. 肽聚糖   B. 磷壁酸   C. 四肽侧链   D. 脂多糖   E. 五肽桥
8. 革兰阳性菌细胞壁特有的物质是（ ）
   A. 肽聚糖   B. 磷壁酸   C. 四肽侧链   D. 脂多糖   E. 外膜
9. 维持细菌固有形态的细菌结构是（ ）
   A. 细胞壁   B. 细胞膜   C. 细胞质   D. 核质   E. 荚膜
10. 决定细菌耐药性的结构是（ ）
    A. F质粒   B. R质粒   C. Vi质粒   D. Col质粒   E. 噬菌体

二、简答题

1. 革兰阳性菌与革兰阴性菌细胞壁有何不同？有何意义？
2. 何为芽胞？简述细菌芽胞形成的意义。
3. 细菌的特殊结构有哪些？有何意义？

第十二章　细菌的生长繁殖与变异

 知识要点

1. 掌握细菌的生长繁殖条件、方式及规律。
2. 熟悉细菌的代谢产物及其意义。
3. 了解常见的细菌变异现象及意义。

细菌是具有独立生命活动能力的原核细胞型微生物。当环境条件适宜时，细菌生长繁殖及代谢旺盛；改变条件，可使细菌生长受到抑制甚至发生变异或死亡。它是如何繁殖的呢？下面我们探讨一下细菌繁殖的条件和规律。

第一节　细菌的生长繁殖

一、细菌的生长繁殖条件

（一）充足的营养物质

为细菌的新陈代谢及生长繁殖提供必要的原料和充足的能量，包括水分、碳源、氮源、无机盐、生长因子等。

（二）合适的酸碱度

多数病原菌最适宜的 pH 范围为 7.2~7.6。个别细菌如霍乱弧菌在 pH8.4~9.2 时生长最好；结核分枝杆菌生长最适宜的 pH 范围为 6.5~6.8。

（三）适宜的温度

大多数病原菌生长最适宜的温度为 37℃。

（四）必要的气体

主要为氧气和二氧化碳。根据细菌对氧的需求不同，将细菌分为四类：①专性需氧菌，如结核分枝杆菌；②微需氧菌，如空肠弯曲菌、幽门螺杆菌；③兼性厌氧菌，大多数病原菌属于此类；④专性厌氧菌，如破伤风梭菌。

二、细菌生长繁殖的规律

（一）细菌的繁殖方式与速度

细菌以无性二分裂方式进行繁殖。多数细菌繁殖速度快，一般20~30分钟繁殖一代，个别细菌慢，如结核分枝杆菌18~20小时繁殖一代。

（二）细菌的生长曲线

若以20分钟繁殖一代推算，10小时后可超过10亿。实际上细菌生长繁殖分为四期：迟缓期、对数期、稳定期和衰退期（图12-1）。

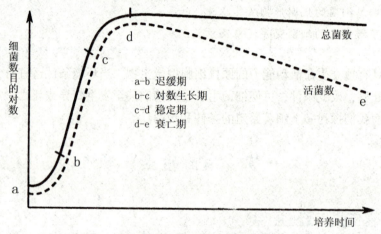

图12-1 细菌的生长曲线

1. **迟缓期** 此期为细菌适应新环境的阶段，为最初培养的数小时（一般培养1~4小时），细菌的数量不增加，但代谢旺盛。

2. **对数生长期** 是研究细菌的最佳时期。这段时间一般可持续10小时左右。是细菌分裂繁殖最快的时期（一般培养8~18小时），此期细菌大小形态、染色性、生物活性等都较典型，对抗生素敏感。研究细菌的性状最好选用此期细菌。

3. **稳定期** 对数生长期后，由于培养基中营养物质消耗、毒性产物积聚及pH值下降等，细菌的繁殖数与死亡数趋于平衡。此期细菌性状可发生改变，细菌的外毒素、抗生素等合成代谢产物及芽胞多在此期产生。

4. **衰亡期** 细菌大量死亡，活菌数迅速减少。细菌的形态显著改变，甚至有些细菌发生自溶。

细菌的生长曲线规律仅在人工培养的条件下可观察到，在机体内由于受多种因素的影响，并不存在典型的生长曲线规律。

三、细菌的人工培养

人工培养细菌首先是根据不同标本及不同的培养目的，制备不同的培养基；然后无菌操作将细菌接种到培养基；温箱培养，温度一般为37℃，培养时间为18～24小时；最后观察细菌在培养基中的生长现象，鉴别鉴定细菌。

（一）培养基

培养基是指用人工方法配制而成的专供微生物生长繁殖用的混合营养物制品。其种类有很多，按理化性状分为液体、半固体、固体培养基；按用途可分基础培养基、营养培养基、选择培养基、鉴别培养基、厌氧培养基等。

（二）细菌在培养基中的生长现象

1. 液体培养基中的生长情况　细菌在液体培养基中生长繁殖后，由于细菌种类不同，可以出现均匀混浊、沉淀和形成菌膜三种现象。大多数细菌生长繁殖后呈现均匀混浊生长；少数链状的细菌呈沉淀生长；专性需氧菌呈表面生长，常形成菌膜。澄清透明的药液，如有以上现象，则药液可能被细菌污染不能使用。

2. 固体培养基上的生长情况　将标本或培养物画线接种在固体培养基表面，因画线的分散作用，使混杂的细菌在固体培养基表面上散开，称为分离培养。一般经过18～24小时培养后，单个细菌分裂繁殖成一堆肉眼可见的细菌集团，称为菌落。菌落的大小、形状、颜色、气味、透明度、表面、边缘、湿润度及溶血情况等均有不同表现，有助于鉴别、鉴定细菌。

3. 半固体培养基中的生长情况　将细菌穿刺接种于半固体培养基中，有鞭毛的细菌沿穿刺线呈羽毛状或云雾状混浊生长，无鞭毛细菌只沿穿刺线呈线状生长，借此可以鉴别细菌有无鞭毛和动力。

（三）人工培养细菌的意义

人工培养细菌在医学中有重要的实际意义：①用于细菌的鉴定与研究；②用于疾病的诊断和治疗，即从患者体内分离病原菌进行诊断，并通过药物敏感试验，选择有效药物；③制备生物制品，如疫苗、类毒素、抗血清等，用于传染病的诊断、预防与治疗。

第二节　细菌的代谢产物

细菌通过分解代谢和合成代谢来生长繁殖，在代谢过程中可生成多种代谢产物，有些在医学上具有重要意义。

一、细菌的合成代谢产物

（一）与致病有关的合成代谢产物

1. 毒素 毒素是病原菌在代谢过程中合成的对机体有毒害作用的物质，包括内毒素和外毒素。

2. 侵袭性酶 侵袭性酶是某些细菌产生的具有侵袭性的胞外酶，能损伤机体组织，促进细菌的侵袭、扩散，是细菌重要的致病物质，如链球菌的透明质酸酶。

3. 热原质 是细菌合成的一种物质，极微量注入人或动物体内即能引起发热反应，故名热原质。大多由革兰阴性菌产生，本质为其细胞壁的脂多糖，即内毒素。热原质耐高温高压，经高压蒸气灭菌不被破坏。玻璃器皿需经 250 ℃ 高温干烤，才能破坏热原质。液体中的热原质需用离子交换剂和特殊石棉滤板除去，蒸馏法的效果更好。药液、水等被细菌污染后，即使高压灭菌或经滤过除菌仍可有热原质存在，可引起严重发热反应。在制备和使用生物制品、注射液、抗生素等过程中应严格无菌操作，防止细菌污染，保证无热原质存在。

（二）供人体利用的合成代谢产物

1. 抗生素 抗生素是某些微生物代谢过程中产生的一类能抑制或杀死其他微生物或肿瘤细胞的物质，可用于细菌感染性疾病的治疗。

2. 维生素 细菌能合成某些维生素，除供自身需要外，还能分泌至周围环境中。如大肠埃希菌，能合成 B 族维生素和维生素 K，可被人体吸收利用。

（三）与鉴别细菌有关的合成代谢产物

1. 色素 某些细菌能产生不同颜色的色素，有助于鉴别细菌。色素根据其性质可分为两类：①水溶性色素：能弥散至培养基或周围组织，如铜绿假单胞菌产生的色素使培养基或感染的脓汁呈绿色；②脂溶性色素：不溶于水，只存在于菌体，使菌落显色而培养基颜色不变，如金黄色葡萄球菌色素。

2. 细菌素 某些细菌可产生仅对近缘菌株有抗菌作用的蛋白质。称细菌素。与抗生素不同的是，细菌素的抗菌范围很窄，并且具有型的特异性，多用于细菌分型和流行病学调查。

二、细菌的分解代谢产物

不同细菌所含的酶不同，故分解糖和蛋白质的能力也不同。利用各种生化反应来检测细菌各种不同的分解代谢产物，可以鉴别细菌。

第三节 细菌的遗传与变异

细菌具有遗传性和变异性。遗传使细菌的种属性状保持稳定；变异使细菌产生变种和新种，有利于物种的发展和进化。了解细菌的遗传与变异，具有十分重要的理论意义和实用价值。细菌的变异将导致疾病的改变。

一、常见的细菌变异现象

(一) 形态结构变异

细菌的大小、形态及结构受环境条件影响可发生变异，给病原诊断带来困难。如鼠疫耶尔森菌在含 3%~6% 氯化钠的培养基中，可由球杆状变为棒状、球状、丝状等；肺炎链球菌在人工培养基上反复传代可失去荚膜，同时毒力也下降；变形杆菌在含 0.1% 石碳酸的培养基上培养可失去鞭毛，将失去鞭毛的细菌再转移至一般培养基上培养后鞭毛可恢复，这种变异称为 H-O 变异。

(二) 毒力变异

毒力变异可表现为毒力增强和减弱。如卡介苗是卡-介二氏将有毒力的牛型结核分枝杆菌在含有胆汁、甘油、马铃薯的培养基上连续传代，经 13 年 230 代获得毒力减弱而保留其免疫原性的变异株，用于预防结核病。

(三) 耐药性变异

细菌对某种抗菌药物由敏感变成耐药的变异称为耐药性变异，有的细菌表现为对多种抗菌药物同时耐药，称为多重耐药菌株或超级耐药菌株。由于抗生素的广泛应用，使细菌的耐药率逐年增长，这已成为全世界普遍关注的问题。

(四) 菌落变异

细菌的菌落主要有 S 型（光滑型）和 R 型（粗糙型）两种。S 型菌落表面光滑、湿润、边缘整齐，经人工培养多次传代后变成表面粗糙、干燥、边缘不整的 R 型，即 S-R 变异。一般而言，S 型菌的致病性强，但也有少数 R 型菌的致病性强，如结核分枝杆菌等。

> **拓展阅读**
>
> **卡介苗的制备**
>
> 20 世纪初，科学家们在苦苦寻找征服结核病的方法。法国细菌学家 Calmette 和 Guerin 试图通过研制结核病的疫苗以战胜结核病，但却经历了一次又一次的失败。一天，二人路过一个农场时发现地里玉米秆儿很矮，穗儿也很小，便问农场主："玉米是缺肥吗？"农场主说："不是，先生。这玉米引种到这里已经十几代了，可能有些退化了。"Calmette 和 Guerin 从中受到启发，在实验室中将有毒的牛型结核分枝杆菌接种在含甘油、胆汁、马铃薯的培养基中，经过 13 年 230 代的传代，获得了一株毒力减弱、抗原性完整的变异株，并将其制备成疫苗用于预防结核病。肆虐已久的结核病终于被人类驯服了！为了纪念两位科学家，人们把预防结核病的疫苗称为卡介苗（BCG）。

二、细菌变异在医学上的意义

(一) 在诊断、治疗和预防等方面的应用

细菌变异可发生在形态结构、毒力、生化反应或抗原性等方面,造成性状不典型,常给细菌鉴定工作带来困难。

细菌耐药性变异是临床细菌性感染面临的重要问题之一,对分离菌株进行耐药性监测,注意耐药谱的变化和耐药机制的研究,将有利于指导正确选择抗菌药物和防止耐药菌株的扩散。

细菌变异的研究对传染病预防也具有重要意义。以毒力减弱而保留免疫原性的菌株制成减毒活疫苗,已成功地应用于传染病的预防,如卡介苗(BCG)用于预防结核病。

(二) 在检查致癌物质方面的应用

细菌的基因突变可由诱变剂引起。凡能诱导细菌突变的物质也可能诱发人体细胞的突变,这些物质有可能是致癌物质。

(三) 在基因工程方面的应用

将需要表达的基因引入到合适的细菌(基因工程菌)体内,使之表达产生人类所需要的物质,随细菌的大量繁殖可获得大量需要的基因产物。目前用此方法已成功制备出胰岛素、干扰素等生物制剂。

小　结

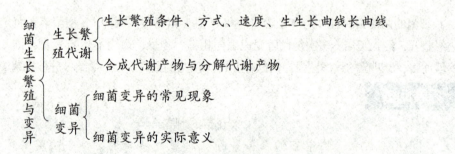

同步训练

一、单项选择题

1. 下列细菌中繁殖速度最慢的是 ( )
   A. 链球菌　　B. 葡萄球菌　　C. 大肠杆菌　　D. 结核杆菌　　E. 霍乱弧菌
2. 与细菌致病性有关的合成代谢产物除外 ( )
   A. 热原质　　B. 内毒素　　C. 外毒素　　D. 侵袭性酶　　E. 抗毒素

3. S-R 变异属于（ ）
   A. 形态结构变异 B. 毒力增强变异
   C. 毒力减弱变异 D. 耐药性变异
   E. 菌落变异

4. H-O 变异属于（ ）
   A. 形态结构变异 B. 毒力增强变异
   C. 毒力减弱变异 D. 耐药性变异
   E. 菌落变异

5. 细菌变异现象有（ ）
   A. 形态结构变异 B. 毒力变异
   C. 耐药性变异 D. 菌落变异
   E. 以上均有

6. 人工培养细菌需提供的条件有（ ）
   A. 充足的营养物质 B. 合适的酸碱度
   C. 适宜的温度 D. 必要的气体
   E. 以上均有

二、简答题

1. 简述细菌生长繁殖的方式、速度及规律。
2. 简述细菌的代谢产物及其医学意义。

第十三章　细菌与外界环境

知识要点

1. 掌握正常菌群、条件致病菌、消毒、灭菌、无菌及无菌操作的概念。
2. 熟悉常用的消毒灭菌方法及其用途。
3. 了解细菌在自然界的分布。

第一节　细菌的分布

一、细菌在自然界的分布

细菌广泛分布在水、土壤、空气等自然界中，在人体中也存在着不同种类和数量的细菌。这些细菌对人体通常是有益而无害的，但在一定条件下也可引起人类致病。了解细菌的分布，对培养无菌意识、实施无菌操作、预防医院感染有着重要意义。

 拓展阅读

> **极端环境中的微生物**
>
> 地球上存在着各种不同的，强烈抑制一般生物生长的极端环境，如高温（200℃~300℃）、高盐（15%、20%、饱和盐液）、高酸（pH<1）、高碱（pH>10）、高压（1000大气压）等。在这些异常环境中，有微生物生存和生长。微生物适应于异常环境，是自然选择的结果。极端环境中的微生物为了适应生存，逐步形成了独特的结构、机能和遗传因子，以应答相应的强烈限制性因子（胁迫因子）。异常环境所具备的生态条件，实际上正是这种环境中的优势微生物所要求的。20世纪70年代以来，极端环境微生物已成为微生物学发展的新领域及新的资源宝库。

（一）水中的细菌

水是细菌生存的天然环境，不同的水源中生存着不同种类和数量的细菌，在水中生长的细菌主要来自土壤和人及动物的排泄物。水中常见的致病菌有痢疾杆菌、伤寒杆菌、霍乱弧菌等。如果在水中发现这些致病菌，往往提示该水源已被污染。所以加强饮水卫生管理对控制消化道传染病有着重要意义。

（二）土壤中的细菌

土壤是细菌生长繁殖的良好场所。因此，土壤中的细菌不仅种类多，而且数量非常大。其中大多数的细菌对人体是有益而无害的，它们参与了自然界的物质循环，对维护生态平衡具有十分重要的意义。但土壤中也存在着一定量的致病菌，这些致病菌多来自于人和动物的排泄物、生活垃圾，以及死于传染病的人、畜尸体等。多数病原菌在土壤中不易长久存活，但一些细菌能形成芽胞，如产气荚膜梭菌、炭疽芽胞杆菌、破伤风梭菌等，可存活很多年，并可以通过伤口感染人体。

（三）空气中的细菌

空气中缺乏细菌生长所需要的营养物质，且容易受到紫外线照射，所以不适宜细菌的生长繁殖。但实际上空气中也存在着不同种类的细菌，这些细菌多来自于人和动物的呼吸道及口腔排出物、土壤、飞尘等。常见的病原菌有乙型溶血性链球菌、结核分枝杆菌、肺炎链球菌等，可引起呼吸道及伤口的感染。此外，空气中的非病原菌也可造成生物制品、培养基、医药制剂的污染。因此，病房、手术室、制剂室等都要按规定进行空气消毒以防止污染。

二、细菌在正常人体的分布

（一）细菌在正常人体的分布情况

人类生存在自然界中，因此在人体的体表及与外界相通的腔道中存在着不同种类和数量的细菌见表13－1）。但正常人体的内脏、肌肉、骨骼、血液等部位是无菌的。

表13－1　存在于人体的正常菌群

部位	主要菌类
皮肤	表皮葡萄球菌、类白喉棒状杆菌、铜绿假单胞菌、丙酸杆菌、白假丝酵母菌、非致病性分枝杆菌等
鼻咽腔	葡萄球菌、甲型和丙型链球菌、肺炎链球菌、类杆菌、奈瑟球菌等
口腔	葡萄球菌、类白喉棒状杆菌、甲型和丙型链球菌、丙酸杆菌、白假丝酵母菌、放线菌、肺炎链球菌、奈瑟球菌、乳杆菌、螺旋体、梭杆菌等
眼结膜	葡萄球菌、干燥棒状杆菌、奈瑟球菌等
外耳道	葡萄球菌、类白喉棒状杆菌、铜绿假单胞菌、非致病性分枝杆菌
肠道	大肠埃希菌、产气肠杆菌、变形杆菌、铜绿假单胞菌、葡萄球菌、肠球菌、类杆菌、产气荚膜梭菌、破伤风梭菌、双歧杆菌、乳杆菌、白假丝酵母菌
阴道	乳杆菌、大肠埃希菌、类白喉棒状杆菌、白假丝酵母菌
尿道	葡萄球菌、类白喉棒状杆菌、非致病性分枝杆菌

（二）正常菌群的概念及其生理意义

1. 正常菌群的概念　正常人体的体表及与外界相通的腔道中存在着不同种类和一定数量的细菌，这些细菌对人体通常是无害的，称为正常菌群。

2. 正常菌群的生理意义　在正常条件下，正常菌群之间、正常菌群与人体之间保持一个相对平衡的状态。彼此之间相互依存、相互制约，对人体不仅不致病，有些还是有益的。正常菌群的主要生理作用有：

（1）**生物拮抗作用**　正常菌群有抑制其他致病菌生长的作用。

（2）**营养作用**　正常菌群能合成营养物质如维生素 K 等，可供人体利用。

（3）**免疫作用**　正常菌群可刺激机体产生免疫应答。

此外，正常菌群还有抗癌、抗衰老的作用。

3. 条件致病菌的概念　人体内的正常菌群保持在相对稳定的状态，正常情况下不引起机体致病。但在某些特定条件下，原来不致病的正常菌群也能引起疾病，此时，正常菌群称为条件致病菌。形成条件致病菌的特定条件有：

（1）**寄居部位发生变化**　如正常在人体肠道寄居的大肠埃希菌进入到泌尿道，可引起尿路感染，进入到生殖道，可引起生殖道感染。

（2）**机体免疫力低下**　如一些慢性消耗性疾病、大面积烧伤、恶性肿瘤、长期使用免疫抑制剂等，造成机体免疫力低下，此时正常菌群中的某些细菌可转变成为条件致病菌，引起自身感染而出现各种疾病。

（3）**菌群失调**　由于某些特殊原因，正常菌群中细菌的种类、数量或比例发生较大的改变，称为菌群失调。严重的菌群失调可使机体产生一系列的临床表现，称为菌群失调症。导致菌群失调症的原因往往是在使用抗菌药物治疗原有感染性疾病的过程中造成另一种新的感染。故临床上又称菌群失调症为二重感染。如慢性支气管炎的患者长期使用抗生素、糖皮质激素，可引起口腔白色念珠菌感染，导致鹅口疮。

第二节　外界因素对细菌的影响

一、基本概念

1. 消毒　是指杀灭物体上病原微生物的方法。此法只对细菌的繁殖体有效，而对含芽胞的细菌不一定能够杀灭。常采用化学方法消毒。

2. 灭菌　是指杀灭物体上所有微生物的方法，包括细菌芽胞在内的所有病原微生物和非病原微生物。因此灭菌比消毒要求高，其标准是杀灭细菌的芽胞。通常采用物理方法灭菌。

3. 无菌　是指物体表面没有活的微生物存在。物品经灭菌处理后的状态即为无菌状态。

4. 无菌操作　防止活的微生物进入机体或物体的操作技术，称为无菌操作或无菌技术。医务工作者在进行手术或诊疗操作的过程中，应严格做到无菌操作，以防感染的发生。

5. 防腐 是指防止或抑制物体上微生物生长繁殖的方法。

二、物理消毒灭菌法

（一）热力灭菌法

热力灭菌法是利用高温使细菌蛋白质和酶发生变性从而导致细菌死亡的灭菌方法。可分为干热灭菌法和湿热灭菌法两大类。在同一温度下，湿热灭菌效果比干热灭菌好。

1. 干热灭菌法

（1）焚烧　是一种直接在焚烧炉内焚烧的比较彻底的灭菌方法。此法适用于废弃的物品、垃圾、人及动物尸体的灭菌。

（2）烧灼　将物品放于火焰上进行的灭菌方法。此法适用于实验室的接种环、试管口、瓶口的灭菌。

（3）干烤　利用干烤箱进行的灭菌方法，通常需要加热至160℃～170℃经2小时，可达到灭菌的目的。此法主要适用于耐高温的玻璃器皿、瓷器、金属物品的灭菌。

2. 湿热灭菌法

（1）煮沸法　水煮沸100℃经5～10分钟可杀死细菌的繁殖体，杀灭芽胞则需要煮沸1～2小时。此法常用于注射器、食具、饮水和一般外科器械的消毒。

（2）巴氏消毒法　是用较低的温度杀灭液体中的病原菌或特定微生物，而又不破坏消毒物品中不耐热成分的消毒方法。加热的温度为62℃30分钟或71.7℃15～30秒。此法适用于牛奶、酒类的消毒。

（3）流通蒸汽消毒法　是利用阿诺蒸锅或蒸笼进行的消毒方法，即在常压下用100℃的蒸汽15～30分钟，可杀灭细菌的繁殖体，但不能杀死芽胞。此法常用于一般外科器械、注射器、餐具的消毒。

（4）高压蒸汽灭菌法　是目前应用最广泛、灭菌效果最好的灭菌法。利用密闭的高压蒸汽灭菌器，加热产生热气，随着蒸汽压力的不断增加，灭菌器内的温度也不断升高。通常压力在103.4kPa，温度可达121.3℃，持续15～20分钟，可杀死物体上的所有微生物，包括芽胞。此法适用于耐热、耐湿物品的灭菌，如手术衣、手术器械、敷料、普通培养基等。

（二）辐射杀菌法

1. 日光和紫外线　日光消毒是最简单、经济的消毒方法，把病人的被褥、衣服直接放到日光下暴晒，可杀死大部分的微生物。日光消毒主要靠紫外线。但因紫外线穿透力弱，所以紫外线消毒只适用于手术室、实验室、病房的空气消毒及物体表面消毒。此外，紫外线可损伤人的皮肤、眼睛，使用时应注意防护。

2. 电离辐射　X射线、γ射线、高速电子等电离辐射有较高的穿透力和能量，直接作用于微生物产生极强的致死效果，可杀死物品表面及深层的大部分微生物。此法适用于不耐热的医用塑料制品、中药材、食品的消毒。

（三）滤过除菌法

滤过除菌法是利用滤菌器去除过滤空气或液体中细菌的方法。此法主要适用于不耐高温的血清、抗毒素、药液及空气等的除菌。

三、化学消毒灭菌法

化学消毒灭菌法是指利用化学制剂进行的消毒灭菌方法。所使用的化学制剂称为消毒剂，消毒剂主要用于人体体表、医疗器械、周围环境的消毒。因消毒剂对人体细胞有毒性作用，所以只能外用，不用于口服。

（一）影响消毒剂作用的因素

1. 消毒剂的性质、浓度和作用时间 每种消毒剂的理化性质不同，因此用途也各有不用。使用时要严格把握适用范围。一般来说，消毒剂浓度越高，作用时间越长，消毒效果也越强。但乙醇的消毒效果在70%左右时最好。因为乙醇浓度过高可使菌体表面蛋白迅速凝固，影响其进一步渗入菌体内部发挥作用。

2. 微生物的种类和数量 不同的细菌对同一种消毒剂的抵抗力不同，如有芽胞的细菌比繁殖体的细菌抵抗力强。此外，微生物的数量越多，所需消毒剂的浓度越高，所需消毒时间越长。

3. 环境因素 周围环境可对细菌起到保护作用，因而可减弱消毒的效果。如细菌混合在血清、浓痰、排泄物中，这些物质中的有机物可保护细菌免受消毒剂的侵蚀，使消毒效果减弱。故在临床工作中消毒皮肤和器械时，必须先做好清洁工作。

（二）常用消毒剂的种类和主要用途

常用消毒剂的种类和主要用途见表13-2。

表13-2 常用消毒剂的种类和主要用途

种类	作用机制	名称	主要用途
重金属盐类	氧化作用、蛋白质变性与沉淀，灭火酶类	0.05% ~ 0.1%升汞 2%红汞 0.01% ~ 0.1%硫柳汞 1%硝酸银	非金属器皿消毒 皮肤黏膜小创伤消毒，不能与碘酒同用 生物制品防腐，皮肤、手术部位消毒 新生儿滴眼，预防淋球菌感染
氧化剂	氧化作用，蛋白质沉淀	0.1%高锰酸钾 3%过氧化氢 0.1% ~ 0.5%过氧乙酸 0.2 ~ 0.5ppm氯 10% ~ 20%漂白粉 0.2% ~ 0.5%氯胺 2.5%碘液	皮肤、尿道消毒，蔬菜、水果消毒 黏膜消毒，冲洗伤口，防止厌氧菌感染 塑料、玻璃、人造纤维、皮毛、食具消毒 饮水及游泳池消毒，对金属有腐蚀性 地面、厕所及排泄物消毒，饮水消毒 空气及物品表面消毒（喷雾），浸泡衣服 皮肤消毒

续表

种类	作用机制	名称	主要用途
烷化剂	蛋白质及核酸烷基化	10%甲醛 50mg/L环氧乙烷 2%戊二醛	浸泡物体表面、空气消毒 手术器械、敷料的消毒 精密仪器、内镜消毒
醇类	蛋白质变性，干扰	70%~75%乙醇	皮肤、体温计消毒
酚类	损伤细胞膜，变性蛋白质，灭活酶类	3%~5%石炭酸 2%来苏儿 0.02%~0.05%氯已定	地面、家具、器皿的表面、排泄物消毒 用于手和皮肤消毒 术前洗手，腹腔、膀胱、阴道冲洗
表面活性剂	损伤细胞膜，灭活酶类，蛋白质变性	0.05%~0.1%苯扎溴铵 0.05%~0.1%度米芬	手术前洗手、皮肤黏膜消毒，器械浸泡消毒 皮肤伤口冲洗，金属器械、棉织品消毒
染料	抑制细菌繁殖，干扰氧化过程	2%~4%甲紫	浅表伤口消毒，对葡萄球菌作用强
酸碱类	破坏细胞膜和细胞壁，凝固蛋白质	生石灰，按1:4~1:8的比例加水配成糊状	消毒排泄物及地面

小 结

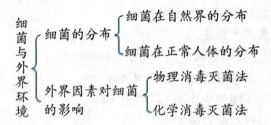

同步训练

一、单项选择题

1. 正常菌群的有益作用不包括（　　）
   A. 抗肿瘤作用　　　　　　　　B. 刺激机体的免疫应答
   C. 合生维生素　　　　　　　　D. 与外来菌竞争营养物资
   E. 刺激补体合成

2. 条件致病菌致病的条件是（　　）
   A. 正常菌群的遗传性状改变　　B. 正常菌群的耐药性改变
   C. 长期使用广谱抗生素　　　　D. 各种原因造成的免疫功能亢进
   E. 肠蠕动减慢使细菌增多

3. 灭菌是指（　　）
   A. 杀死物体上所有微生物的方法　B. 杀死物体上病原微生物的方法
   C. 抑制微生物生长繁殖的方法　　D. 物体中无活菌存在

E. 杀死细菌繁殖体的方法

4. 湿热灭菌法中效果最好的是（　　）

　　A. 高压蒸汽灭菌法　　　　　　B. 流通蒸汽灭菌法
　　C. 间歇灭菌法　　　　　　　　D. 巴氏消毒法
　　E. 煮沸法

5. 对于不耐高温的物品如含血清的培养基、乳制品，其灭菌方法最好采用（　　）

　　A. 巴氏消毒法　　　　　　　　B. 高压蒸汽灭菌法
　　C. 煮沸法　　　　　　　　　　D. 间歇灭菌法
　　E. 流通蒸汽灭菌法

6. 酒精消毒最适宜的浓度是（　　）

　　A. 100%　　　B. 95%　　　C. 70%　　　D. 50%　　　E. 30%

7. 消毒灭菌方法的种类很多，对各种方法的特点应熟练掌握，下列描述中不正确的是（　　）

　　A. 巴氏消毒法属于干热灭菌法
　　B. 流动蒸汽灭菌法属于湿热灭菌法
　　C. 间歇灭菌法属于湿热灭菌法
　　D. 高压蒸汽灭菌法属于湿热灭菌法
　　E. 煮沸法属于湿热灭菌法

8. 关于影响消毒灭菌效果的因素，下述错误的提法是（　　）

　　A. 凡是消毒剂，其浓度越高消毒效果越好
　　B. 同一消毒剂对不同微生物的杀菌效果不同
　　C. 温度升高，可提高消毒效果
　　D. 消毒剂的杀菌作用受酸碱度影响
　　E. 环境中有机物的存在，减弱消毒剂的消毒效果

9. 对普通培养基的灭菌，宜采用（　　）

　　A. 巴氏消毒法　　　　　　　　B. 高压蒸汽灭菌法
　　C. 煮沸法　　　　　　　　　　D. 流通蒸汽灭菌法
　　E. 间歇灭菌法

10. 关于菌群失调的描述不正确的是（　　）

　　A. 菌群失调进一步发展，引起的一系列临床症状和体征就可称为菌群失调症
　　B. 菌群失调症又称为菌群交替或二重感染
　　C. 长期使用抗生素会改变正常菌群成员的耐药性，从而引起菌群失调症
　　D. 可使用生态制剂治疗菌群失调症
　　E. 内分泌紊乱也会引起菌群失调症

二、思考题

1. 简要说明手术室使用的消毒灭菌方法有哪些？
2. 影响消毒剂作用的因素有哪些？

第十四章　细菌的致病性与感染

> **知识要点**
>
> 1. 掌握细菌感染的类型。
> 2. 熟悉细菌的致病因素。
> 3. 了解医院感染及其预防。

细菌能引起疾病的特性称为细菌的致病性。能引起疾病的细菌称为病原菌或致病菌。不同病原菌引起不同疾病，如霍乱弧菌引起霍乱，肺炎链球菌引起大叶性肺炎等。有些细菌在正常情况下并不致病，在某些条件改变的特殊情况下可以致病，这类细菌称为条件致病菌或机会致病菌。

病原菌是否能引起疾病，主要由病原菌的致病因素、机体对病原菌的抵抗力及外界环境的影响三个方面决定。

第一节　细菌的致病因素

病原菌的致病因素与其本身的毒力、侵入数量和侵入途径有着密切的关系。

一、细菌的毒力

病原菌致病性的强弱程度称为毒力。不同种或不同型的病原菌毒力不同。常用强毒株、弱毒株和无毒株表示同种细菌不同菌株的毒力强弱。

细菌的毒力是由侵袭力和毒素构成的。

(一) 侵袭力

病原菌突破机体的防御功能，进入机体并在体内定居、繁殖和扩散的能力，称为侵袭力。侵袭力包括菌体表面结构和侵袭性酶类。

1. 菌体表面结构　细菌进入机体后，首先要靠表面结构定居下来，才能繁殖，引起感染。

(1) 荚膜和微荚膜　荚膜具有抗吞噬和抗杀菌物质的作用，使病原菌能在宿主体内大量繁殖，产生病变。有些细菌表面有类似荚膜的物质，但不如荚膜厚而明显，如A群链球菌的M蛋白、伤寒沙门菌的Vi抗原，以及大肠埃希菌的K抗原等都是位于这些细菌表面的结构，通称为微荚膜，其功能与荚膜相同。

（2）**黏附素** 黏附素是细菌表面存在的一些多糖和蛋白质，使细菌特异性地黏附到宿主细胞，与致病性密切相关。黏附素有两类，即菌毛和非菌毛黏附素，非菌毛黏附素是细菌表面的蛋白质等物质。

（3）**鞭毛** 有鞭毛的细菌可借鞭毛运动避开不利环境，到达定居部位。如霍乱弧菌通过鞭毛运动迅速穿过小肠黏液层，到达小肠黏膜上皮细胞表面黏附定居，避免被肠蠕动排出体外。

2. 侵袭性酶 有些病原菌能释放侵袭性胞外酶类，这些酶一般不具有毒性，但可协助病原菌抗吞噬和向全身扩散。如致病性葡萄球菌产生的血浆凝固酶可保护细菌不被吞噬细胞所吞噬或不受体液因子作用；乙型溶血性链球菌产生的链激酶、链道酶、透明质酸酶及产气荚膜梭菌产生的胶原酶等有利于细菌向组织中扩散，增强细菌的侵袭力。

（二）毒素

细菌毒素按其来源、性质和作用等不同，可分为外毒素和内毒素两种。

1. 外毒素 是某些细菌产生并分泌到菌体外的毒性物质。主要由革兰阳性菌中的破伤风梭菌、肉毒梭菌、白喉杆菌、产气荚膜梭菌，以及某些革兰阴性菌中的痢疾志贺菌、鼠疫耶氏菌、霍乱弧菌等产生。外毒素具有以下特征：

（1）**成分为蛋白质** 稳定性差，多不耐热，60℃~80℃30分钟可被破坏；但葡萄球菌肠毒素是例外，能耐100℃30分钟。若食品被葡萄球菌污染，即使在100℃的高温下加热半小时，食后仍能引起食物中毒。

（2）**毒性强** 1mg肉毒毒素纯品能杀死2亿只小鼠，毒性比氰化物强1万倍。

（3）**选择性强** 不同种细菌产生的外毒素可选择性地作用于某些组织器官，引起特殊的临床症状。如白喉杆菌产生的白喉毒素，易结合在外周神经末梢、心肌等处，使细胞中蛋白质的合成受到影响，从而导致外周神经麻痹和心肌炎等；肉毒梭菌产生的肉毒毒素，能阻断神经末梢释放的乙酰胆碱，使眼肌、咽肌等麻痹，引起眼睑下垂、复视、吞咽困难等，严重的可因呼吸肌麻痹窒息而死亡。

（4）**免疫原性强** 外毒素是蛋白质，免疫原性强。它能刺激宿主发生免疫应答，产生能中和外毒素毒性的抗体，称抗毒素，用于治疗和紧急预防。如康复后的白喉病人血清中就可以检测到白喉抗毒素。若将外毒素用0.3%~0.4%的甲醛处理后，毒性消失，但仍能刺激机体发生免疫应答，产生抗毒素。这种脱去毒性的外毒素称为类毒素，用于人工主动免疫预防相关疾病。

> **拓展阅读**
>
> **预防破伤风**
>
> 破伤风是由破伤风梭菌产生的痉挛毒素引起的一种急性疾病。主要通过皮肤或黏膜上的创口侵入人体，使人致病。破伤风一般发生在外伤后 5～14 天，也有长达数月者。破伤风梭菌产生的痉挛毒素侵犯神经，使全身肌肉发生强直性收缩。这种情况从头面部开始，接着向四肢和躯干发展。病人先出现张口不便、说话不清、进食困难，病情加重后出现牙关紧闭、苦笑面容、颈项强直、四肢发硬，甚至角弓反张。破伤风多采用对症治疗，死亡率较高。皮肤外伤后早期应实施彻底清创，并在 24 小时内注射破伤风抗毒素，可以有效预防破伤风的发生。

2. 内毒素 是革兰阴性菌细胞壁中的脂多糖成分，只有当细菌死亡裂解或用人工方法破坏菌体后才释放出来。螺旋体、衣原体、支原体、立克次体亦有类似的脂多糖，具有内毒素活性。内毒素具有以下特征：

(1) **成分是脂多糖** 稳定性好，耐热，加热 100℃ 经 1 小时不被破坏；需加热至 160℃ 经 2～4 小时，或用强碱、强酸或强氧化剂加温煮沸 30 分钟才能灭活。

(2) **毒性较弱** 脂质 A 是内毒素的主要毒性组分，不同细菌脂质 A 结构基本相似。因此，不同革兰阴性菌感染时，由内毒素引起的毒性作用大致类同。主要的临床症状有发热反应、白细胞反应、休克及弥漫性血管内凝血。

(3) **免疫原性弱** 不能用甲醛脱毒成类毒素。内毒素注射机体可产生相应抗体，但中和作用较弱。外毒素与内毒素的主要区别见表 14-1。

表 14-1 外毒素与内毒素的主要区别

区别要点	外毒素	内毒素
来源	革兰阳性菌与部分革兰阴性菌	革兰阴性菌
存在部分	由细菌合成并分泌到菌体外，少数细菌裂解后释出	细胞壁结构成分，菌体裂解后释出
化学成分	蛋白质	脂多糖
稳定性	不稳定，60℃～80℃ 30 分钟被破坏	稳定，160℃ 2～4 小时被破坏
毒性作用	强，对组织器官有高度选择性，引起特殊临床表现	较弱，各菌的毒性作用大致相似，引起发热、白细胞变化、微循环障碍等
免疫原性	强，刺激机体产生抗毒素；甲醛脱毒处理形成类毒素	弱，刺激机体产生的中和抗体作用弱。甲醛处理不能形成类毒素

二、细菌的侵入数量

感染的发生，除细菌必须具有一定的毒力外，还需有足够的数量。菌量的多少，一方面与病原菌毒力强弱有关，另一方面取决于宿主免疫力的高低。一般是细菌毒力愈强，引起感染所需的菌量愈小；反之则菌量愈大。例如毒力强大的鼠疫耶氏菌，在无特异性免疫力的机体中，有数个细菌侵入就可发生感染；而毒力弱的引起食物中毒的沙门菌，常需摄入数亿个细菌才引起急性胃肠炎。

三、细菌的侵入门户

有了一定的毒力和足够数量的致病菌，若侵入的部位不合适，仍不能引起感染。各种病原菌都有其特定的侵入部位，例如伤寒沙门菌必须经口进入，脑膜炎奈瑟菌通过呼吸道吸入，破伤风梭菌通过伤口感染。有一些病原菌有多个侵入部位，例如结核分枝杆菌及麻风杆菌，经呼吸道、消化道、皮肤创伤等多个部位引起感染。

第二节 感染的来源与类型

细菌的感染又称传染，是指侵入机体的病原菌与宿主防御能力相互作用而产生不同程度的病理过程。

一、感染的来源

引起机体感染的病原体来源有两大类：外源性感染和内源性感染。

1. 外源性感染 又称交叉感染，指病原体来自宿主以外的环境，通过直接或间接途径传给病人的感染。传染源主要是病人、带菌者、患病及带菌的动物。

2. 内源性感染 又称自身感染，主要指宿主自身的细菌引起的感染。这类感染的病原体多为体内正常菌群转变而来的条件致病菌。

二、细菌的传播方式与途径

（一）呼吸道传播

病原菌通过病人或带菌者的痰液、唾液等呼吸道分泌物散布到周围空气中，经呼吸道感染他人。此外，亦可通过吸入沾有病菌的尘埃而引起。通过呼吸道感染的疾病如大叶性肺炎、肺结核、百日咳、白喉等。

（二）消化道传播

主要是通过摄入被粪便污染的饮水或食物经消化道感染。此外，苍蝇等昆虫是消化道传染病传播的重要媒介。通过消化道传播的疾病如伤寒、痢疾、霍乱、食物中毒等。

（三）经伤口（皮肤黏膜）传播

金黄色葡萄球菌、链球菌等通过皮肤、黏膜的创伤侵入机体引起化脓性感染。破伤风梭菌、产气荚膜梭菌等芽胞菌常通过泥土污染的深部伤口引起感染。

（四）接触传播

淋病奈瑟菌、梅毒螺旋体、布鲁菌等，可通过人–人或动物–人的密切直接接触而感染，也可通过用具等间接接触感染。

（五）节肢动物叮咬传播

有些传染病是通过吸血昆虫如跳蚤、蚊子、恙螨等叮咬传播的。例如人类鼠疫由鼠蚤传播，恙虫病由恙螨幼虫传播，乙型脑炎由蚊传播等。

（六）多途径传播

有些致病菌可通过呼吸道、消化道、皮肤创伤等多种途径传播。例如结核分枝杆菌、麻风分枝杆菌、炭疽芽胞杆菌等。

三、感染的类型

感染的发生、发展和结局是由宿主和病原菌的相互作用所决定的。根据两者力量对比，感染类型可以分为隐性感染、显性感染和带菌状态等不同临床表现。

（一）隐性感染

当宿主的免疫力较强，或侵入的病原菌数量少、毒力较弱时，感染后对机体损害较轻，不出现或出现不明显的临床症状，称隐性感染，也称亚临床感染。隐性感染常可使机体获得针对病原菌的特异性免疫力，能抗御相同病原菌的再次感染。在每次传染病流行中，隐性感染者一般约占人群的90%或更多。结核、流行性脑脊髓膜炎、伤寒等常有隐性感染。

（二）显性感染

当宿主的免疫力较弱，或侵入的病原菌数量较多、毒力较强时，感染后对机体的组织细胞造成不同程度的损害或生理功能发生改变，继而出现一系列的临床症状和体征，称为显性感染，通称传染病。根据不同宿主抵抗力和病菌毒力等存在的差异，显性感染又有轻、重、缓、急等不同模式。

1. 根据病情缓急不同分类 可分为：

（1）急性感染 起病急，病程较短，一般是数日至数周。病愈后，致病菌从宿主体内消失。如脑膜炎奈瑟菌、霍乱弧菌等引起的感染。

（2）慢性感染 病程缓慢，常持续数月至数年。多由胞内菌引起，如结核分枝杆菌、麻风分枝杆菌等引起的感染。

2. 根据感染的部位不同分类 可分为：

（1）局部感染 指病原菌侵入机体后，仅在一定部位生长繁殖引起病变。如化脓性球菌所致的疖、痈等。

（2）全身感染 指感染发生后，病原菌或其毒性代谢产物向全身播散引起全身性症状。临床上常见的有下列几种类型：①菌血症：病原菌侵入血流，但未在血流中生长繁殖，只是短暂的一过性通过血循环到达体内适宜部位进行繁殖而致病。如伤寒早期。②毒血症：病原菌侵入机体后，只在局部生长繁殖，不进入血循环，但其产生的外毒素入血。外毒素经血循环到达易感的组织和细胞，引起特殊的临床症状。如白喉、破伤风等。③败血症：病原菌侵入血流后，在其中大量繁殖并产生毒素，引起全身感染中毒症状，如高热、皮肤和黏膜瘀斑、肝脾肿大、白细胞增多等。如金黄色葡萄球菌、大肠杆菌、绿脓杆菌等可引起败血症。④脓毒血症：化脓性病原菌侵入血流后，在其中大量繁殖产生毒素，并通过血流扩散至全身多种器官，产生新的化脓性病灶。如金黄色葡萄球菌引起的脓毒血症，常导致多发性肝脓肿、肾脓肿等。

（三）带菌状态

在显性或隐性感染后病原菌并未立即消失，在宿主体内继续留存一定时间，与机体免疫力处于相对平衡状态，称为带菌状态，该宿主称为带菌者。例如伤寒、白喉等病后常可出现带菌状态。带菌者经常或间歇排出病原菌，成为重要的传染源。

> **拓展阅读**
>
> **带菌者**
>
> 在流行性脑脊膜炎或白喉的流行期间，不少健康人的鼻咽腔内可带有脑膜炎球菌或白喉杆菌。医护工作者常与病人接触，很容易成为带菌者，在病人之间互相传播，造成交叉感染。病愈之后，体内带有病原菌的人，称为恢复期带菌者。痢疾、伤寒、白喉恢复期带菌者都比较常见。因此，及时查出带菌者，有效地加以隔离治疗，这在防止传染病的流行上是重要的手段之一。

第三节 医院感染

一、医院感染的概念与分类

1. 医院感染的概念 医院感染是指病人在医院诊治期间获得的感染，包括在住院期间发生的感染和在医院内获得而出院后发生的感染。医院感染不包括入院前已出现症状或入院时已处于潜伏期的感染。

2. 医院感染的分类 医院感染的分类方法很多，根据感染来源有以下3种类型：

（1）**交叉感染** 在医院内或他人处（病人、带菌者、工作人员、探视者、陪护者）获得而引起的直接感染。

（2）**环境感染** 由污染的环境（空气、水、医疗用具及其他物品）造成的感染。如由于手术室空气污染造成病人术后切口感染，胃镜消毒不彻底引起的乙型肝炎等。

(3) **自身感染** 又称内源性感染,指免疫力低下病人由自身正常菌群引起的感染。

二、医院感染常见的病原体与特点

1. 医院感染常见的病原体 引起医院感染的病原体绝大多数为细菌,以需氧菌为主,其中革兰阴性杆菌略占优势。多是条件致病菌和耐药菌株,尤其是多重耐药株。厌氧菌及革兰阳性球菌所致的医院感染呈上升趋势。真菌、病毒、支原体等也是医院感染的重要病原体。常见医院感染微生物的分布见表14-2。

表14-2 常见医院感染微生物的分布

感染类型	微生物名称
胃肠道感染	沙门菌、宋内志贺菌、病毒等
呼吸道感染	流感嗜血杆菌、肺炎链球菌、金黄色葡萄球菌、肠杆菌科细菌、呼吸道病毒等
伤口化脓性感染	金黄色葡萄球菌、大肠埃希菌、变形杆菌、厌氧菌、凝固酶阴性葡萄球菌等
泌尿系感染	大肠埃希菌、克雷伯菌、沙雷菌、变形杆菌、铜绿假单胞菌、肠球菌、白假丝酵母菌等

2. 医院感染病原体的特点

(1) **多为条件致病菌** 引起医院感染的细菌多为条件致病菌。例如,大肠埃希菌黏附于泌尿道的上皮细胞上,成为泌尿道感染的主要病原菌。

(2) **多为多重耐药菌** 医院感染中的细菌,有许多为多重耐药菌,可导致医院感染的病原体在感染过程中毒力增强,使病人更容易感染。

(3) **常侵犯免疫功能低下的人群** 感染主要发生在免疫功能低下的人群及长期应用免疫抑制剂的人。

三、常见的医院感染与诱发因素

1. 常见的医院感染 常见的医院感染有肺感染、尿路感染、伤口感染等。

2. 医院感染的诱发因素

(1) **医院管理方面认识不足** 缺乏应有的制度和监测机制。

(2) **侵入性诊治手段增多** 如内镜、动静脉导管、气管插管、牙钻等的应用,不仅把外界的微生物导入体内,而且损伤了机体的防御机制,使病原体更易侵入机体。

(3) **激素及免疫抑制剂的应用** 因治疗需要,使用激素、免疫抑制剂,使病人免疫机能下降而成为易感者。

(4) **不适当地使用抗生素** 由于多种抗生素的应用使病人发生菌群失调,耐药菌株增多,延长病程,增加感染机会。

(5) **环境污染严重** 因医院中传染源多,所以环境的污染也严重。最严重的是病房、厕所的污染,抽水马桶每抽一次水都可能激起大量微生物气溶胶。病区中的公共用品,如水池、便器、手推车、拖布等,也是污染源。

此外,慢性病、恶性疾病及老年病人的比例增多,使易感病人增加,以及对陪护者及探视者缺乏必要的限制，也都是医院感染的诱发因素。

四、医院感染的预防

1. 加强宣传，强化管理 加强对医院感染的宣传，提高对医院感染的认识，提高医务人员的素质，严格执行有关制度，防止医源性感染的发生。

2. 严格做好消毒灭菌工作 包括消毒隔离制度、无菌操作规程及探视制度等。

3. 有效控制感染的流行 合理使用抗生素，减少耐药菌株的发生，应用免疫抑制剂应采取相应的保护措施，对侵入性诊断治疗所用的仪器要做好消毒灭菌工作。

4. 开展医院感染的监测工作 医院感染监测的目的是通过监测来掌握医院感染的状况，分析感染原因，为采取有效措施提供依据，通过监测也可评价各种措施的效果。

5. 改善工作人员的卫生与健康条件 对所有医院工作人员应进行定期的健康检查，发现问题及时采取相应措施，并根据需要进行预防接种，必要时可进行被动免疫或药物防治。

此外，医护人员要做好个人防护，防止将病菌传给自身或带出病房，也防止将病菌传给住院病人。

> **拓展阅读**
>
> **医院感染**
>
> 自有医院以来就存在着医院感染问题。但是从科学上来认识医院感染及减少医院感染发生的必要性，仍是近代科学在发展过程中逐步深入和解决的问题。1928年，英国弗莱明发现了青霉素，医院感染问题的解决进入到抗生素时代，青霉素在预防和治疗感染上起到了重要的作用，但同时削弱了医院对灭菌技术的重视。直到20世纪70年代，医务人员又把注意力转向无菌技术上来，并且与抗生素应用相结合，正在有效地解决感染与医院感染问题。

小 结

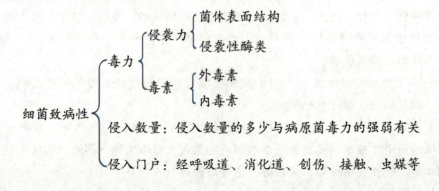

同步训练

一、单项选择题

1. 细菌的致病性强弱取决于（ ）
   A. 细菌的特殊结构
   B. 侵袭力和毒素
   C. 侵入机体的细菌数量
   D. 侵入机体的途径
   E. 细菌的基本结构

2. 关于外毒素的错误描述是（ ）
   A. 主要由革兰阳性菌与部分革兰阴性菌产生
   B. 化学成分是蛋白质
   C. 性质稳定、耐热
   D. 毒性强
   E. 免疫原性强

3. 关于内毒素的错误描述是（ ）
   A. 细胞壁结构成分，菌体裂解后释出
   B. 化学成分是脂多糖
   C. 性质稳定、耐热
   D. 毒性弱
   E. 免疫原性强

4. 内毒素的毒性作用不包括（ ）
   A. 发热
   B. 白细胞反应
   C. 微循环障碍
   D. 弥散性血管内凝血
   E. 引起特殊临床表现

5. 关于带菌者的正确描述是（ ）
   A. 带有某种病原菌，但无明显症状
   B. 带菌者自身不发病但也不排菌
   C. 带菌者不是危险的传染源
   D. 带菌者见于急性期传染病患者
   E. 医护工作者常不易成为带菌者

二、简答题

简述细菌内毒素和外毒素的主要区别。

第十五章 常见病原性细菌

知识要点

1. 掌握常见病原菌的生物学性状和致病性。
2. 熟悉常见病原菌的微生物学检查方法。
3. 了解常见病原菌的防治原则。

引起动、植物及人类疾病的细菌称为病原菌。常见病原菌按其生物学特性和致病特点可分为病原性球菌、肠道杆菌、厌氧菌、分枝杆菌及其他病原菌。

第一节 病原性球菌

球菌分布广泛、种类繁多，大多无害，少数对人致病，能引起疾病的球菌称为病原性球菌，主要引起化脓性炎症，故也称为化脓性球菌。包括革兰阳性球菌（如葡萄球菌、链球菌、肺炎链球菌）和革兰阴性球菌（如脑膜炎奈瑟菌、淋病奈瑟菌）。

一、葡萄球菌属

葡萄球菌广泛分布于自然界、人和动物的皮肤及与外界相通的腔道中，大多数对人无害，是正常菌群；少数是致病菌，可引起皮肤黏膜和组织器官的化脓性炎症，是最常见的化脓性细菌。医务人员带菌率可高达70%以上，是医院内交叉感染的重要来源。

（一）生物学性状

1. 形态与染色 菌体为球形或椭圆形，直径约1μm，排列呈葡萄串状，无鞭毛、芽胞，革兰染色阳性（图15-1）。

2. 培养特性 不管有没有氧气的存在，葡萄球菌都可以生长。对营养要求不高，把它们接种到液体培养基，可使清澈透明的培养基变得混浊；接种到固体培养基可长出圆形、光滑、不透明的凸起菌落。它们可产生脂溶性的色素，如金黄色、白色或柠檬色等，有助于该菌的鉴别。

3. 分类 根据葡萄球菌所产生色素和生化反应的不同，可将其分为三类，分别是

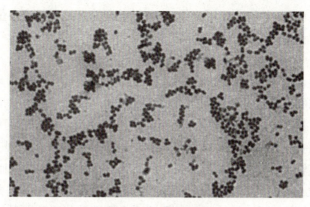

图 15-1　葡萄球菌

金黄色葡萄球菌、表皮葡萄球菌和腐生葡萄球菌，其中危害最大的是金黄色葡萄球菌。其主要生物学特性见表 15-1。

表 15-1　3 种葡萄球菌的主要性状

特性	金黄色葡萄球菌	表皮葡萄球菌	腐生葡萄球菌
色素	金黄色	白色	白色或柠檬色
血浆凝固酶	+	-	-
甘露醇发酵	+	-	-
溶血	+	-	-
耐热核酸酶活性	+	-	-
致病性	强	弱或无	无

4. 抵抗力　在无芽胞细菌中葡萄球菌的抵抗力最强大。它们对温度很敏感，在高温下相当脆弱，100℃可迅速杀灭。干燥环境中抵抗力较强，在干燥的脓汁和痰中可存活 2～3 个月。对青霉素、庆大霉素等敏感，但耐药菌株迅速增多，目前金黄色葡萄球菌对青霉素的耐药菌株高达 90% 以上。

（二）致病性

1. 致病物质　葡萄球菌的致病物质主要是侵袭性酶类和毒素，包括：

（1）血浆凝固酶　是鉴别葡萄球菌有无致病性的重要指标。金黄色葡萄球菌就可以产生这种酶。血浆凝固酶可把血浆中的纤维蛋白原变成纤维蛋白，沉积在菌体表面，就像穿了一副铠甲，可阻碍吞噬和杀伤，保护自身。但同时也造成细菌不易扩散，使病灶的脓汁变得黏稠。

（2）杀白细胞素　能杀伤中性粒细胞和巨噬细胞。

（3）葡萄球菌溶素　外毒素，可溶解细胞膜，损伤红细胞、白细胞、血小板、肝细胞、成纤维细胞等。

（4）表皮剥脱毒素　外毒素，可使表皮与真皮分离，引起烫伤样皮肤综合征。

（5）肠毒素　细菌本身很容易杀灭，但肠毒素却能够经受酷热考验，是一组非常耐热的蛋白质，在100℃的沸水中可坚持30分钟，还能抵抗胃肠液中蛋白酶的水解。食入被肠毒素污染的食物，可导致食物中毒。

2. 所致疾病 有侵袭性和毒素性两种类型。

(1) *侵袭性疾病* 主要是化脓性炎症。人和动物是金黄色葡萄球菌的优良居所。健康人的鼻子、喉和手是最适合它们生长的地方。此外，如果有伤口，伤口处也容易大量滋生。它们可通过多种途径侵入机体，造成化脓性感染。皮肤软组织感染有疖、痈、毛囊炎、蜂窝组织炎、伤口化脓等，病灶局限，与周围组织界限明显，脓汁黄而黏稠；内脏器官感染有气管炎、肺炎、脓胸等；全身感染包括败血症和脓毒血症。

(2) *毒素性疾病* 由金黄色葡萄球菌产生的毒素引起。主要包括：①食物中毒：由肠毒素引起，主要症状为恶心、呕吐、胃痉挛和腹泻等。这种中毒是急性的，一般在1～6小时之内发作，最快的甚至半小时就出现症状。大多数症状不会很严重，两三天内会恢复健康。②烫伤样皮肤综合征：由表皮剥脱毒素引起。开始皮肤有红斑，1～2天表皮起皱继而出现大疱，最后表皮大面积脱落。此病多见于新生儿、幼儿和免疫功能低下的成人。③假膜性肠炎：由于广谱类抗生素的滥用，杀死了肠道中很多的正常菌群，耐药的金黄色葡萄球菌趁机大量繁殖并产生肠毒素，导致肠黏膜被一层炎性假膜覆盖，腹泻时假膜易脱落随粪便排出。

(三) 免疫性

人对葡萄球菌有一定的天然免疫力，当免疫力下降时易被感染。病后获得的免疫力不强，很难阻止再次感染。

(四) 微生物学检查

1. 标本采集 依据疾病的特点来采集标本，化脓性病灶应采集脓汁和渗出液，疑为败血症采集血液，食物中毒应采集剩余的食物或呕吐物等。

2. 标本检查 先将标本直接涂片、染色后镜检，根据细菌的形态和染色性做出初步判断；然后将标本接种到合适培养基进行培养，根据菌落特点、凝固酶试验结果进一步鉴定。

(五) 防治原则

注意个人卫生，保持皮肤清洁，有伤口应及时处理，防止引起化脓性感染；严格消毒、隔离和无菌操作，防止医源性感染。最容易感染金黄色葡萄球菌的食物有肉类、禽类、蛋类、水产类、奶制品等，要加强对这些食品的卫生管理，严格把关。合理使用抗生素，根据药敏试验选择抗菌药物。

> **拓展阅读**
>
> **如何避免食物感染金黄色葡萄球菌**
>
> 制备食物之前用肥皂和水充分洗手，尤其要注意清洁指甲内。鼻子或者眼睛感染时不要制备食物；手或手腕有伤口时不要制备食物和给其他人端送食物；保持厨房与就餐区域的清洁卫生；如果食物要保存 2 小时以上，要么在 60℃ 以上保温，要么在 4℃ 以下冷藏。
>
> 从节能的角度看，应把食物放凉之后再放入冰箱。但在室温下放凉，食物会有很长的时间处于适合细菌生长的温度，易导致细菌繁殖，这并不安全。

二、链球菌属

链球菌和葡萄球菌都是常见的化脓性球菌。它们广泛分布于自然界、人体的鼻咽部和胃肠道中，多数是正常菌群，对人有益无害，少数是致病菌，可引起人类多种疾病。

（一）生物学性状

1. 形态与染色　菌体为球形或椭圆形，直径 0.6~1.0μm，链状排列，因菌种和生长环境不同，链的长短不一（图 15-2），无鞭毛、芽胞，营养丰富时形成荚膜，革兰染色阳性。

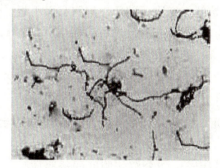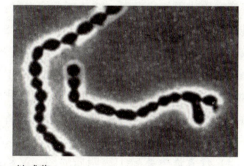

图 15-2　链球菌

2. 培养特性　链球菌对氧气的要求不高，需氧或兼性厌氧，少数为专性厌氧。对营养要求却很高，喜欢在含有血液、血清的培养基上生长。在血清肉汤中易形成长链；在管底会形成絮状沉淀；在血琼脂平板上，会长出灰白色、表面光滑、透明或半透明的细小菌落。不同菌株溶血性有些不同。

3. 分类

(1) 根据溶血现象分类　链球菌可分为三大类，主要包括：①甲型溶血性链球菌：菌落周围有草绿色溶血环，这类链球菌对人体的危害较弱，属于条件致病菌；②乙型溶血性链球菌：菌落周围有透明的溶血环，这类链球菌致病力强，引起人类多种疾病；③丙型链球菌：不溶血，通常无致病性，偶尔引起感染。三类链球菌的特性见表 15-2。

表 15 – 2　三种链球菌的主要性状

特性	甲型溶血性链球菌	乙型溶血性链球菌	丙型链球菌
溶血环种类	α 溶血	β 溶血	无溶血
溶血环大小	1 ~ 2mm	2 ~ 4mm	无溶血
溶血环性状	草绿色	无色透明	无溶血
致病性	弱，条件致病菌	强	一般无

（2）**根据抗原结构分类**　根据细胞壁中多糖抗原的不同，链球菌可分为 A、B、C、D……V 共 20 群。对人致病的主要属于 A 群。其中 A 群又可分为 100 多个型。

4. 抵抗力　链球菌抵抗高温的能力较弱，60℃ 30 分钟即被杀死，但抵抗干燥的能力强，在干燥尘埃中可存活数月。对常用消毒剂敏感，对青霉素、红霉素及磺胺类药物敏感，所以青霉素是治疗链球菌感染的首选药。

（二）致病性

1. 致病物质　乙型溶血性链球菌除具有强大的侵袭力外，还能产生多种毒素和酶。

（1）**细菌胞壁成分**　①脂磷壁酸：具有黏附性，能帮助该菌黏附于人体皮肤和呼吸道黏膜；②M 蛋白：具有抗吞噬和抗杀伤的超能力，与心肌、肾小球基底膜有共同抗原，可产生特异性抗体，损伤心肾血管组织，引起超敏反应。

（2）**外毒素**　①致热外毒素：化学成分为蛋白质，是引起猩红热的主要物质，又称红疹毒素或猩红热毒素。②链球菌溶血素：可溶解红细胞，破坏白细胞和血小板。包括链球菌溶血素 O（SLO）和链球菌溶血素 S（SLS）。其中 SLO 对氧敏感，对心脏也极度敏感，可损伤心肌，加重病毒性心肌炎病变程度。此毒素免疫原性强，大部分被链球菌感染的患者，感染 2 ~ 3 周至病愈数月到 1 年的时间内均可检出 SLO 抗体。风湿热病人血清中 SLO 抗体显著增高，活动性病例升高更为显著，一般效价在 1∶400 以上，可作为风湿热及其活动性的辅助诊断。SLS 对氧稳定，无免疫原性，溶血能力较强，与溶血环的形成有关。

（3）**侵袭性酶类**　①透明质酸酶：又称扩散因子，能分解细胞间的透明质酸，使组织细胞间隙扩大，更能帮助病原菌在组织中扩散；②链激酶：又称溶纤维蛋白酶，能使血液中纤维蛋白酶原变为纤维蛋白酶，该酶可溶解血块或阻止血浆凝固，帮助病原菌在组织中扩散；③链道酶：又称 DNA 酶，能降解脓液中具有高度黏稠性的 DNA，使脓液变稀，帮助病原菌扩散。

上述因素造成链球菌引起的感染病灶与周围界限不清，脓液稀薄，扩散趋势明显。

2. 所致疾病

（1）**乙型溶血性链球菌**　所致疾病可分为化脓性感染、猩红热和超敏反应 3 类。①化脓性感染：可引起皮肤及皮下组织炎症，如脓疱疮、蜂窝组织炎、痈、丹毒等。特点是炎症病灶与正常组织界限不清，脓汁稀薄并带血性，易扩散。除此之外还可引起扁桃体炎、咽喉炎、鼻窦炎、中耳炎、产褥热、淋巴管炎和淋巴结炎等。②猩红热：为儿童急性呼吸道传染病，是链球菌感染引起的中毒性疾病。经飞沫传染，潜伏期平均为3天，主要症状为发热、咽炎、全身弥漫性鲜红色皮疹。③超敏反应性疾病：主要包括急性肾小球肾炎和风湿热。急性肾小球肾炎常见于儿童和青少年，临床表现为蛋白尿、浮肿、高血压；风湿热主要累及心脏、关节、中枢神经系统、皮肤和皮下组织，临床表现以心脏炎和关节炎为主。

（2）**甲型溶血性链球菌**　是感染性心内膜炎最常见的致病菌。该菌是寄居在口腔、上呼吸道及女性生殖道的正常菌群之一。当拔牙或扁桃体摘除术时，可侵入血流，若心瓣膜有病损或人工瓣膜者，细菌可停留繁殖，引起亚急性心内膜炎。此外，其中的变异链球菌与龋齿的发生有密切关系。

（三）免疫性

链球菌感染后，可获得针对某一型别的免疫力，由于型别多，各型之间无交叉免疫力，很难彻底免疫，因此会反复发生感染。猩红热患者可获得较牢固的免疫力。

（四）微生物学检查

1. 标本采集　根据疾病来采集标本，如创伤感染取脓汁，咽喉、鼻咽腔等病灶采用咽拭子，败血症取血液等。

2. 标本检查　通过涂片染色镜检，观察细菌形态，可初步诊断。通过分离培养及药敏试验，有助于进行病原菌的鉴定和指导临床用药。疑为风湿热患者，应做抗链球菌溶血素 O 试验（简称抗"O"试验），效价≥400U 时有临床意义，可辅助诊断风湿热。

（五）防治原则

链球菌感染主要通过飞沫传播，应及时治疗病人和带菌者，以控制或减少传染；应对空气、医疗器械和敷料等进行消毒和灭菌。对于急性咽峡炎和扁桃体炎患者，尤其是儿童，须彻底治疗，防止引起急性肾小球肾炎、风湿热及亚急性细菌性心内膜炎。青霉素为首选治疗药物。

三、奈瑟菌属

奈瑟菌属是一群革兰阴性双球菌。人类是奈瑟菌属的自然宿主，对人致病的主要有脑膜炎奈瑟菌和淋病奈瑟菌。

（一）脑膜炎奈瑟菌

脑膜炎奈瑟菌俗称脑膜炎球菌，可引起流行性脑脊髓膜炎（流脑）。

1. 生物学性状

（1）**形态与染色**　肾形或咖啡仁形，直径 $0.6 \sim 0.8 \mu m$，成双排列，凹面相对，革兰阴性双球菌，在患者脑脊液中，菌体多位于中性粒细胞内（图 15-3）。

（2）**培养特性**　对营养要求高，专性需氧。常选用巧克力色血琼脂培养基培养，

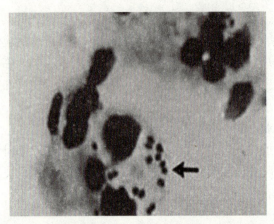

图 15-3 脑膜炎奈瑟菌

在含 5% CO_2 环境中生长更好，最适生长温度为 35℃，低于 30℃ 不生长。最适 pH 值为 7.4~7.6。35℃ 孵育 24 小时后，形成直径 1.0~1.5mm 的无色、圆形、光滑、透明、似露珠状菌落，不溶血。

(3) **抗原结构与分类** ①荚膜多糖群特异性抗原：根据荚膜多糖抗原的不同，可将脑膜炎奈瑟菌分为 13 个血清群，其中 C 群致病力最强，在我国流行的主要是 A 群。②外膜蛋白型特异性抗原：根据此抗原的不同，脑膜炎奈瑟菌各血清群又可分为若干个血清型（A 群除外）。

(4) **抵抗力** 非常脆弱，对干燥、热、寒冷等十分敏感；室温中 3 小时死亡，55℃ 5 分钟或常用消毒剂可迅速将其杀死。对磺胺、青霉素、链霉素等敏感，但对磺胺易产生耐药性。

2. 致病性

(1) **致病物质** 有荚膜、菌毛、内毒素等，其中内毒素发挥主要作用。

(2) **所致疾病** 传染源是患者或带菌者，通过飞沫传播。细菌感染机体，首先在鼻咽部繁殖，潜伏期一般 2~4 天，若机体抵抗力强，多为隐性感染，症状较轻；若机体抵抗力弱，细菌大量繁殖后引起菌血症或败血症，患者突然恶寒、高热、恶心呕吐、皮肤黏膜出现出血点或瘀斑；少数患者可因细菌突破血脑屏障达到脑脊髓膜，引起化脓性炎症，患者出现剧烈头痛、喷射状呕吐、颈项强直等脑膜刺激征症状。严重者发生微循环障碍、DIC、肾上腺出血、中毒性休克，预后不良。

3. 免疫性 免疫以体液免疫为主，感染后可获得较牢固的免疫力。6 个月内婴儿极少患流脑，是因母体内的 IgG 类抗体经胎盘可传给胎儿。儿童因血-脑屏障的发育尚未成熟，流脑发病率高于成人。

4. 微生物学检查 患者采集脑脊液、血液、瘀斑穿刺液；带菌者采集鼻咽棉拭子。标本采集后应注意保温、保湿，最好床边接种培养。一般检查方法有直接涂片镜检，分离培养与鉴定等。快速诊断方法有对流免疫电泳和 SPA 协同凝集试验。

5. 防治原则 预防的关键是及时隔离患者，控制传染源，切断传播途径和提高人群的免疫力；对儿童注射流脑荚膜多糖疫苗进行特异性预防；流行期间儿童可口服磺胺类药物预防;治疗首选青霉素和磺胺类药,也可用头孢曲松、头孢唑啉等。

(二)淋病奈瑟菌

淋病奈瑟菌是人类淋病的病原菌。

1. 生物学性状

(1) 形态与染色　形态、染色与脑膜炎奈瑟菌相似。菌体成双排列,两菌接触面平坦,似一对咖啡豆,有荚膜和菌毛。急性期病人的脓汁标本中,淋病奈瑟菌大多存在于中性粒细胞内(图15-4)。

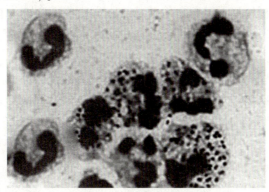

图15-4　淋病奈瑟菌

(2) 培养特性　营养要求和培养条件与脑膜炎奈瑟菌相同,经35℃孵育24~48小时后,形成直径0.5~1.0mm、圆形、凸起、湿润、光滑、半透明、灰白色菌落。

(3) 抗原结构　该菌的表面抗原主要有三类:①菌毛蛋白抗原:存在于有毒菌株上;②脂多糖抗原;③外膜蛋白抗原:是淋病奈瑟菌分型的基础。

(4) 抵抗力　对热、冷、干燥和消毒剂极度敏感。

2. 致病性　人类是淋病奈瑟菌的唯一宿主。成人淋病主要通过性接触感染,也可经患者分泌物污染的衣服、毛巾、浴盆等间接传染;母体患有淋菌性阴道炎或子宫颈炎时可通过生殖道传给新生儿,引起淋球菌性结膜炎。

3. 微生物学检查　用无菌棉拭子蘸取泌尿生殖道脓性分泌物或子宫颈口分泌物,直接涂片染色镜检,可见中性粒细胞内有革兰阴性双球菌;也可分离培养与鉴定。

4. 防治原则　普及性病防治的知识教育;治疗首选青霉素;新生儿出生时用1%硝酸银滴眼,以预防新生儿淋菌性眼结膜炎。

第二节　肠道杆菌

肠道杆菌有一个庞大的家族,它们属于革兰阴性杆菌,常寄居在人和动物肠道中,随人和动物的粪便排出,广泛分布于土壤、水和腐物中。人体中的肠道杆菌,多数为正常菌群。少数为致病菌,例如致病性大肠埃希菌、伤寒沙门菌、志贺菌等。

肠道杆菌的共同特性：

1. 形态与结构　中等大小的革兰阴性杆菌。无芽胞，多数有周鞭毛，少数有荚膜或包膜，致病菌大多有菌毛。

2. 培养特性　需氧或兼性厌氧。对营养要求不高，在普通琼脂培养基上可长出湿润、光滑、灰白色，直径 2~3 mm 的菌落。在含乳糖的肠道选择培养基上，肠道致病菌不分解乳糖，菌落无色；非致病菌分解乳糖产酸，菌落有色。此特性有鉴别意义。

3. 生化反应　生化反应活泼，能分解多种糖类和蛋白质，产生不同的代谢产物，常借此鉴别菌属或菌种等。

4. 抗原构造　多且较复杂，主要有菌体（O）抗原、鞭毛（H）抗原、荚膜（K、Vi）抗原。O 抗原是脂多糖，耐热，100℃数小时不被破坏；H 抗原为蛋白质，不耐热，60℃30 分钟即被破坏；荚膜抗原是位于 O 抗原外围的多糖物质，能阻止 O 抗原凝集，与细菌毒力有关，如大肠埃希菌 K 抗原、伤寒沙门菌 Vi 抗原等。

5. 抵抗力　在自然界生存能力强，特别在水与冰中。对理化因素敏感，易被一般消毒剂杀灭。对多种广谱抗生素敏感。对黄芩、黄连、黄柏、大黄、大蒜、白头翁等中草药敏感。

一、埃希菌属

埃希菌属为肠道的正常菌群，其中以大肠埃希菌（俗称大肠杆菌）最为重要，当婴儿出生后数小时，该菌就进入肠道并伴随终生，并可在肠道中合成维生素 B 和 K 等供人体吸收利用。当人体免疫力下降或该菌侵入肠外组织或器官时，可引起肠道外化脓性炎症。某些致病菌株，可侵入肠道，导致腹泻。在卫生学上，大肠埃希菌常被作为粪便污染的检测指标。

（一）生物学性状

大肠埃希菌为中等大小的革兰阴性杆菌，长 1~3μm，宽 0.5~0.7μm。无芽胞，多数有周鞭毛、菌毛，少数有荚膜（图 15-5）。

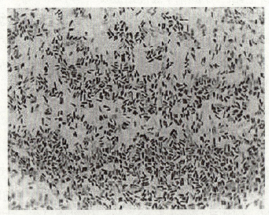

图 15-5　大肠埃希菌

（二）致病性

1. 致病物质

（1）黏附因子　是特殊菌毛，具有黏附肠道和泌尿道黏膜上皮细胞的能力。

（2）肠毒素　有耐热和不耐热两种。耐热肠毒素为小分子蛋白，对热稳定，100℃ 20分钟不被破坏。不耐热肠毒素为蛋白质，不耐热，65℃ 30分钟即被破坏。两种肠毒素可增强活腺苷酸环化酶的活性，使细胞内的cAMP水平增高，导致肠黏膜细胞过度分泌，引起腹泻。

（3）K抗原　有抗吞噬等作用。

2. 所致疾病

（1）肠道外感染　肠道内的正常菌群因寄居部位改变引起的机会感染，如尿道炎、膀胱炎、肾盂肾炎、腹膜炎、阑尾炎、手术创伤感染、新生儿脑膜炎等。在婴儿、老年人或免疫力低下者可引起败血症。

（2）肠道内感染　主要症状是急性腹泻，为外源性感染，因食入污染的食品或饮水所致，主要由致病性大肠埃希菌感染引起。常见的致病性大肠埃希菌见表15-3。

表15-3　致病性大肠埃希菌

菌株	易感人群	主要症状	致病机制
肠产毒性大肠埃希菌（ETEC）	婴幼儿、旅游者	腹泻，水样便，恶心，低热	产生肠毒素，导致小肠黏膜上皮细胞大量分泌液体
肠致病性大肠埃希菌（EPEC）	婴幼儿	腹泻，水样便，恶心，呕吐，发热	黏附和破坏小肠黏膜上皮细胞
肠侵袭性大肠埃希菌（EIEC）	较大儿童及成人	痢疾样腹泻，水样便，继以脓血黏液便，腹痛，发热	侵袭和破坏结肠黏膜上皮细胞，形成溃疡
肠出血性大肠埃希菌（EHEC）	5岁以下儿童	出血性肠炎，剧烈腹痛，水样便，继以大量血便	产生毒素，干扰蛋白质合成，导致肠上皮细胞死亡
肠集聚性大肠埃希菌（EAEC）	婴幼儿	急、慢性腹泻，呕吐，持续性水样便，低热	聚集性黏附，产生毒素，干扰液体的吸收

（三）卫生学意义

大肠埃希菌常随人和动物的粪便排出，污染外界环境、水源、食品等，样品中检出大肠埃希菌愈多，表示被粪便污染愈严重。因此在环境卫生和食品卫生学中，检测大肠菌群数等常作为饮水、食品等被粪便污染的指标。我国的饮用水卫生标准：每毫升饮水、汽水、果汁中细菌总数不得超过100个；每升饮水大肠菌群数不超过3个；瓶装汽水、果汁等每100毫升中大肠菌群不得超过5个。

（四）防治原则

增强机体免疫力，防止内源性感染；加强水源和食品卫生管理；依据药敏试验结果选用合适的抗菌药物。

二、志贺菌属

志贺菌属俗称痢疾杆菌，是人类细菌性痢疾的病原菌。本菌包括痢疾志贺菌、福氏志贺菌、鲍氏志贺菌、宋内氏志贺菌四个群。我国流行的主要是福氏志贺菌，其次是宋内氏志贺菌。

（一）生物学性状

1. 形态与染色 革兰阴性杆菌，长 2～3μm，宽 0.5～0.7μm，无芽胞，有菌毛但无鞭毛。

2. 培养特性 营养要求不高，在普通琼脂培养基上形成中等大小、无色半透明的光滑型菌落。

3. 抗原构造 有 O、K 抗原。

4. 抵抗力 较弱，对热、一般消毒剂、酸敏感。对环丙沙星、痢特灵、氨苄青霉素、庆大霉素等药物敏感，但细菌易形成多重耐药性。

（二）致病性

1. 致病物质

（1）**菌毛** 有黏附作用，可以黏附于结肠黏膜上皮细胞，有助于细菌穿入细胞内繁殖。

（2）**内毒素** 志贺菌属可产生强烈的内毒素。内毒素作用于肠黏膜，使肠黏膜的通透性增加，促进肠道对内毒素的吸收，引起发热、神志障碍，甚至中毒性休克。内毒素破坏肠黏膜上皮，引起黏膜下层炎症，导致坏死、脱落、形成溃疡，出现典型的脓血黏液便。内毒素还可作用于肠壁自主神经，致肠蠕动失调和痉挛，出现腹痛、腹泻、里急后重等症状。

（3）**外毒素** 称志贺毒素，具有神经毒性、细胞毒性和肠毒性 3 种生物活性，可引起细胞坏死、神经麻痹和水样腹泻。

2. 所致疾病 细菌性痢疾，简称菌痢，是最常见的肠道传染病。传染源是病人和带菌者，经粪-口途径传播。潜伏期为 1～3 天。人类对志贺菌易感，少至 200 个细菌就可致病。细菌性痢疾有以下几种类型：

（1）**急性痢疾** 经 1～3 天的潜伏期后，突然发病。初期有发热、腹痛、水样腹泻，后转为排黏液脓血便，伴里急后重、下腹疼痛等症状。经及时治疗，预后良好；若治疗不当，则可转为慢性。

（2）**急性中毒性痢疾** 多见于小孩，常无明显的消化道症状而表现为全身中毒症状，如高热（≥40℃）、休克、DIC 等，死亡率高。

（3）**慢性痢疾** 急性痢疾治疗不彻底，造成反复发作，迁延不愈，病程超过 2 个月以上者，多见于福氏志贺菌感染。

（三）免疫性

病后可获得一定免疫力，但免疫期短。

（四）微生物学检查

1. 标本采集　在使用抗生素之前取新鲜粪便的脓血或黏液部分，迅速送检。中毒性痢疾患者可取肛拭子。

2. 标本检查　将标本用肠道选择鉴别培养基进行分离培养，通过生化反应和血清学试验作出鉴定。

（五）防治原则

对于病人和带菌者进行及时诊断、隔离和治疗；切断传播途径，包括加强水源、粪便的管理及食品卫生监督等。特异性预防采用多价减毒活疫苗。治疗可用环丙沙星、痢特灵、氨苄青霉素、庆大霉素等，但细菌易形成多重性耐药。中药可用芍药汤、白头翁汤加减，单味中药白头翁、马齿苋、大蒜等也有疗效。

三、沙门菌属

沙门菌属家族的成员非常繁多，广泛分布于自然界或寄居于人类和动物肠道中。大部分不致病，只有少数对人类致病，如伤寒沙门菌、甲型副伤寒沙门菌、肖氏沙门菌、希氏沙门菌等。有的还对动物致病，是人畜共患的病原菌，如鼠伤寒沙门菌、肠炎沙门菌、鸭沙门菌、猪霍乱沙门菌等。

（一）生物学性状

1. 形态与染色　这个家族属于革兰阴性杆菌，长 $2 \sim 3 \mu m$，宽 $0.5 \sim 1.0 \mu m$；有菌毛和周鞭毛，一般无荚膜。均无芽胞。

2. 培养特性　兼性厌氧，营养要求不高，在普通琼脂培养基上可长出中等大小、无色半透明的光滑型菌落。

3. 抗原构造　主要有 O、H 抗原，少数有 Vi 抗原。

4. 抵抗力　家族成员抵抗力弱，对热敏感，很难忍受高温，65℃ 15 分钟就被杀死，对一般消毒剂敏感。水中存活 $2 \sim 3$ 周，粪便中可存活 $1 \sim 2$ 个月，可在冰冻土壤中过冬。对氨苄青霉素敏感，对氯霉素极敏感。地榆、山萸肉和山豆根醇提液能够有效抑制沙门氏菌生长。

（二）致病性

1. 致病物质

（1）侵袭力　借助于菌毛侵袭小肠黏膜上皮细胞并导致细胞死亡；Vi 抗原具有微荚膜的功能，能抵抗吞噬细胞的吞噬和杀伤，并阻挡抗体、补体破坏菌体的作用。

(2) **内毒素** 内毒素是主要的致病物质，毒性最强，可引起宿主体温升高、外周血白细胞数下降，可导致中毒症状和休克。

(3) **肠毒素** 个别沙门菌如鼠伤寒沙门菌等可引起食物中毒。

2. 所致疾病

(1) **肠热症** 又称伤寒与副伤寒，由伤寒沙门菌和甲型、肖氏、希氏副伤寒沙门菌引起。粪-口途径传播，传染源为病人及带菌者。病菌随污染的食物到达小肠上部，借菌毛吸附在小肠黏膜上皮细胞表面，侵入小肠壁及肠系膜淋巴结中大量繁殖后进入血液，引起第一次菌血症，病人可出现发热、全身疼痛等前驱症状。入血的病菌随血流进入全身脏器如肝、脾、肾、胆囊、骨髓等并在其中繁殖后，再次进入血流，引起第二次菌血症（病程的第2~3周），临床症状明显而典型，病人出现持续高热、相对缓脉、皮肤玫瑰疹、肝脾肿大、外周血白细胞明显下降等全身中毒症状。胆囊中病菌随胆汁排入肠道，一部分随粪便排出。一部分可通过肠黏膜再次进入肠壁淋巴组织，使已致敏的组织发生超敏反应，导致局部坏死、溃疡，严重者有出血或发生肠穿孔等并发症的可能。肾脏中的病菌可随尿排出。若无并发症，病情自第3~4周后好转。伤寒一般病程长，症状较重；副伤寒与之症状相似，较轻，病程较短，1~3周即可痊愈。1%~5%的肠热症患者可转变为无症状携带者，成为重要的传染源。

(2) **急性胃肠炎（食物中毒）** 最常见的集体食物中毒。因摄入大量被沙门菌污染的食物而引起急性胃肠炎症状，潜伏期较短，4~24小时，有发热、头痛、恶心、呕吐、腹痛、腹泻等症状。一般2~4天可完全恢复。病后很少有慢性带菌者。

(3) **败血症** 患者以儿童和免疫力低下的成人多见。病菌以猪霍乱沙门菌、丙型副伤寒沙门菌、鼠伤寒沙门菌、肠炎沙门菌等多见。症状严重，有高热、寒战、厌食和贫血等。

（三）免疫性

患肠热症后可获得牢固免疫，再感染的情况少见，主要依靠细胞免疫。

（四）微生物学检查

1. 标本采集 肠热症患者根据病程来采集标本，病程第1~2周采血液，第2~3周采尿液、粪便，全程均可取骨髓。副伤寒病程较短，采样的时间可相对提前。食物中毒患者取粪便、呕吐物和可疑食物。败血症者取血液。

2. 标本检查 经增菌及选择培养基培养后，挑取无色半透明可疑菌落进行生化反应和血清学鉴定。

3. 肥达试验 用已知伤寒沙门菌的O、H抗原，以及副伤寒沙门菌的H抗原与受检者血清做定量凝集试验，测定受检血清有无相应抗体及其效价，来辅助诊断肠热症。

（五）防治原则

接种疫苗可特异性预防肠热症；同时要及时发现、隔离、治疗病人及带菌者，控制传染源；加强饮水、食品卫生监督，以切断传播途径；对易感人员使用疫苗以提高免疫力。治疗可选用氯霉素，疗效快，由于易使少数人可发生再生障碍性贫血，故目前少用；可改用喹诺酮类、氨苄青霉素、头孢菌素等。中医按卫气营血辨证施治，可用竹叶石膏汤、三仁汤、清营汤、藿香正气散等。

四、变形杆菌属

变形杆菌属广泛分布于自然界和人及动物的肠道中，其中普通变形杆菌和奇异变形杆菌为条件致病菌，常引起泌尿道感染、化脓性感染、食物中毒和儿童腹泻。

变形杆菌为革兰阴性杆菌，具有多形性，有周鞭毛，在固体培养基上呈扩散生长，形成以细菌接种部位为中心的厚薄交替、同心圆型的层层波状菌苔。

普通变形杆菌 X_{19}、X_2 和 X_k 菌株的菌体抗原（O 抗原）与立克次体有共同抗原，故可用 OX_{19}、OX_2、OX_k 以代替立克次体进行外斐反应，辅助诊断立克次体病。

第三节 厌氧性细菌

厌氧性细菌是一大群必须在无氧环境中才能生长繁殖的细菌，包括厌氧芽胞梭菌和无芽胞厌氧菌。厌氧芽胞梭菌广泛分布于土壤、人和动物肠道中，多数为腐物寄生菌，少数为致病菌。能引起人类疾病的主要有破伤风梭菌、产气荚膜梭菌和肉毒梭菌。无芽胞厌氧菌多为人或动物的正常菌群，可作为条件致病菌引起内源性感染。

一、厌氧芽胞梭菌

（一）破伤风梭菌

破伤风梭菌可引起破伤风，该菌大量存在于土壤、人和动物肠道内。破伤风是由破伤风梭菌侵入人体伤口后，在厌氧环境下生长繁殖，产生嗜神经外毒素而引起全身肌肉强直性痉挛为特点的急性传染病。

> **拓展阅读**
>
> **生锈铁钉的威力**
>
> 徐某在工地上搬砖时，左脚不小心踩在了一枚生锈的铁钉上，大脚趾被戳破，流了不少血。24 小时之后到医院就诊，但已经错过了注射破伤风抗毒素的最佳时间。后病情严重，徐某最终死亡，从被铁钉戳破到死亡，不到 7 天。

1. 生物学性状 菌体细长，长 2~5μm，宽 0.3~1.5μm，有周鞭毛，无荚膜，革兰阳性杆菌。芽胞正圆形，位于菌体的顶端，比菌体粗，呈鼓槌状（图 15-6）。专性厌氧，常用庖肉培养基培养，生长后肉渣被消化，肉汤微变黑，有腐臭味。芽胞抵抗力强，在100℃水中1小时可被破坏，干燥土壤里可存活数十年。繁殖体对青霉素敏感。

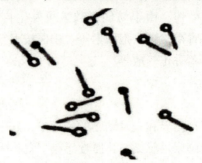

图15-6 破伤风梭菌

2. 致病性

（1）**致病条件** 破伤风梭菌经伤口感染，感染的重要条件是伤口形成厌氧环境。如伤口深而窄，混有泥土杂物；伤口坏死组织多、出血严重；伤口同时伴有需氧菌或兼性厌氧菌混合感染。厌氧环境的形成有利于芽胞萌发或细菌繁殖产生外毒素。

（2）**致病物质** 主要是破伤风痉挛毒素，毒性极强，对人致死量是1μg，属神经毒素，对脑干和脊髓前角神经细胞有高度的亲和力，能阻止抑制性神经介质的释放，使肌肉活动的兴奋与抑制失调，造成骨骼肌强直痉挛。

（3）**所致疾病** 破伤风。潜伏期1~2周。典型症状是牙关紧闭、苦笑面容、颈项强直、角弓反张，重者因呼吸肌痉挛而窒息死亡。新生儿破伤风，俗称"脐带风"，因旧法接生，使用未经灭菌的器械，将破伤风梭菌在切断脐带时带入机体感染所致。

3. 防治原则

（1）**正确处理伤口** 及早清创扩创、清除异物、切除坏死组织，用3%过氧化氢冲洗伤口，预防厌氧环境的形成。

（2）**局部或全身应用抗生素** 如大剂量使用青霉素，防止伤口局部细菌的生长繁殖。

（3）**注射破伤风抗毒素（TAT）** 受伤后24小时内紧急注射TAT 1500~3000U（症状严重者可加倍），做紧急预防。为防止过敏反应的发生，注射前要先做皮肤过敏试验。治疗应早期、足量注射TAT，一般剂量为10万~20万单位。

（4）**预防接种** 对儿童、军人和其他易受伤的人群，注射破伤风类毒素，儿童接种"百白破"三联疫苗（白喉类毒素、百日咳疫苗和破伤风类毒素混合制剂）进行预防。

（二）产气荚膜梭菌

产气荚膜梭菌主要引起气性坏疽。该菌广泛分布于自然界及人与动物的消化道中，芽胞常存在于土壤中。气性坏疽是严重的创伤感染性疾病，以肌坏死和全身毒性为特点，起病急，进展快，后果严重。

1. 生物学性状 革兰阳性的粗大杆菌，长3～5μm，宽0.6～1.5μm，菌体两端钝圆。芽胞呈椭圆形，位于菌体中央或次极端，比菌体小。有荚膜。专性厌氧，在牛乳培养基中，能迅速分解乳糖产酸、产气，产酸使酪蛋白凝固，产生的气体将凝固的酪蛋白冲成蜂窝状，气势凶猛，称为"汹涌发酵"。

2. 致病性

（1）致病物质 本菌能产生强烈外毒素和多种侵袭性酶类，会造成严重的局部感染及全身中毒。

（2）所致疾病 ①气性坏疽：多见于战伤，也见于平时的工伤及车祸等，是严重的创伤感染性疾病。致病条件与破伤风梭菌相似。潜伏期8～48小时，细菌入侵局部迅速繁殖，产生的毒素和酶导致组织溶解、细胞坏死、出血、炎症、水肿并伴气肿。严重病例表现为组织肿胀剧烈，水气夹杂，触摸时有捻发感，大块组织坏死，并有恶臭。当大量毒素入血后，可引起毒血症、休克，死亡率高。②食物中毒：潜伏期约10小时，临床表现为腹痛、腹胀、水样腹泻，症状较轻，1～2天自愈。

3. 防治原则 及时处理伤口，用3％过氧化氢冲洗，以消除局部厌氧环境，及早切除感染和坏死的组织，大量使用青霉素杀灭病原菌，早期可使用气性坏疽多价抗毒素和高压氧舱法治疗。

（三）肉毒梭菌

肉毒梭菌广泛分布于土壤及动物粪便中。受本菌污染的食品在厌氧环境下，细菌产生毒性极强烈的外毒素，经消化道吸收后引起肉毒食物中毒及婴儿肉毒病。

1. 生物学性状 革兰阳性粗大杆菌，长4～6μm，宽0.9～1.2μm，有周鞭毛，无荚膜，芽胞椭圆形，大于菌体，位于菌体次极端，呈网球拍状（图15-7）。

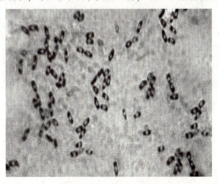

图15-7 肉毒梭菌

2. 致病性

（1）致病物质 肉毒毒素，是毒性最强的外毒素，为嗜神经毒素，毒性比氰化钾强1万倍，对人致死量约为0.1μg。肉毒毒素不耐热，煮沸1分钟即可被破坏；耐酸，在胃液中24小时不被破坏。

（2）所致疾病 ①食物中毒：肉毒梭菌污染罐头、腊肠、发酵豆制品等食品，在厌氧条件下生长繁殖并产生大量肉毒毒素。毒素可抑制乙酰胆碱的释放，影响神经冲动的传递，导致肌肉弛缓性麻痹，出现复视、斜视、眼睑下垂、吞咽困难、语言障碍，甚至窒息死亡等症状。②婴儿肉毒病：多见于2周~8个月婴儿。症状与肉毒毒素中毒类似，早期症状有便秘、吸乳、啼哭无力。

3. 防治原则 加强食品卫生管理和监督，食品低温保存，进食前要加热煮沸。对肉毒中毒病人应尽早注射多价肉毒抗毒素，同时加强护理和对症治疗，特别是维护呼吸功能，以降低死亡率。

二、无芽胞厌氧菌

无芽胞厌氧菌种类繁多，主要分布在皮肤、口腔、上呼吸道、泌尿道等部位。在正常情况下，它们对人体无害；但在特定状态下，转为条件致病菌而引起内源性感染。在临床厌氧菌中，无芽胞厌氧菌的感染率占90%，以混合感染多见。

无芽胞厌氧菌种类很多，其中以革兰阴性的脆弱类杆菌和革兰阳性的消化链球菌引起的感染最为多见。

（一）致病性

1. 致病条件 本类细菌是人体正常菌群。当寄居部位改变、宿主免疫力下降或菌群失调的情况下，若局部还有坏死组织及血液供应障碍等厌氧微环境，则易于引起内源性感染。

2. 致病物质 主要有菌毛、侵袭性酶和毒素等。

3. 所致疾病 主要为化脓性感染，可发生在全身各组织器官中，如腹腔感染、口腔感染、女性生殖道和盆腔感染、呼吸道感染、中枢神经系统感染、皮肤及软组织感染、败血症等。

（二）标本的采集与送检

无芽胞厌氧菌是人体的正常菌群，采集标本时应避免正常菌群的污染。应在无正常菌群存在的部位采集，如血液、骨髓、腹腔液、深部脓肿等；标本采集后应尽快送检，避免干燥和接触空气。

（三）防治原则

尚无有效的预防方法。治疗可选用青霉素、头孢菌素、万古霉素、甲硝唑等。

第四节 分枝杆菌属

分枝杆菌属是一类细长略弯曲的杆菌，因有分枝生长的趋势而得名。对人致病的主要有结核分枝杆菌和麻风分枝杆菌。

一、结核分枝杆菌

结核分枝杆菌是引起结核病的病原菌。结核病至今仍为世界性的重要传染病。据 WHO 报道,目前全球有 2 000 万结核病人,每年新发病例 800 万人,每年死于结核病的约有 300 万人。我国是 22 个结核病高负担国家之一,结核病人数居世界第二位,每年约 13 万人死于结核病。近年来世界上有些地方因艾滋病、吸毒、酗酒、穷困及免疫抑制剂的应用,结核病发病率呈上升趋势。

(一) 生物学性状

1. 形态与染色 菌体为细长略弯的杆菌,长 1~4μm,宽约 0.4μm,分枝生长,经抗酸染色后呈红色(图 15-8)。

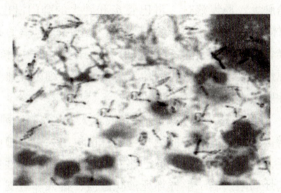

图 15-8 结核分枝杆菌

2. 培养特性 专性需氧菌,最适 pH 为 6.5~6.8。其培养特性可用"馋、懒、丑"三个字来概括。"馋":该菌对营养要求高,常用营养丰富的罗氏培养基培养;"懒":该菌生长缓慢,经 18~20 小时才分裂 1 次;"丑":该菌在固体培养基上培养,可长出乳白色或淡黄色、干燥、菜花状的粗糙型菌落。

3. 抵抗力 可用"三抗四敏感"概括。"三抗":抗干燥、抗酸碱、抗化学消毒剂。在干燥痰中可存活 6~8 个月,在尘埃中能保持传染性 8~10 天,在 3% 盐酸、6% 硫酸、4% 氢氧化钠中 30 分钟仍具活力,对染料类化学消毒剂有抵抗力。"四敏感":对湿热、紫外线、酒精、抗结核药物敏感。在液体中加热 62℃~63℃15 分钟,直接日光照射 2~7 小时,75% 酒精消毒 2 分钟即可被杀死,对链霉素、异烟肼、利福平、乙胺丁醇、卡那霉素等抗结核药物敏感。

4. 变异性 结核分枝杆菌易发生形态、菌落、毒力和耐药性的变异。

(二) 致病性

结核分枝杆菌既不含内毒素,也不产生外毒素和侵袭性酶。致病性主要与菌体成分、代谢产物的毒性及感染后机体形成的免疫病理损伤有关。

1. 致病物质

（1）荚膜　具有黏附、抗吞噬的作用。

（2）脂质　包括索状因子、磷脂、蜡质 D、硫酸脑苷脂等毒性成分。脂质可使细菌在吞噬细胞中增殖，诱发迟发型超敏反应，导致结核结节和干酪样坏死形成。

（3）蛋白质　主要为结核菌素，与蜡质 D 结合后可诱发迟发型超敏反应。

2. 所致疾病　结核分枝杆菌引起结核病。可通过呼吸道、消化道或皮肤黏膜破损处侵入机体，引起多种组织器官的感染，其中以肺结核（中医称肺痨）最多见。肺结核可分为原发和继发感染两种。

（1）原发感染　为初次感染，多见于儿童。结核分枝杆菌经呼吸道进入肺泡后被吞噬细胞吞噬后繁殖，吞噬细胞裂解死亡后释放出大量细菌，在肺泡内引起炎症，称为原发病灶。由于机体缺乏特异性免疫，结核分枝杆菌常经淋巴管到达肺门淋巴结后繁殖，引起肺门淋巴结肿大。原发病灶、淋巴管炎和肿大的肺门淋巴结称为原发复合征。感染 3~6 周后，机体产生特异性细胞免疫，同时也会出现迟发型超敏反应。90% 以上的原发感染形成纤维化和钙化而自愈。但病灶内仍有一定量的结核分枝杆菌长期潜伏，是结核病复发和内源性感染的来源。少数免疫力低下者，细菌经血和淋巴管扩散，引起粟粒性结核或结核性脑膜炎等。

（2）继发感染　为再次感染，多见于成人或较大儿童。多由原发感染引起，当机体免疫力下降时，潜伏在原发病灶中的结核分枝杆菌再次大量繁殖而发病；也可由外源性结核分枝杆菌的侵入而引起。此时机体已建立起抗结核的特异性免疫，可形成结核结节和干酪样坏死，病灶局限。若干酪样坏死液化破溃，排入邻近支气管，则可形成空洞并释放大量结核分枝杆菌，此称为开放性肺结核。

（三）免疫性

1. 免疫特点　结核分枝杆菌的免疫属传染性免疫，以细胞免疫为主，又称有菌免疫。机体感染结核分枝杆菌时才有免疫力，菌体被消除，免疫力也随之消失。机体在产生抗结核免疫的同时，也会引起迟发型超敏反应。

2. 结核菌素试验　是用结核菌素来测定机体对结核分枝杆菌是否发生迟发型超敏反应（即细胞免疫力）的皮肤试验。常用的结核菌素有两种：旧结核菌素（OT）和纯蛋白衍生物（PPD）。目前主要采用 PPD。

（1）方法　取 PPD 5 单位注射于受试者前臂掌侧皮内，48~72 小时后观察结果。

（2）结果　①阴性反应：若红肿硬结的直径小于 5mm，表明未感染过结核分枝杆菌或未接种过卡介苗。但也要考虑感染初期、老年人、严重结核病患者和细胞免疫低下的情况。②阳性反应：直径为 5~15 mm，表明机体已感染过结核分枝杆菌或卡介苗接种成功，对结核分枝杆菌有一定免疫力。③强阳性反应：直径大于 15 mm，表明体内可能有活动性结核病灶。

（3）意义　通过结核菌素试验可以选择卡介苗接种对象及测定预防接种后的免疫效果，可以对结核病进行辅助诊断，可检测机体细胞免疫功能，进行流行病学调查。

(四) 微生物学检查

结核病在临床上常借助 X 射线诊断,但微生物学检查仍是确诊的重要依据。根据结核分枝杆菌感染部位不同,采集不同标本,如痰、尿、粪便、脑脊液等。

1. 直接涂片检查 标本抗酸染色后镜检,若发现抗酸阳性菌,可作初步诊断。有杂菌的标本如痰、尿、粪等,需经4%氢氧化钠或3%盐酸处理15分钟杀死杂菌,去除标本中的黏稠成分,离心沉淀,取沉淀物再涂片染色镜检。

2. 分离培养 标本处理后接种于固体培养基,37℃培养,2~6周后可形成肉眼可见的菌落。必要时可取培养物做生化反应或动物试验。

(五) 防治原则

接种卡介苗(BCG)是预防结核病最有效的措施。接种对象是新生儿和结核菌素试验阴性儿童。目前常用抗结核药物有利福平、异烟肼、对氨水杨酸、乙胺丁醇、链霉素等,应早期、联合、足量、足疗程用药以提高疗效并减少耐药性。

二、麻风分枝杆菌

麻风分枝杆菌引起麻风病。麻风是一种慢性病。患者是唯一传染源。患者鼻咽腔分泌物、皮疹渗出液、乳汁、精液及阴道分泌物中均可带菌,通过破损的皮肤、黏膜,呼吸道吸入或密切接触传播。潜伏期一般6个月至5年,长者可达20年。

麻风病人分为结核样型、瘤型、界线类和未定类。①结核样型:占60%~70%。患者免疫力强,大量细菌被巨噬细胞杀灭,传染性小。细菌主要侵犯皮肤与外周神经,很少侵犯内脏,早期皮肤出现斑疹并伴有感觉功能障碍。②瘤型:约占20%~30%。患者免疫力弱,传染性强。细菌主要侵犯皮肤黏膜,并累及神经系统,皮肤和黏膜下易形成红斑和结节,面部结节融合可呈狮子面容,是麻风的典型病灶。③界线类:兼有结核样型和瘤型的特点,能向两型演变。④未定类:为麻风的前期病变,大多数病例多转化为结核样型。

麻风病目前尚无特异性的预防方法。早发现、早隔离、早治疗病人为主要防治措施。治疗用药有砜类、利福平、氯苯吩嗪及丙硫异烟胺等。

> **拓展阅读**
>
> ### 恐怖绝症:旧中国的麻风病
>
> 麻风病在我国已经有2000多年的历史。当时麻风病造成大量患者肢体、面部和眼睛残疾。明清时期,政府对该病基本无防治的措施,对病人抱以"灭绝"处理的态度。
>
> 清末,麻风病在西方国家已经灭绝,但在中国,患者还有上百万人。这一情况引起西方医学界的关注,一些医生和懂医术的传教士来到中国开设麻

> 风病院，收治麻风病患者。1891年，中国最早的麻风病院建立，收容麻风病人一百多名，强行注射治疗，成效卓著。
>
> 进入"民国"时期，政府开始积极防治麻风病，推动麻风院的建设，1924年完全由中国官方自办的麻风院建立。

第五节 其他病原性细菌

一、霍乱弧菌

霍乱弧菌引起的霍乱属于烈性消化道传染病，在人类历史上霍乱发生过7次世界大流行。霍乱弧菌分为两个生物型：古典生物型和ElTor生物型。

（一）生物学性状

菌体呈弧状或逗点状，长1~3μm，宽0.3~0.8μm，革兰染色阴性（图15-9）。无芽胞，有菌毛，某些菌株有荚膜，单鞭毛，像蝌蚪一样呈穿梭样运动，非常活泼。兼性厌氧，营养要求不高，耐碱不耐酸，适合生长的pH值为8.2~9.0。菌落较大、圆形、扁平、无色透明或半透明似水滴状。该菌对热、日光、干燥、酸及常用消毒剂敏感，在水中生存能力强，但在胃酸中仅能存活4分钟，在沸水中1~2分钟可被杀死。

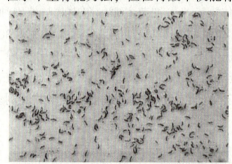 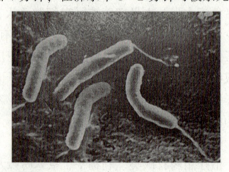

图15-9 霍乱弧菌

（二）致病性

1. 致病物质

（1）鞭毛与菌毛 鞭毛运动有助于细菌穿过肠黏膜表面的黏液层，菌毛有助于该菌黏附于小肠黏膜上皮细胞。

（2）霍乱肠毒素 外毒素，化学成分为蛋白质，可激活腺苷酸环化酶，使胞内cAMP浓度增高，肠黏膜上皮细胞分泌功能亢进，致使Na^+、K^+、HCO_3^-、H_2O等大量分泌，使大量水分和电解质进入肠腔，可引起严重的呕吐和腹泻。

2. 所致疾病 霍乱是我国法定的甲类传染病。人类是霍乱弧菌的唯一易感者,传染源为患者和带菌者,通过污染的水源或食品经消化道感染,细菌进入胃后,易被胃酸杀死。当胃酸缺乏或暴饮暴食使胃酸降低,部分霍乱弧菌可进入小肠,释放肠毒素。一般在吞食细菌后2~3天,突然出现剧烈腹泻和呕吐,多无腹痛,严重时每小时失水高达1L,排出米泔水样的腹泻物,导致机体严重失水,出现微循环衰竭,同时丧失大量电解质,引起代谢性酸中毒,严重者可因肾衰、休克而死亡。

(三) 免疫性

病后机体可产生对同型菌的牢固免疫力,主要是体液免疫。

(四) 标本采集与送检

霍乱传播快、播散广,对首例患者的病原学诊断应快速、准确,并及时报告疫情。取病人米泔水样粪便、呕吐物作为检查标本,注意粪、尿不能混合。标本应尽快送检,如不能及时送检,应将标本置于保存液中。标本要严密包装,专人送检。

(五) 防治原则

及时发现、隔离和治疗病人,严格处理病人的呕吐物和排泄物,必要时实行疫区封锁,以防疫情蔓延。加强饮水消毒和食品卫生管理。加强国境检疫,做好疫情报告。培养良好个人卫生习惯,不生食贝壳类海产品等。接种霍乱疫苗,提高人群免疫力。治疗以及时补充水和电解质为主,同时使用抗生素杀菌。

二、炭疽芽胞杆菌

炭疽芽胞杆菌引起炭疽病,该病呈全球性分布,主要在南美洲、东欧、亚洲及非洲地区。我国全年均有发生,多数为散发病例。炭疽芽胞杆菌既可以感染植物,也可以感染牛、羊等草食动物,人可通过和患病动物及畜产品接触或食用而被感染,因此炭疽病多发于牧民、农民、屠宰与肉类加工和皮毛加工工人及兽医等。夏季因皮肤暴露多而较易感染。

(一) 生物学性状

革兰阳性粗大杆菌,两端截平,单个或短链状排列。无鞭毛,有荚膜。芽胞呈椭圆形,位于菌体中央(图15-10)。营养要求不高,在普通琼脂培养基上形成灰白色、边缘不整齐的粗糙型菌落。

繁殖体抵抗力不强,加热60℃30分钟死亡,易被一般消毒剂杀死。但芽胞抵抗力相当强,在干燥的土壤或皮毛中常温下可存活数十年,牧场一旦污染,传染性可持续数十年。芽胞对化学消毒剂抵抗力也很强,5%苯酚中需要2小时才能杀灭。

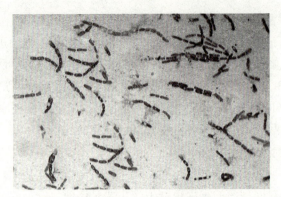

图 15-10　炭疽芽胞杆菌

(二) 致病性

炭疽是人畜共患的急性传染病,死亡率很高。致病的主要因素是荚膜和炭疽毒素,二者缺一都会使毒力减弱或消失。荚膜抗吞噬,有利于该菌在体内繁殖和扩散;炭疽毒素是造成感染者致病和死亡的主要原因。

炭疽病的主要传染源是患病的草食动物,如牛、羊、马、骆驼等,直接或间接接触病畜和染菌的皮、毛、肉、骨粉或涂抹染菌的脂肪均可引起皮肤炭疽;吸入带炭疽杆菌的气溶胶、尘埃可引起肺炭疽;进食带菌肉类可引起肠炭疽。其中皮肤接触病畜及食用病畜肉是炭疽的主要原因。

(三) 免疫性

患者病后可获得持久免疫力,主要与体液免疫有关。

(四) 微生物学检查

取病灶分泌物、痰液或胸腔积液、粪便或呕吐物直接涂片染色镜检,观察典型细菌;标本接种于血平板和炭疽芽胞杆菌选择性培养基;或应用 ELISA 等免疫方法检测血清中的保护性抗体。

(五) 防治原则

炭疽的预防重点应放在家畜感染的防治及牧场的卫生防护上。病、死畜类应严格隔离,严禁剥皮或煮食,应焚烧或深埋 2m 以下。流行区易感人群及家畜应进行炭疽减毒活疫苗接种。治疗首选青霉素。

三、白喉棒状杆菌

白喉棒状杆菌属于棒状杆菌属,俗称白喉杆菌。是人类白喉的病原体,因患者咽喉部常出现灰白色假膜而得名。

(一) 生物学性状

菌体细长、微弯曲，常一端或两端膨大呈棒状，故名棒状杆菌。排列不规则，常呈 V、L、X 等字母形状。无荚膜、鞭毛和芽胞。革兰染色阳性，用亚甲蓝染色可见菌体中有着色较深的异染颗粒，为本菌特征之一（图15-11）。需氧或兼性厌氧，营养要求高，在含凝固血清的吕氏血清斜面上生长迅速，形成细小、灰白、圆形突起的菌落。

白喉棒状杆菌对湿热抵抗力不强，对寒冷和干燥抵抗力强。在物品表面可生存数天到数周。对一般消毒剂敏感，对青霉素、红霉素、氯霉素敏感，对磺胺类药物不敏感。

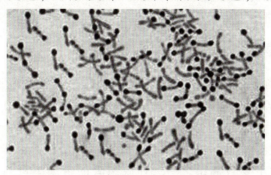

图15-11　白喉棒状杆菌（异染颗粒）

(二) 致病性

主要致病物质为白喉毒素，为外毒素，毒性强烈，化学成分为蛋白质，能干扰细胞蛋白质的合成，导致细胞变性和坏死。

人对白喉棒状杆菌普遍易感，尤其是儿童。此病多在秋冬季流行，传染源是病人和带菌者，飞沫传播。细菌感染咽、喉部后，引起局部炎症及全身中毒症状。由于产生的毒素导致黏膜上皮细胞坏死、血管扩张、组织水肿、炎症细胞浸润，血管渗出物含有纤维蛋白，将炎症细胞、黏膜坏死组织和白喉棒状杆菌凝集在一起，形成灰白色膜状物，称为假膜。假膜向气管内延伸则易造成脱落，易使呼吸道阻塞引起窒息。白喉棒状杆菌一般不侵入血流，但外毒素可随血流播散，与易感的心肌、肝、肾、外周神经、肾上腺等脏器的组织或细胞结合，在临床上出现心肌炎、声嘶、软腭麻痹、吞咽困难、膈肌麻痹及肾上腺功能障碍等多种症状。

(三) 免疫性

感染或注射白喉类毒素后可获得牢固的免疫力，主要是抗毒素的中和作用。

(四) 微生物学检查

用鼻咽拭子直接从患者鼻咽腔、咽喉等病变部位假膜边缘取材。将棉拭子标本直接涂片，进行美蓝和革兰染色，镜检有典型异染颗粒的白喉棒状杆菌，结合临床症状可初步诊断。

（五）防治原则

1. 人工主动免疫 注射白喉类毒素是预防白喉的主要措施。目前国内外接种百白破三联疫苗，婴儿出生 3 个月初次接种，在 3~4 岁和 6~8 岁各加强接种 1 次，以后每 10 年重复接种 1 次。这样可获得较好的免疫力。

2. 人工被动免疫 用于紧急预防和治疗。对密切接触白喉病人的易感儿童需肌肉注射白喉抗毒素 1000~3000U 作为紧急预防，同时应注射白喉类毒素以延长免疫力。治疗病人应早期足量使用白喉抗毒素，但应注意预防超敏反应的发生，此外还要同时用青霉素、红霉素等有效抗生素治疗。

四、铜绿假单胞菌

铜绿假单胞菌又称绿脓杆菌，是因为在生长代谢中产生水溶性绿色色素而得此名。该菌分布广泛，自然界、人体体表、肠道、呼吸道及泌尿生殖道均有存在。

铜绿假单胞菌为重要的条件致病菌。该菌广泛分布于水、土壤、人体体表和与外界相通的腔道，主要通过污染的医疗器械、用具及带菌医护人员引起医院内感染，是医院内感染的主要致病菌之一，住院患者的带菌率可高达 20%。在人体抵抗力下降时，可通过多途径传播，引起皮肤感染、呼吸道感染、泌尿道感染、烧伤感染等，还可导致心内膜炎、菌血症、囊性纤维变性等，严重者可导致败血症，死亡率较高。

五、流感嗜血杆菌

流感嗜血杆菌俗称流感杆菌，可引起流感、小儿急性脑膜炎、鼻咽炎、中耳炎等。

流感嗜血杆菌的主要致病物质为荚膜、菌毛、内毒素和 IgA 酶等。流感嗜血杆菌主要通过呼吸道传播，正常人咽喉部携带该菌的比率为 30%~50%。当机体抵抗力下降时，可引起原发性感染，如脑膜炎、呼吸道感染、心包炎、化脓性关节炎等；继发性感染常见于麻疹、百日咳、肺结核等。

接种 b 型流感嗜血杆菌荚膜多糖疫苗有良好的免疫效果，能有效地降低幼儿脑膜炎的发病率和病菌携带率。治疗可选用如氨苄青霉素等广谱抗生素或磺胺类药物，但要避免抗药性的形成。静脉注射头孢噻肟钠有很好的疗效。

六、嗜肺军团菌

1976 年美国费城的一次退伍军人集会期间，爆发流行一种原因不明的急性发热性呼吸道疾病，当时称为军团病。与会的 149 人中，有 34 人死亡。从 4 例死亡者肺组织中分离出一种新的革兰阴性杆菌，随后发现有多个菌种和血清型，被命名为军团菌属。该菌属在自然界普遍存在，特别容易存在于各种天然水源及人工冷、热水管道系统中。其代表菌株是嗜肺军团菌。

该菌为革兰阴性小杆菌，着色浅，有多形性。为需氧菌，对营养要求严格，需用专用培养基培养，生长较慢。嗜肺军团菌的生存能力较强，在人工水环境中（自来水、热水淋浴器、空调冷却水等）可存活数月。

军团病好发于夏秋季，细菌通过空气传播，易侵犯患有慢性疾病或免疫功能低下的患者，如慢性支气管炎或肺气肿的患者、恶性肿瘤及使用激素和器官移植的患者。临床上有3种感染类型，即流感样型、肺炎型和肺外感染型，以肺炎型最常见。除呼吸道症状外还有明显的多器官损害，头痛、畏寒、发热并伴有消化道及神经系统症状及体征，死亡率高。近年来，军团菌在医院内感染中的位置越来越被重视。

目前尚无嗜肺军团菌的特异性疫苗。加强水资源管理及人工输水管道和设施的消毒处理，防止军团菌造成空气和水源污染，是预防军团菌病扩散的重要措施。临床上用甲氧苄啶，也可用磺胺异恶唑与红霉素或利福平联合用药治疗。

七、幽门螺杆菌

幽门螺杆菌与人类十二指肠溃疡、胃溃疡及胃黏膜相关B细胞淋巴瘤的发生有密切关系。

该菌为革兰阴性弯曲菌，菌体呈弧形、S形或螺旋状，有鞭毛，运动活泼。为微需氧菌，营养要求较高，生长缓慢，培养3～6天后才形成针尖大小的菌落。

幽门螺杆菌只能生存在胃黏膜上，人群普遍易感。人是幽门螺杆菌的传染源，经粪-口途径传播。该菌致病机制尚不明确。幽门螺杆菌是引起消化性溃疡的主要致病菌，还与胃肠道肿瘤的发生有关。感染本菌2周后可能发生急性胃炎，绝大多数感染者通常引发慢性活动性胃窦炎，长期感染者可发展为萎缩性胃炎、溃疡、胃腺癌和胃黏膜相关B细胞淋巴瘤。

小 结

常见病原性细菌
- 化脓性球菌：葡萄球菌属、链球菌属、奈瑟菌属 { 脑膜炎奈瑟菌 / 淋病奈瑟菌 }
- 肠道杆菌：大肠埃希菌、志贺菌属、沙门菌属、变形杆菌属
- 厌氧性细菌 { 厌氧芽胞梭菌：破伤风芽胞梭菌、产气荚膜梭菌、肉毒梭菌 / 无芽胞厌氧菌 }
- 分枝杆菌属：结核分枝杆菌、麻风分枝杆菌
- 其他病原性细菌：霍乱弧菌、炭疽芽孢杆菌、白喉棒状杆菌、铜绿假单胞菌、流感嗜血杆菌、嗜肺军团菌、幽门螺杆菌

同步训练

一、单项选择题

1. 引起化脓性感染最常见的细菌是（　　）
   A. 变形杆菌　　　　　　　　B. 脑膜炎奈瑟菌
   C. 大肠埃希菌　　　　　　　D. 葡萄球菌
   E. 破伤风梭菌

2. 破伤风梭菌的致病因素是（　　）
   A. 溶血毒素　　　　　　　　B. 红疹毒素
   C. 肠毒素　　　　　　　　　D. 痉挛毒素
   E. 肉毒毒素

3. 作为食品、饮水及药品卫生监督检测指标的肠道杆菌是（　　）
   A. 大肠埃希菌　　　　　　　B. 猪霍乱沙门菌
   C. 宋内氏志贺菌　　　　　　D. 变形杆菌
   E. 沙门菌

4. 伤寒的并发症常发生在（　　）
   A. 第1周　　　　　　　　　B. 第2周
   C. 第2~3周　　　　　　　　D. 第3周
   E. 第4周

5. 霍乱患者排"米泔水样"粪便是由下列哪种致病因素引起的（　　）
   A. 鞭毛　　　　　　　　　　B. 菌毛
   C. 黏液素酶　　　　　　　　D. 霍乱肠毒素
   E. 白喉毒素

6. 下列无芽胞细菌中抵抗力最强的是（　　）
   A. 淋病奈瑟菌　　　　　　　B. 葡萄球菌
   C. 肺炎链球菌　　　　　　　D. 链球菌
   E. 沙门菌

7. 细菌性痢疾的病原菌是（　　）
   A. 大肠埃希菌　　　　　　　B. 志贺菌属
   C. 沙门菌属　　　　　　　　D. 变形杆菌属
   E. 链球菌

8. 儿童猩红热是由哪种病原体引起的（　　）
   A. 金黄色葡萄球菌　　　　　B. A群链球菌
   C. 肺炎链球菌　　　　　　　D. 脑膜炎奈瑟菌
   E. 沙门菌

9. 肺结核患者最有诊断意义的实验室检查是（　）
   A. 白细胞分类　　　　　　　　B. 致病菌检查
   C. 结核抗体　　　　　　　　　D. 结核菌素试验
   E. 肥达试验
10. 泌尿系统感染最常见的细菌是（　）
    A. 大肠杆菌　　　　　　　　　B. 变形杆菌
    C. A 群链球菌　　　　　　　　D. 淋病奈瑟菌
    E. 沙门菌

二、简答题
1. 金黄色葡萄球菌和链球菌引起的化脓性感染有何不同？
2. 疑为肠热症患者，如何采集标本？
3. 破伤风的防治原则是什么？

第十六章 病毒概述

知识要点

1. 掌握病毒的主要生物学性状。
2. 熟悉病毒的感染与抗病毒免疫。
3. 了解病毒感染的检查方法与防治原则。

病毒是一类个体微小，结构简单，只含一种类型核酸（RNA 或 DNA），且必须在易感的活细胞内寄生，以复制方式增殖的非细胞型微生物。

病毒在自然界中分布广泛，人类传染病中 70%～80% 由病毒引起。常见的病毒性疾病如流行性感冒、病毒性肝炎、狂犬病等。病毒性疾病具有传染性强、流行广泛、可引起持续性感染、死亡率高等特点，目前尚缺乏治疗的有效药物。

第一节 病毒的生物学性状

一、病毒的大小与形态

病毒个体微小，必须借助电子显微镜放大才能观察到，病毒的大小以纳米（nm，1nm = 1/1000μm）为测量单位。各种病毒大小差别很大，介于 20～300 nm 之间。病毒的形态因种类不同而异，导致人和动物致病的病毒多数为球形，少数为砖形（如痘病毒）、弹头状（如狂犬病病毒）；感染细菌的病毒呈蝌蚪状（即噬菌体）；植物病毒多呈杆形（如烟草花叶病毒）（图 16-1）。

二、病毒的化学组成与结构

（一）病毒的化学组成

病毒的主要化学成分是核酸（RNA 或 DNA）和蛋白质，有的还含有少量的脂类和糖类。

（二）病毒的基本结构

病毒的基本结构由核心和衣壳构成，称为核衣壳，即裸露病毒（无包膜病毒）；有

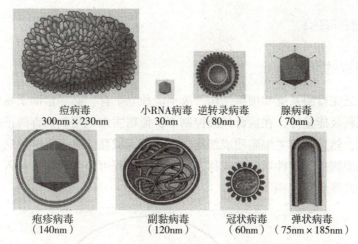

图 16-1 常见病毒的形态与结构示意图

些病毒在核衣壳外还有一层包膜,称为包膜病毒(图 16-2)。

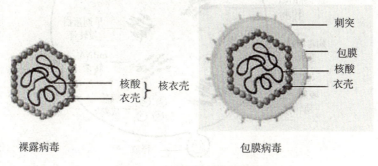

图 16-2 病毒体结构示意图

1. 核心 核心是病毒的中心结构,由一种核酸(RNA 或 DNA)组成。根据核酸类型不同可将病毒分为 RNA 病毒或 DNA 病毒两大类。核酸即病毒的基因组,控制着病毒的增殖、遗传、变异和传染等生物学性状。

2. 衣壳 衣壳是指包围在核心外面的蛋白质结构。衣壳由许多壳粒(即蛋白质亚单位)组成,排列成不同的立体构型,如二十面体立体对称型、螺旋对称型和复合对称型。衣壳的功能是:①保护作用,使病毒核酸免受核酸酶或其他理化因素的破坏;②吸附作用,与病毒吸附、穿入易感宿主细胞密切相关;③具有免疫原性,可诱导机体产生特异性免疫应答。

3. 包膜 包膜为病毒成熟过程中以出芽方式穿过宿主细胞膜或核膜时获得的膜状结构,主要含有类脂、蛋白质和糖类。包膜上由病毒编码产生的糖蛋白镶嵌成钉状突起,称为刺突。包膜的作用是:①保护核衣壳;②与病毒的吸附、穿入易感宿主细胞有关;③病毒刺突(糖蛋白)具有免疫原性,可诱导机体产生免疫应答。

三、病毒的增殖

(一) 病毒的复制

病毒因缺乏完整酶系统和细胞结构,故不能独立生存,必须借助于易感宿主细胞提供酶系统、原料及能量等,在病毒核酸控制下,使宿主细胞复制病毒的子代核酸及合成病毒的蛋白质,然后在宿主细胞质或细胞核内装配为成熟的有感染性的病毒,再以不同的方式释放到细胞外,这种增殖方式称为复制。其过程可分为吸附、穿入、脱壳、生物合成及成熟释放等步骤(图16-3)。

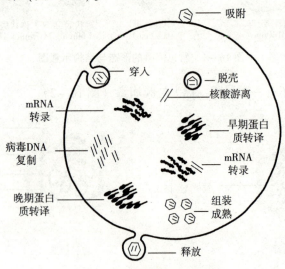

图16-3 病毒增殖过程示意图

(二) 包涵体

某些病毒在宿主细胞内增殖,在细胞质或细胞核内会形成一种圆形或椭圆形的斑块结构,称为包涵体。包涵体在普通光学显微镜下即可观察到,病毒不同其特征各异,检查病毒的包涵体可辅助诊断某些病毒性疾病。如狂犬病毒的包涵体(又称内基小体)可辅助诊断狂犬病。

四、病毒的干扰现象

两种病毒感染同一宿主细胞时,可发生一种病毒抑制另一种病毒增殖的现象,称为病毒的干扰现象。干扰现象在同种、异种、同型或同株病毒之间均可发生;既可发生在活病毒之间,也可发生在活病毒与灭活病毒之间,甚至灭活病毒也可干扰活病毒。了解病毒的干扰现象可指导合理应用疫苗,避免同时使用有干扰现象的两种病毒疫苗,以防止降低疫苗的免疫效果;对感染病毒性疾病者应暂缓疫苗接种。

五、病毒的抵抗力

病毒受理化因素的作用而失去传染性,称为病毒的灭活。大多数病毒耐冷不耐热,加热 50℃~60℃ 30 分钟,均可被灭活(肝炎病毒除外,需 100℃ 10 分钟)。温度越低,病毒保存活力越久,在 -20℃ 以下或应用冷冻真空干燥可保存病毒数月或数年。病毒核酸对射线较敏感,如 X 射线、γ 射线和紫外线能使病毒灭活。

多数病毒在 pH6~8 之间较稳定,而在 pH5 以下或 pH9 以上容易被灭活。甲醛能破坏病毒的感染性而对其免疫原性影响不大,故常用于制备灭活疫苗。有包膜的病毒对脂溶剂(乙醚、氯仿等)敏感。过氧化氢、高锰酸钾、漂白粉、碘和碘化物、70% 乙醇能使大多数病毒灭活;过氧乙酸、次氯酸盐等对肝炎病毒有较好的消毒作用。病毒对抗生素不敏感,但对干扰素敏感。某些中药如板蓝根、大青叶、大黄等对病毒有一定抑制作用。

六、病毒的遗传变异

1. 抗原结构变异 大多数病毒的抗原结构比较稳定,不容易发生变异。少数病毒(如甲型流感病毒)的血凝素(HA)和神经氨酸酶(NA)易发生变异,可造成流感的流行,也增加了预防的难度。

2. 毒力变异 指病毒对宿主致病能力的变异。通常在自然条件下或采用人工的方法使病毒的毒力减弱或消失,制备活疫苗用于病毒性疾病的预防,如目前已在临床使用的甲型肝炎减毒活疫苗、麻疹减毒活疫苗、乙型脑炎减毒活疫苗等。病毒的毒力也能由弱变强发生变异,从而导致感染者病情加重。

第二节 病毒的感染与抗病毒免疫

一、病毒的感染

(一)病毒的感染途径和方式

1. 水平传播 指病毒在不同个体之间的传播。其常见的传播途径包括:①经呼吸道传播,如流感病毒;②经消化道传播,如甲型肝炎病毒;③经皮肤传播,如乙脑病毒经蚊的叮咬、狂犬病毒由患病动物咬伤自皮肤侵入;④性接触途径传播,如人类免疫缺陷病毒(HIV);⑤血源传播,病毒通过输血、注射、手术等方式直接入血造成感染,如乙型肝炎病毒(HBV)、人类免疫缺陷病毒(HIV);⑥多种途径传播,有些病毒可经多种途径侵入人体,如 HIV、HBV。

2. 垂直传播 指病毒通过胎盘或产道由母体传播给胎儿的方式,如风疹病毒、HBV、HIV 等病毒的传播。此传播方式对胎儿危害极大且很难控制,可导致胎儿畸形、早产、甚至造成死胎。

(二) 病毒的感染类型

1. 隐性感染 病毒侵入机体后不出现临床症状,称为隐性感染或亚临床感染。通过隐性感染可使机体获得针对某些疾病的特异性免疫力,如脊髓灰质炎、甲型肝炎等。病毒隐性感染较常见,因未表现明显临床症状,往往造成漏诊和误诊,但病毒仍可在体内增殖并向外界播散,成为重要的传染源。进行健康体检或普查时常发现隐性感染者,故在流行病学上具有重要意义。

2. 显性感染 病毒侵入机体引起明显的临床症状,称为显性感染,包括以下两种类型:

(1) 急性感染 一般潜伏期较短,发病急,病程数日至数周,病愈后机体内不再有病毒存在,如流行性感冒、甲型肝炎等。

(2) 持续性感染 一般病程较长,病毒可持续存在体内数月、数年或终身,机体可出现或不出现临床症状,但病毒可不断排出体外,成为重要的传染源。持续性感染包括:①慢性感染:病毒在显性或隐性感染后未被完全清除,仍在体内持续增殖,临床症状反复发作、迁延不愈,病程可达数月或数年之久。如慢性乙型肝炎等。②潜伏感染:急性或慢性感染后,病毒长期潜伏于某些特定组织细胞中,与机体处于相对平衡状态,不出现临床症状。一旦平衡被破坏,病毒可大量增殖,引起临床症状。如水痘-带状疱疹病毒、单纯疱疹病毒等。③慢发病毒感染:为慢性发展且进行性加重的病毒感染。较为少见但后果严重。潜伏期长,可达数月、数年甚至数十年,一旦发病出现症状,即表现为进行性加重,最终导致死亡,又称迟发病毒感染。如儿童期感染麻疹病毒后引起的亚急性硬化性全脑炎(SSPE)。

案例分析 16-1

带状疱疹与潜伏感染

患者,女,42岁。因低热、乏力,胸腰部皮肤出现粟粒大小水疱就诊。水疱簇状分布而不融合,伴有疼痛、烧灼感,沿神经呈带状排列,确诊为带状疱疹。经治疗2~3周后治愈,水疱干涸、结痂脱落后留有暂时性淡红斑或色素沉着。

分析:

经询问病史,该患者6岁时曾感染水痘,痊愈后病毒潜伏于脊神经根内,最近因工作压力大,抵抗力低下,病毒大量增殖,使受侵犯的神经和皮肤产生强烈的炎症。皮疹为集簇性的疱疹,有单侧性和按神经节段分布的特点,并伴有疼痛;发病年龄愈大,神经痛愈严重。本病多发生于春秋季,发病率随年龄增大而明显上升。

二、病毒的致病机制

（一）病毒对宿主细胞的直接作用

病毒对宿主细胞的损害方式因病毒种类不同而异，常见的有以下 4 种：

1. 杀细胞效应 病毒在细胞内增殖引起细胞溶解死亡的效应。某些病毒在宿主细胞中增殖时，利用细胞内物质合成病毒蛋白质，从而干扰宿主细胞蛋白质的合成和核酸代谢，导致细胞死亡；也可引起宿主细胞溶酶体膜功能改变，释放溶酶体酶，导致细胞自溶。多见于无包膜病毒（如脊髓灰质炎病毒、柯萨奇病毒等）的感染。

2. 细胞膜改变 病毒感染宿主细胞后虽不引起细胞溶解死亡，但能使宿主细胞膜发生改变：①引起感染细胞与未感染细胞融合，病毒从感染细胞进入邻近正常细胞，形成多核巨细胞，有利于病毒的扩散；②引起感染细胞膜出现新抗原；③引起细胞膜通透性异常。

3. 细胞转化 病毒感染细胞后，可将其核酸整合到宿主细胞的染色体中，使宿主细胞遗传性改变，甚至发生恶性转化，与肿瘤的形成有关。

4. 包涵体的形成 病毒感染宿主细胞后，在细胞质或细胞核内可形成圆形或椭圆形的斑块状结构，称为包涵体。病毒种类不同所形成包涵体的位置、形状及染色性也有所不同，可协助诊断某些病毒性疾病。

（二）病毒对机体的免疫病理损伤

病毒感染宿主细胞后，可使宿主细胞膜上出现新抗原或发生自身抗原改变，均可刺激机体产生特异性免疫应答，从而导致免疫病理损伤。

三、抗病毒免疫

机体抗病毒感染的免疫应答包括固有免疫与适应性免疫。前者指在适应性免疫产生之前，机体对病毒初次感染的天然抵抗力，主要为自然杀伤细胞（NK 细胞）、单核吞噬细胞及干扰素等的作用；后者指抗体及 T 淋巴细胞介导的抗病毒免疫。

（一）固有免疫的抗病毒作用

1. 屏障作用 先天性免疫即指非特异性免疫。皮肤、黏膜是阻止病毒感染的第一道屏障；胎盘屏障能有效保护胎儿免受来自母体的病毒感染；血-脑屏障能阻止病毒侵入中枢神经系统。

2. 自然杀伤细胞和单核吞噬细胞 NK 细胞在无抗原刺激的情况下，即能杀伤携带病毒抗原的靶细胞；单核吞噬细胞能吞噬并消化大分子异物病毒。

3. 干扰素的作用 干扰素（IFN）是病毒或干扰素诱生剂作用下，由宿主细胞产生的一组具有高度活性、多功能的糖蛋白。干扰素可分为 α、β 和 γ 3 种：α 干扰素主要由人类白细胞产生，β 干扰素主要由成纤维细胞产生，二者属于 I 型干扰素；γ 干扰素由T细胞产生，属于Ⅱ型干扰素。干扰素具有广谱抗病毒作用，通过诱导受染细胞产生抗病毒蛋白质来抑制多种病毒的增殖（图16-4），此外干扰素还有抗肿瘤和免疫调节作用。干扰素的作用特点：①广谱性：一种病毒诱导细胞产生的干扰素能抑制其他病毒的增殖；②间接性：干扰素不能直接干扰病毒的复制，而是通过诱导受染细胞产生抗病毒蛋白间接发挥抑制病毒增殖的作用；③特异性：干扰素的抗病毒作用具有高度的种属特异性，即人类细胞产生的干扰素只能保护人类细胞，对动物细胞则无效。

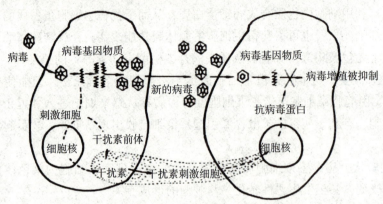

图16-4 干扰素的产生及抗病毒作用的原理

（二）适应性免疫的抗病毒作用

适应性免疫又称特异性免疫。病毒具有较强的免疫原性，可诱导机体产生有效的特异性免疫（体液免疫和细胞免疫）。细胞外游离的病毒，通过抗体的中和作用、ADCC作用使病毒不能吸附易感细胞，或通过激活补体等多种途径清除病毒。因抗体很难进入细胞，对已侵入细胞内的病毒的清除主要依赖细胞免疫发挥作用，参与的细胞主要有细胞毒型T细胞（Tc）、巨噬细胞及NK细胞。

第三节 病毒感染的检查方法与防治原则

一、病毒感染的检查

（一）标本的采取与送检

病毒感染早期按照无菌操作、根据不同的病毒疾病采取不同部位的标本，通常包括鼻咽分泌液、痰液、粪便、血液、脑脊液等。

病毒在室温下易灭活，标本应立即送检。若不能立即送检的标本应冷藏或置于50%甘油盐水中保存；若采集的标本被细菌污染，可加适量抗生素处理后送检。若做血清学检查，则应分别取早期和恢复期两份血清标本，以对照检查抗体效价的变化。

（二）形态学检查

1. 光学显微镜检查 仅用于病毒包涵体的检查及某些大病毒颗粒（痘类病毒）的检查。

2. 电子显微镜检查 观察病毒的形态、结构可协助早期诊断；也可将病毒标本与特异性抗体混合后使病毒凝集成团，再用电镜观察即免疫电镜法，可提高病毒的检出率。

（三）病毒的分离培养

病毒只能在活的易感细胞内才能复制增殖，所以培养病毒必须提供活的易感细胞。常用方法有动物接种、鸡胚培养和组织细胞培养。

（四）免疫学检查

应用抗原抗体反应的原理，用已知病毒抗原检测病人血清中的相应抗体，以确诊某些病毒性疾病或进行流行病学调查；也可用已知抗体检测未知病毒抗原，以鉴定病毒或快速诊断病毒性疾病。这类方法有免疫荧光技术、ELISA、放射免疫法、免疫电泳、补体结合试验、反向间接血凝试验等，具有操作简便、反应迅速、敏感度高、特异性强等特点。常用方法有以下几种：

1. 中和试验 即病毒在活体内或在细胞培养中被特异性抗体中和而失去感染性的试验。

2. 血凝抑制试验 某些病毒（流感病毒）能凝集人或动物的红细胞，称为血凝现象。这种现象能被相应的抗体所抑制，称为血凝抑制试验。

3. 酶联免疫吸附试验（ELISA） 该试验方法特异性高、敏感、快速、简便，目前已广泛应用于多种病毒性疾病的快速诊断与流行病学调查。

（五）病毒核酸的检查

1. DNA 探针技术 是指核酸分子杂交技术，由于核酸在一定条件下可双链解离和重新组合的性质，故以标记同位素单链核酸作探针，可检测标本中同源或部分同源的病毒核酸。

2. 聚合酶链反应（PCR） 是一种快速体外扩增特异性 DNA 片段的技术，当标本中核酸含量甚微不易测出时，利用该技术通过简单的酶促反应能在一至数小时内使待测 DNA 扩增至数百万倍，然后将反应物进行琼脂糖凝胶电泳，即可观察到核酸条带。目前该技术因敏感度高、特异性强、快速、简便等优点，已广泛应用于病毒、细菌等所致疾病的诊断。

二、病毒感染的防治原则

（一）特异性预防

1. 人工主动免疫 接种病毒疫苗可使机体产生特异性免疫，是预防和控制病毒性疾病的最有效措施。目前常用的疫苗有：①减毒活疫苗：如脊髓灰质炎疫苗、麻疹疫苗、流行性腮腺炎疫苗、风疹疫苗、流感疫苗及甲型肝炎疫苗等；②灭活疫苗（死疫苗）：如乙型脑炎疫苗、狂犬病疫苗等；③基因工程疫苗：如乙型肝炎疫苗等。此外还有亚单位疫苗、多肽疫苗等。

2. 人工被动免疫 主要用于某些病毒性疾病的紧急预防，如甲型肝炎、麻疹等。常用的生物制剂有胎盘球蛋白、丙种球蛋白、转移因子、抗病毒免疫血清等。

（二）病毒感染的治疗

1. 化学疗剂 由于病毒只能在活细胞内增殖，故对病毒有效的化学疗剂应选择性地抑制病毒增殖而又不损伤宿主细胞，目前尚无十分理想的药物。临床对某些病毒有明显抑制作用的药物和制剂有盐酸金刚烷胺、阿昔洛韦、阿糖腺苷、疱疹净等。

2. 干扰素及干扰素诱生剂 干扰素具有广谱抗病毒作用，用于某些病毒性疾病的防治，如疱疹病毒性角膜炎、带状疱疹等。干扰素诱生剂如聚肌胞（Poly I：C），对乙型肝炎、带状疱疹等有一定疗效。

3. 中草药 常用的有大青叶、板蓝根、黄芪、贯众等对某些病毒性疾病有一定作用。

> **拓展阅读**
>
> "疯牛病"与朊粒
>
> "疯牛病"全称为"牛海绵状脑病"，1986年首次在英国报道，是由被称为"prion"的朊粒引起的。疯牛病曾蔓延到欧洲13个国家，至2000年底，超过18万头牛受到感染。由于病牛出现运动失调、震颤、感觉过敏、恐惧狂乱，因此俗称"疯牛病"。
>
> "疯牛病"可能通过牛肉和牛肉制品，尤其是内脏和骨髓传染给人类。对人所致的疾病包括有早老性痴呆（克雅氏症）、库鲁病、致死性家族性失眠症、变异型克雅氏症。疯牛病的传播被认为是通过给牛喂养动物肉骨粉传播的，1988年7月，英国政府立法禁用反刍动物来源的饲料喂牛后，疯牛病的发病率始呈下降趋势。

病毒与细菌的生物学特性的区别见表16-1。

表16-1 病毒与细菌的生物学特性比较

	病毒	细菌
大小	测量单位：纳米，电镜观察	测量单位：微米，油镜观察
结构	非细胞结构 包括：核心、衣壳、包膜 只含一种核酸	原核细胞结构 包括：细胞壁、细胞膜、细胞质、核质 含两种核酸
抵抗力	对抗生素不敏感	对抗生素敏感
生长要求	活细胞内增殖	细胞外独立营生
繁殖方式	复制	二分裂方式

小 结

病毒概述 {
病毒的生物学特性
病毒的感染
抗病毒免疫
病毒感染的检测方法
病毒感染的防治原则 { 特异性预防
病毒感染的在治疗
}

同步训练

一、单项选择题

1. 人类传染病多由下列哪类微生物引起（ ）
   A. 细菌　　B. 螺旋体　　C. 病毒　　D. 支原体　　E. 立克次体
2. 对病毒的描述不正确的是（ ）
   A. 体积微小　　　　　　　B. 结构简单
   C. 含单一核酸　　　　　　D. 对抗生素敏感
   E. 以复制方式增殖
3. 在病毒增殖周期中不存在的一个环节是（ ）
   A. 吸附与穿入　　　　　　B. 孢子形成与释放
   C. 脱壳　　　　　　　　　D. 核酸复制
   E. 组装成熟及释放
4. 干扰素的作用机制是（ ）
   A. 干扰病毒的吸附作用　　B. 干扰病毒的穿入作用
   C. 直接杀灭病毒　　　　　D. 病毒诱导宿主细胞产生抗病毒蛋白质
   E. 干扰病毒的脱壳
5. 常用于病毒性疾病的特异性预防方法是（ ）
   A. 化学药物　　B. 抗生素　　C. 干扰素　　D. 疫苗　　E. 中药
6. 病毒的增殖方式是（ ）
   A. 复制方式　　B. 二分裂方式　　C. 芽生方式　　D. 裂殖方式　　E. 孢子方式
7. 下列哪种药剂不用于防治病毒性疾病（ ）
   A. 减毒活疫苗　　B. 丙种球蛋白　　C. 抗生素　　D. 干扰素　　E. 抗毒素
8. 病毒严格在活细胞内寄生的原因是（ ）
   A. 体积太小　　　　　　　B. 人工培养营养不足
   C. 对外界环境抵抗力弱　　D. 缺乏完整的酶系统及细胞器
   E. 对温度要求高

9. 病毒性标本的采取与送检，下列哪项错误（ ）
   A. 及早采取标本　　　　　　　　B. 污染标本要加入阿糖腺苷处理
   C. 标本采取后应立即送检　　　　D. 可置于50%甘油盐水中送检
   E. 标本可冷藏

二、简答题

1. 简述病毒的结构及功能。
2. 举例说明病毒的感染类型。
3. 简述病毒的防治原则。

第十七章 常见病毒

> **知识要点**
>
> 1. 掌握常见病毒的生物学特性、致病性、防治原则。
> 2. 熟悉乙型肝炎病毒的免疫学检测方法及临床意义。
> 3. 了解流感暴发流行的原因。

第一节 呼吸道病毒

呼吸道病毒是指由呼吸道侵入,引起呼吸道或其他组织器官病变的病毒。临床发生的急性呼吸道感染90%以上由病毒引起,具有传染性强、传播快、起病急、可反复感染等特点。

一、流行性感冒病毒

流行性感冒病毒简称流感病毒,是引起流行性感冒(简称流感)的病原体。流感是一种急性呼吸道传染病,发病率高。流感病毒包括甲(A)、乙(B)、丙(C)三型,其中甲型流感病毒免疫原性易发生变异,常引起大流行,曾数次引起世界性大流行。

(一)生物学特性

1. 形态与结构 流感病毒为单链RNA病毒,有包膜,直径80~120nm,多呈球形或丝状。从内到外可分为三层:①内层是核衣壳,呈螺旋对称,由单股RNA和包绕其外的核蛋白及多聚酶组成,基因组分为7~8个节段,是病毒在复制过程中极易发生基因重组而变异的主要原因。②中层是基质蛋白(M蛋白),具有维持病毒外形态的作用,免疫原性稳定亦具有型特异性。③外层是脂质双层膜,具有保护核衣壳、维持病毒形状和结构的完整性。其上镶嵌有两种放射状糖蛋白刺突,即血凝素(HA)和神经氨酸酶(NA),具有免疫原性(图17-1)。

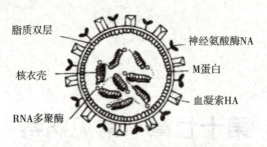

图 17-1　流行性感冒病毒结构示意图

2. 分型、变异与流行　根据核蛋白和 M 蛋白抗原的不同，可将流感病毒分为甲、乙、丙三型。其中甲型流感病毒又根据 HA 和 NA 免疫原性的不同分为若干亚型。

抗原变异是流感病毒最突出的特征。尤其是甲型流感病毒 HA 和 NA 具有高度变异性，自 1933 年被首次分离以来，迄今为止已发生多次重大变异，且频繁造成多次大流行。乙型与丙型流感病毒 HA 和 NA 稳定，较少发生变异（表 17-1）。

流感病毒抗原变异主要有两种形式：①抗原漂移：抗原变异幅度小，形成新的变异株，属于量变，只引起中、小型流行；②抗原转变：抗原变异幅度大，形成新的亚型，属于质变，多引起大规模流行或发生世界性大流行。

表 17-1　甲型流感病毒亚型与流行年代

病毒亚型	原甲型	亚甲型	亚洲甲型	香港甲型	香港甲型与新甲型
抗原结构	H1N1	H1N1	H2N2	H3N2	H1N1 或 H3N2
流行年代	1918～1946	1946～1957	1957～1968	1968～1977	1977 年以后

3. 抵抗力　流感病毒抵抗力较弱，不耐热，56℃ 30 分钟可被灭活，-70℃ 以下或冷冻真空干燥可长期保存。对干燥、紫外线、甲醛、酸敏感。

（二）致病性与免疫性

1. 致病性　流感是冬春季高发的上呼吸道急性传染病，一年四季均可发病。传染源主要是急性期患者，发病前 2～3 天鼻咽分泌物中病毒含量较高，传染性最强。病毒经飞沫到达呼吸道黏膜细胞内增殖，引起感染细胞变性、脱落、黏膜充血水肿。病毒多不入血，但其毒素样物质可入血，引起畏寒、头痛、发热、肌痛、乏力、鼻塞、流涕等症状。机体抵抗力较弱的婴幼儿、老年人或心肺功能不全者易继发细菌感染如肺炎、中耳炎等。

2. 免疫性　患病或接种疫苗后，机体可产生中和抗体，对同型病毒有一定免疫力，但亚型间无交叉免疫；呼吸道局部的 sIgA 在预防感染和阻止疾病发生中发挥重要作用。

（三）防治原则

流感病毒传染性强、传播速度快、人群对其普遍易感，故预防尤为关键。

1. 一般预防 早期发现并及时隔离与治疗患者是减少发病和传播的有效措施。流行期间尽量避免人群聚集，公共场所应通风换气或用乳酸加热熏蒸空气。

2. 特异预防 疫苗接种是最有效的预防方法，但应注意及时监测病毒变异动态，选育当前流行株制备相应的疫苗进行人群免疫，以防发生流行。目前多用灭活疫苗或流感病毒亚单位疫苗进行预防。

流感的治疗尚无特效药物，主要为对症治疗和预防继发性细菌感染。盐酸金刚烷胺及其衍生物甲基金刚烷胺可用于预防甲型流感。干扰素滴鼻及中草药板蓝根、大青叶、金银花等有一定疗效。

> **拓展阅读**
>
> ### H7N9 型禽流感
>
> 2014 新年伊始，北京、浙江、广东等多地接连报告数十例人感染 H7N9 病毒的病例。国家卫计委发布 2014 年版《人感染 H7N9 禽流感诊疗方案》指出，禽流感病毒或通过接触病毒污染的环境传播至人，不排除有限的非持续的人传人。病毒潜伏期 3~4 天，各地将按照新方案将 H7N9 禽流感病例密切接触者的隔离观察期缩短至 4 天。
>
> 人感染 H7N9 禽流感是由 H7N9 禽流感病毒引起的急性呼吸道感染性疾病，其中重症肺炎病例常可合并急性呼吸窘迫综合征、感染性休克，甚至多器官功能衰竭。人感染 H7N9 禽流感，可防、可控、可治，只要做到"五要"：要勤通风、要勤洗手、要遮口咳嗽、要掩鼻喷嚏，一旦出现发热、咳嗽等急性呼吸道感染症状，要及时就医；还要做到"三不要"：不要食用病（死）禽鸟、不要接触病（死）禽鸟粪便、不要购买无检疫证明的家禽。

二、麻疹病毒

麻疹病毒是麻疹的病原体。麻疹是儿童常见的急性呼吸道传染病，传染性强，常因并发症而导致死亡。我国目前由于普遍接种麻疹减毒活疫苗，其发病率已大幅下降。

（一）生物学特性

麻疹病毒呈球形，直径约 150 nm，核心为单链 RNA，衣壳螺旋对称，外有包膜，其上嵌有血凝素和融合因子两种刺突。免疫原性强且稳定，只有一个血清型。其抵抗力较弱，56℃ 30 分钟即被灭活，对干燥、紫外线、化学消毒剂敏感。

（二）致病性与免疫性

麻疹病毒传染源为患者，传染性极强。传播途径主要通过飞沫经呼吸道传播，也可经玩具、用具或密切接触传播，冬春季发病率最高。

病毒侵入呼吸道黏膜上皮细胞内增殖，入血形成病毒血症。早期可有发热、畏光、眼结膜炎、鼻炎、咳嗽，多数患儿口颊黏膜处出现灰白色外绕红晕的柯氏斑，是麻疹早期的典型体征；继而患儿全身皮肤相继出现红色斑丘疹，先自颈部，然后躯干，最后四肢。皮疹出全后，若无并发症，体温逐渐下降，可自然痊愈。抵抗力低下者，易继发细菌感染，引起支气管炎、肺炎、中耳炎，极个别出现亚急性硬化性全脑炎（SSPE）。麻疹病后可获终身免疫力。

麻疹的预防措施主要是隔离患者和人工主动免疫。我国已将接种麻疹减毒活疫苗列入计划免疫，初次接种在8月龄，7岁时再次加强免疫。对接触麻疹的易感者，可用丙种球蛋白或胎盘球蛋白紧急预防，防止发病或减轻症状。

三、冠状病毒与 SARS 冠状病毒

（一）冠状病毒

冠状病毒呈多形性，直径 80～160 nm，核酸为单股正链 RNA，核衣壳螺旋对称，有包膜，因其上有间隔较宽的放射状刺突，末端膨大呈棒状，形似花冠，命名为冠状病毒。该病毒主要引起普通感冒，经飞沫传播，各年龄组人群均可发病，冬春季多发。某些冠状病毒株还可引起腹泻、胃肠炎，多为自限性疾病，病程1周左右，病后免疫力不强。

（二）SARS 冠状病毒

SARS 冠状病毒是引起严重急性呼吸系统综合征（SARS）的病原体。2002年11月底，我国广东省佛山市发现首例 SARS 病人，至 2003 年 5 月已波及我国 25 个省市及世界 32 个国家和地区，全球共发生病例 8422 例，死亡 919 例。其中我国有患者约 5327 例，死亡 349 多例。2003 年 4 月 16 日 WHO 确定，SARS 是由一种新型冠状病毒引起的急性呼吸道传染病，我国称其为传染性非典型肺炎，俗称"非典"。

SARS 冠状病毒在电镜下与冠状病毒类似，核心为单链 RNA 和衣壳（N 蛋白）构成的核衣壳，外有包膜，镶嵌 E 蛋白、M 蛋白、S 蛋白，其中 S 蛋白是病毒主要抗原，与其对宿主细胞的感染密切相关。该病毒抵抗力较弱，56℃30 分钟即可被灭活，对乙醚等脂溶剂敏感。

SARS 传染源主要为患者和潜伏期病毒携带者，传播途径是近距离飞沫传播，亦可通过密切接触患者呼吸道分泌物经口、鼻、眼传播。多在冬春季节流行，传染性极强，潜伏期 3～7 天。主要症状有高热、头痛、肌痛、干咳、胸闷气短等，严重者出现呼吸困难和低氧血症，进而导致呼吸窘迫、心律失常、DIC、休克等症状，病死率极高。通常患者需要气管插管或呼吸机维持。感染后机体可产生特异性抗体。

案例分析 17-1

感染"SARS"

患者,男,29岁。因突发高热,T39.2℃,频繁剧烈咳嗽被送入院。伴有头痛、乏力、全身肌痛,胸片显示肺部片状阴影,密度淡薄,边缘不清,肺纹理增粗;随后出现烦躁不安、呼吸极度困难,神志模糊不清,经专家确诊为"SARS"。通过抗炎、吸氧、镇静、应用激素后,病情仍不断加重,迅速给病人进行气管插管、应用呼吸机辅助呼吸,经全力抢救后,病人病情慢慢稳定。

分析:

该患者2003年2月曾去广州,返回后1周发病,患者鼻咽、气管分泌物因传染性强,不能作为常规检查,必须在实验室进行,经病毒分离培养、病毒核酸及抗SARS CoV抗体检测确定诊断。目前尚无特效药物,主要采用支持疗法和激素疗法升。

四、其他呼吸道病毒

其他呼吸道病毒有流行性腮腺炎病毒、风疹病毒等。病毒所致疾病及防治原则见表17-2。

表17-2 其他呼吸道病毒

名称	主要特性	致病性与免疫性	防治原则
风疹病毒	球形,有包膜,核心为RNA,呼吸道传播	风疹、先天风疹综合征,造成胎儿畸形、流产、死胎。病后免疫牢固	接种风疹减毒活疫苗
腮腺炎病毒	球形,有包膜,核心为RNA,呼吸道或密切接触传播	腮腺炎,并发睾丸炎、卵巢炎,病后免疫牢固	接种减毒活疫苗或麻疹-流行性腮腺炎-风疹疫苗
腺病毒	球形,无包膜,核心为DNA	肺炎、眼角膜、结膜炎、胃肠炎。病后对同型病毒免疫牢固	无特异性预防方法

第二节 肠道病毒

肠道病毒是通过污染食物、饮水,经消化道传播的一类病毒。对人致病的主要包括脊髓灰质炎病毒、柯萨奇病毒、埃可病毒及轮状病毒等。

肠道病毒的共同特点:①病毒颗粒呈球形,直径20~30nm,核衣壳呈二十面体立体对称,核酸为单链RNA,无包膜,均属小型RNA病毒;②耐酸和乙醚,不耐热;③在细胞质内增殖;④主要经粪-口途径传播,在肠道细胞内增殖,并能侵入血流、神经系统及其他组织,引起多种临床疾病。

一、脊髓灰质炎病毒

脊髓灰质炎病毒为脊髓灰质炎的病原体。病毒主要侵犯脊髓前角运动神经细胞，引起肢体的弛缓性麻痹，多见于儿童，故脊髓灰质炎亦称小儿麻痹症。

（一）生物学特性

病毒呈球形，直径27～30nm，为小型RNA病毒。核衣壳呈二十面体立体对称，无包膜。根据抗原结构不同，病毒可分为三个血清型：即Ⅰ、Ⅱ和Ⅲ型，三型均可引起人类感染，但各型之间无交叉免疫。病毒在自然环境中抵抗力较强，在粪便和污水中可存活数周或数月。不易被胃酸和胆汁灭活，对热、干燥、紫外线敏感，56℃30分钟即被灭活。

（二）致病性与免疫性

脊髓灰质炎病毒传染源为患者或病毒携带者，经粪－口途径感染。病毒感染后绝大多数人呈隐性感染，病毒局限于肠道，不出现症状或仅轻微发热、咽痛、腹部不适等。仅少数呈显性感染。病毒在咽部黏膜、淋巴结及肠道局部增殖后入血，形成第一次病毒血症，出现发热、恶心、头痛等症状。病毒自血流扩散至全身淋巴组织等靶细胞中增殖后，大量入血形成第二次病毒血症，导致全身症状加重。仅有千分之一患者，病毒可侵入中枢神经系统，在脊髓前角和脑干的运动神经细胞增殖。轻者引起暂时性肌肉弛缓性麻痹，以下肢多见，恢复极缓慢，留下跛行的后遗症；重者可造成肢体弛缓性麻痹后遗症，出现肢体瘫痪、四肢无力、残废；极个别患者发展为延髓麻痹，导致呼吸、循环衰竭而死亡。

显性或隐性感染后，机体可获得对同型病毒的牢固免疫力。特异性免疫以体液免疫为主，肠道黏膜局部的sIgA可阻止病毒的吸附和增殖，血清中的抗体可阻止病毒向中枢神经系统扩散。6个月内婴儿因有来自母亲抗体保护很少发生感染。

（三）防治原则

脊髓灰质炎患儿一旦出现肢体麻痹，易造成终生残疾，甚至危及生命，因此预防至关重要。一般性预防措施有隔离病人、抓好"三管一灭"，即加强粪便、水源及食品卫生的监督管理，消灭苍蝇，防止病从口入。特异性预防主要采取口服脊髓灰质炎减毒活疫苗糖丸，对5岁以下儿童进行人工自动免疫。对未服疫苗又与患儿密切接触的易感儿童，可注射丙种球蛋白或胎盘球蛋白进行人工被动免疫，以防止疾病的发生或减轻症状。

二、其他肠道病毒

其他肠道病毒主要包括柯萨奇病毒、埃可病毒和轮状病毒，主要特性见表17-3。

表 17-3　其他肠道病毒

名称	主要特性	所致疾病
柯萨奇病毒	28nm，球形，RNA，无包膜	疱疹性咽峡炎、手足口综合征、流行性胸痛、心肌炎和心包炎、类脊髓灰质炎、普通感冒
埃可病毒	24~30nm，球形，RNA，无包膜	病毒性脑膜炎、婴幼儿腹泻、儿童皮疹
轮状病毒	60~80nm，车轮状，RNA，无包膜	婴幼儿腹泻

第三节　肝炎病毒

肝炎病毒是引起病毒性肝炎的病原体。病毒性肝炎是人类的一种常见病、多发病，它是当前严重危害人类健康的疾病之一。目前已确定的肝炎病毒主要有五型，即甲型、乙型、丙型、丁型、戊型肝炎病毒。其中，乙型肝炎病毒对人类健康的危害最大。

一、甲型肝炎病毒

（一）生物学特性

甲型肝炎病毒（HAV）呈球形，直径 27~32 nm，衣壳呈二十面体立体对称结构，无包膜，为 RNA 型病毒。抗原结构稳定单一，仅有一个血清型。HAV 抵抗力较强，对热、酸、碱、乙醚等耐受性强。加热 100℃5 分钟或 70% 乙醇、过氧乙酸、甲醛等可使病毒灭活。

> **拓展阅读**
>
> **甲肝疫情暴发**
>
> 1988 年上海市发生了因生食 HAV 污染的毛蚶而造成的甲型肝炎暴发大流行。患者多达 30 余万，死亡 31 人。
>
> 卫生防疫部门确定疫情是毛蚶携带的甲型肝炎病毒所致。居民喜生食毛蚶，虽味道鲜美，但病毒不能被杀灭，因此甲肝病毒得以轻易地经口侵入消化道及肝脏，引发疫情，疫情暴发突然、来势迅猛。病人症状明显，多数患者血清 ALT 在 1000 单位以上，90% 以上病人出现黄疸；发病集中在市区，以青壮年为主，80% 以上的病人有食用毛蚶史。疫情使政府重视突发传染病疫情的防控，并建立了传染病的防控应急预警机制。人们意识到生食毛蚶的巨大风险后改变了饮食和卫生习惯。

（二）致病性与免疫性

甲型肝炎的传染源是病人或无症状病毒携带者，主要经粪-口途径传播。病毒随患者的粪便排出，污染水源、食物、用具、海产品等，可引起流行或暴发流行。

甲型肝炎潜伏期为 15~50 天（平均 30 天），在转氨酶升高前 5~6 天，HAV 已存在于患者的血液及粪便中,此时传染性极强。人对 HAV 普遍易感,但大多表现为隐性感染。病毒侵入人体后,在肠黏膜及局部淋巴组织中增殖,然后经血流到肝细胞内增殖而致病。患者出现全身不适、乏力、食欲不振、厌油、发热、皮肤及巩膜黄染、肝肿大、压痛和肝功能损害等表现。2~4 周可恢复,为自限性疾病,预后良好,不转为慢性肝炎。

患病或隐性感染后,机体均可产生较强的特异性免疫,如抗 - HAV 的 IgM 和 IgG,对病毒的再感染有保护作用。目前常用 ELISA 法检查病人血清中的抗 - HAV IgM 以协助早期诊断。

(三)防治原则

加强卫生宣教,隔离病人,做好"三管一灭"及相关物品的消毒处理。接种甲型肝炎减毒活疫苗进行有效预防,对有接触史的高危人群尽早注射丙种球蛋白或胎盘球蛋白进行紧急预防。

二、乙型肝炎病毒

乙型肝炎病毒(HBV)是引起乙型肝炎的病原体。目前全世界约有乙型肝炎病人及无症状 HBV 携带者 3.5 亿人。我国 HBV 感染率大约在 10% 以上,自我国实行针对新生儿乙型肝炎疫苗计划免疫措施和普及乙型肝炎基本知识以来,HBV 感染率显著下降。

(一)生物学性状

1. 形态与结构 电镜下可见 HBV 感染者的血清中有 3 种不同形态的颗粒(图 17 - 2)。

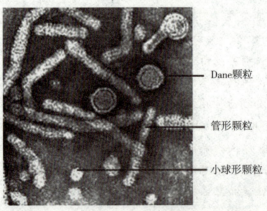

图 17 - 2 电镜下 HBV 3 种颗粒形态示意图

(1) **大球形颗粒** 亦称为 Dane 颗粒,1970 年由 Dane 发现。Dane 颗粒是完整的乙肝病毒颗粒,具有传染性。球形,直径 42nm,具有双层衣壳。外衣壳相当于一般病毒的包膜,其上有乙型肝炎病毒表面抗原(HBsAg)和前 S 抗原(Pre - S)。内衣壳呈二十面体立体对称,直径约为 27nm,其上有乙型肝炎病毒核心抗原(HBcAg)和乙型肝炎病毒 e 抗原（HBeAg）。核心含环状双股 DNA 和 DNA 多聚酶。

（2）**小球形颗粒** 由病毒合成中过剩的外衣壳组成，直径约 22nm，含 HBsAg，不含 DNA 和 DNA 多聚酶，无感染性。

（3）**管形颗粒** 直径为 22nm，长 50～700nm 不等，由小球形颗粒聚合成串而成，无感染性。

2. 抗原组成

（1）**表面抗原（HBsAg）** 存在于 Dane 颗粒、小球形颗粒、管形颗粒表面。血清中检出 HBsAg 是人体感染乙肝病毒的重要标志之一。HBsAg 具有免疫原性，能诱导机体产生中和抗体（抗－HBs），该抗体能防御 HBV 感染，对机体有保护作用。

（2）**核心抗原（HBcAg）** 存在于 Dane 颗粒内衣壳上及受染肝细胞核内，因而血清中不易检出。HBcAg 能刺激机体产生抗－HBc，为非保护性抗体。若检测到抗－HBc IgM，提示 HBV 正处于复制状态。

（3）**e 抗原（HBeAg）** 是 HBcAg 完整肽链上的一部分，当 HBcAg 被胰蛋白酶裂解后即可产生可溶性 HBeAg 游离于血清中。HBeAg 与 Dane 颗粒及 DNA 多聚酶在血中的消长动态基本一致，故血清中检出 HBeAg 可作为 HBV 复制及血清具有强感染性的指标。HBeAg 亦能刺激机体产生抗－HBe，对 HBV 感染有一定保护作用。

3. 抵抗力 HBV 对外界的抵抗力较强。对低温、干燥、紫外线及化学消毒剂均有很强耐受性。采用高压蒸汽灭菌法、加热 100℃10 分钟、0.5% 过氧乙酸、3% 漂白粉溶液、5% 的次氯酸钠可灭活病毒。

（二）致病性与免疫性

乙型肝炎的传染源主要是病人或无症状 HBV 携带者。乙型肝炎的潜伏期较长，30～160 天。无论在潜伏期、急性期或慢性活动期，病人的血清均有传染性。无症状的 HBV 携带者是危险的隐性传染源。HBV 传播方式主要包括：

1. 血液传播 输血、血液制品、注射、外科或牙科手术、针刺、公用剃刀、外伤等。

2. 密切接触 性接触和日常生活密切接触，常出现家族聚集感染现象。

3. 母婴垂直传播 乙型肝炎病毒的传染性很强，极微量含病毒的血液侵入机体，即可引起感染。

HBV 病毒在肝细胞内增殖，肝细胞的损伤程度取决于机体免疫应答的强弱。其临床表现呈多样性，可有无症状 HBV 携带者及急性肝炎、重症肝炎、慢性肝炎。急性乙型肝炎比甲型肝炎危害更大，易转为慢性肝炎，部分患者可演变为肝硬化或原发性肝癌。

乙型肝炎病毒感染机体后，可获得特异性免疫力，保护性抗体为抗－HBs，抗－HBe 也有一定的保护作用。

（三）免疫学检查

1. HBV 抗原抗体系统的检测 采用血清学方法检测，包括 HBsAg、抗－HBs、

HBeAg、抗-HBe、抗-HB 五项，简称"乙肝五项"或"乙肝两对半"。结果需根据临床综合分析各项指标，方可明确诊断（表17-4）。

表17-4 HBV抗原抗体检测结果的临床分析

HBsAg	抗-HBs	HBeAg	抗-HBe	抗-HBc	结果分析
+	-	-	-	-	HBV感染或无症状携带者
+	-	-	-	+	急性或慢性乙型肝炎，或无症状携带者
+	-	+	-	+	急性或慢性乙型肝炎（传染性强，"大三阳"）
+	-	-	+	+	急性感染趋向恢复或慢性肝炎（"小三阳"）
-	+	-	+	+/-	感染恢复期
-	+	-	-	-	既往感染或接种过疫苗，有免疫力

2. 血清HBV-DNA检测 常用PCR或核酸杂交技术进行检测。血清中HBV-DNA阳性是诊断HBV感染的最直接证据，说明血清中存在完整的HBV颗粒，HBV正在复制，传染性强。

（四）防治原则

预防乙型肝炎应采取切断传播途径、保护易感人群为主的综合性措施。严格筛选献血人员，严格监管血制品，严格消毒医疗器械，杜绝医源性感染。坚持开展人群普查，加强对无症状HBsAg携带者的检出及治疗。注射乙型肝炎疫苗是预防乙型肝炎最有效的措施，经常接触血液及传染病院的医务人员也应进行疫苗接种。使用高效价人乙肝免疫球蛋白（HBIg）对易感者进行紧急预防和阻断母婴传播。

乙肝的治疗尚无特效方法，一般采用广谱抗病毒药、中草药和调节机体免疫功能的药物（如干扰素）进行综合治疗。

> **拓展阅读**
>
> **乙肝病毒携带者怀孕会否感染胎儿**
>
> 　　临床研究表明，乙肝表面抗原阳性和e抗原阳性的妇女妊娠所生婴儿乙肝病毒感染率高达88.1%，仅乙肝表面抗原阳性者所生婴儿乙肝病毒感染率亦可达38%。婴儿一旦感染乙肝病毒后，85%~90%会进展为慢性乙肝，其中25%于成年后将会死于肝硬化或肝癌。因此，阻断乙肝病毒母婴传播对于保证下一代的健康意义重大。
>
> 　　目前我国已采用HBIg有效阻断新生儿感染乙肝。携带乙肝病毒的妇女若怀孕，于妊娠3个月起每月注射1支HBIg，可使胎儿受到有效保护。接近临产的妇女，若为乙肝病毒携带者，则新生儿在诞生24小时内立即接种乙肝疫苗，剂量加倍，1个月和6个月后再加强免疫，对新生儿保护率达86.65%；若接种乙肝疫苗的同时注射HBIg，则对新生儿的保护效果更佳。

三、丙型肝炎病毒

丙型肝炎病毒（HCV）是引起丙型肝炎的病原体。其流行广泛，分布全世界，我国感染率为 2.2%，其危险性是发展为肝硬化或肝癌。

HCV 为直径 30～60nm 的球形颗粒，有包膜，为 RNA 型病毒。抵抗力较弱，对乙醚、氯仿、甲醛、紫外线敏感，加热 100℃5 分钟可被灭活。

HCV 主要通过输血或血液制品传播，丙型肝炎占输血后肝炎 80% 以上。也可通过性传播和垂直传播。丙型肝炎感染后病情严重，易发展成慢性肝炎，部分患者转为肝硬化，甚至肝癌。

HCV 感染后免疫力不牢固。感染后机体可出现抗体，但其作用仍未明确。常用 ELISA 法检测抗体，主要用于快速筛查献血员及提供特异性诊断。我国已规定，筛选献血员时必须检测抗 – HCV。同时对血制品亦须进行检测，以防止 HCV 污染。

四、其他肝炎病毒

其他肝炎病毒的主要特性及所致疾病见表 17 – 5。

表 17 – 5 其他肝炎病毒

名称	主要特性	所致疾病	防治原则
HDV	35～37nm，RNA 型	丁型肝炎，潜伏期 4～8 周，传播方式同乙肝	预防措施同乙肝，接种乙肝疫苗可预防
HEV	27～34nm，RNA 型	戊型肝炎，潜伏期 2～11 周，传播方式同甲肝	无特效防治方法，预防以切断传播途径为主

第四节 人类免疫缺陷病毒

人类免疫缺陷病毒（HIV）是引起获得性免疫缺陷综合征（AIDS，俗称艾滋病）的病原体。HIV 主要有两型：HIV – 1 和 HIV – 2，前者流行于全球，后者流行只局限于西部非洲。1981 年美国发现世界首例艾滋病病例以来，艾滋病迅速蔓延成为一种全球性疾病，全球约有数千万人感染 HIV，目前已成为全球关注的重大公共卫生和社会问题。我国自 1985 年发现首例病例以来，截止到 2013 年 8 月底，累计报告艾滋病感染者和患者约 42.8 万例，死亡 12.7 万例。我国已将艾滋病列入乙类法定传染病，并作为国境卫生检疫监测的传染病之一。因至今尚无防治的有效药物和疗法，艾滋病亦被称为"超级癌症"。

> **拓展阅读**
>
> **"世界艾滋病日"**
>
> 自 1981 年美国诊断出首例艾滋病以来，艾滋病以每分钟增加 1 名患者的惊人速度在世界各地蔓延着。1988 年 WHO 将每年的 12 月 1 日确定为"世界艾滋病日"，号召世界各国和国际组织宣传和普及预防艾滋病的知识。它的标志"红丝带"象征着对艾滋病病毒感染者和病人的关心，象征着对生命的热爱，要用心来参与防治艾滋病的工作。

一、生物学性状

(一) 形态与结构

HIV 病毒呈球形，直径 100~120nm。电镜下病毒的核心含有两条单股正链 RNA、逆转录酶、整合酶、蛋白酶，其外包被圆锥状衣壳蛋白 (p24)，构成核衣壳。病毒最外层为脂蛋白包膜，包膜表面镶嵌有 gp120 (病毒包膜表面的刺突) 和 gp41 (跨膜蛋白) 两种病毒特异性糖蛋白，包膜与核衣壳之间有一层内膜蛋白 (p17)(图 17-3)。

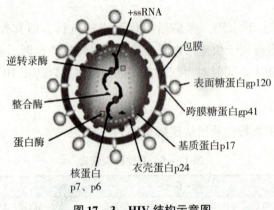

图 17-3 HIV 结构示意图

(二) 抵抗力

HIV 对理化因素的抵抗力较弱，56℃加热 30 分钟可被灭活。在室温下 (20℃~22℃) 可存活 7 天。在冷冻血制品中，需 68℃加热 72 小时才能保证灭活病毒。使用化学消毒剂如 0.2% 次氯酸钠、0.1% 漂白粉、0.3% 过氧化氢、70% 乙醇、50% 乙醚、0.5% 来苏处理 5 分钟均可灭活病毒。HIV 对紫外线、γ 射线有较强抵抗力。

二、致病性与免疫性

(一) 致病性

1. 传染源与传播途径 艾滋病的传染源主要是艾滋病患者及 HIV 携带者。其血液、精液、阴道分泌液、乳汁、唾液、脑脊液、骨髓等标本中均可分离到 HIV。传播方式有三种：

(1) 性传播 通过同性或异性间的性接触感染，是最常见的传播途径。

(2) 血液传播 输注含有 HIV 的血液或血液制品、器官或骨髓移植、人工授精、静脉药瘾者共用污染的注射器和针头等均可感染。

(3) 母婴传播 通过胎盘、产道或哺乳等方式传播。

2. 致病机制 HIV 侵入机体后选择性地侵犯 $CD4^+$ 细胞 (主要是 $CD4^+T$ 细胞、单核-巨噬细胞等)，引起以 $CD4^+T$ 细胞缺损和功能障碍为主的严重免疫缺陷。病毒通过包膜糖蛋白刺突 gp120 与宿主细胞表面的受体（CD4 分子）结合，引起 gp41 构型改变，使病毒包膜与宿主细胞膜发生融合，病毒侵入宿主细胞内大量复制，引起 $CD4^+$ 细胞大量破坏，$CD8^+T$ 细胞相对增多，$CD4^+T$ 与 $CD8^+T$ 比例倒置，造成机体的免疫功能全面低下，从而表现出一系列的临床症状。

3. 临床表现 艾滋病的潜伏期很长，从 HIV 感染到发病大约需 10 年左右。HIV 感染的不同时期具有不同的临床特点，可分为 4 期：

（1）**急性感染期** 即原发感染期。HIV 进入机体后即开始大量增殖和释放，感染 2~4 周后多数感染者出现发热、咽炎、淋巴结肿大、皮肤斑丘疹和黏膜溃疡等自限症状，数周后转入无症状感染期。

（2）**无症状感染期** 此期可持续 2~10 年。感染者可不出现任何临床症状，血中病毒数量明显下降，但在被染细胞内病毒可持续进行复制。

（3）**AIDS 相关综合征期** 伴随感染时间的延长，病毒在体内大量增殖，机体的免疫功能被严重破坏，感染者可出现持续性发热、疲乏、体重下降、慢性腹泻及全身淋巴结肿大等症状。

（4）**典型 AIDS 期** 由于病人的免疫功能全面低下，可出现全身多系统多器官的严重综合病变，导致各种致命性机会感染、恶性肿瘤和中枢神经系统损害，如 EB 病毒、巨细胞病毒、结核分枝杆菌、白假丝酵母菌、卡氏肺孢子菌等引起的感染，或并发 Kaposi 肉瘤和恶性淋巴瘤等。神经系统异常可出现头痛、癫痫、进行性痴呆等。如未能获得及时治疗，病人通常在临床症状出现后 2 年内死亡。

（二）免疫性

HIV 感染后机体可产生特异性细胞和体液免疫应答，但不能彻底清除体内潜伏感染的病毒，HIV 仍可在体内不断进行增殖，形成长时期的慢性感染状态。

三、微生物学检查

检测 HIV 感染主要用于 AIDS 的诊断、指导药物治疗和筛查 HIV 携带者。临床常用 ELISA 法检测感染者血清中的抗 HIV 抗体，作为 HIV 感染的初步筛查。若抗 HIV 抗体阳性，再经免疫印迹确证试验、检测 HIV 糖蛋白 gp120 和 gp41 抗体、衣壳蛋白 p24 抗体等特异性抗体即可确诊。采用 PCR 等方法定量检测感染者血浆、体液中病毒的 RNA，可作为诊断 HIV 感染、监测病情发展、评价抗 HIV 药物治疗效果的指标。

四、防治原则

艾滋病的综合控制措施包括：建立 HIV 感染的监测系统，掌握流行动态；加强宣传教育力度，普及疾病预防知识；严格筛选献血员，加强捐献器官人员的筛选管理，确保血液、血制品和移植器官的安全性；加强国境检疫工作，严防传入。

目前常使用多种药物综合治疗，以防止耐药性产生。治疗 HIV 感染的药物主要有：核苷类反转录酶抑制剂（齐多夫定）、非核苷类反转录酶抑制剂（奈韦拉平）、蛋白酶抑制剂（茚地那韦）及以 gp41 为作用靶点的融合抑制剂。

第五节　其他病毒

一、流行性乙型脑炎病毒

流行性乙型脑炎病毒是流行性乙型脑炎（简称乙脑）的病原体。乙脑是通过蚊虫叮咬传播的急性传染病，多发夏秋季，儿童发病率高，临床表现轻重不一，部分患者可留有后遗症。

（一）生物学性状

病毒颗粒呈球形，直径 30~40nm，核酸为 RNA，有包膜。乙脑病毒的免疫原性稳定，只有一个血清型，很少变异，故接种乙脑疫苗预防效果良好。乙脑病毒抵抗力弱，对温度、酸、乙醚均很敏感，加热 56℃ 30 分钟、100℃ 2 分钟可灭活病毒。

（二）致病性与免疫性

乙脑为自然疫源性疾病，传染源为感染病毒后发生病毒血症的人和动物（包括幼猪、牛、羊、马等和禽类）。随着蚊虫叮咬，病毒进入蚊虫体内大量增殖，继而蚊虫成为病毒的长期储存宿主和传播媒介。乙脑病毒即可通过蚊虫作为媒介在蚊 – 动物 – 蚊之间不断循环传播。

携带病毒的蚊虫叮咬人，则可引起人的感染。病毒侵入人体，首先在局部血管内皮细胞和淋巴结增殖，继而少量病毒入血，引起第一次病毒血症。病毒随血流播散到肝、脾等处的单核吞噬细胞中继续增殖后，大量病毒再次入血引起第二次病毒血症，出现发热、头痛、全身不适等症状。少数感染者因免疫力低下，病毒可突破血 – 脑屏障侵犯中枢神经系统，造成脑实质和脑膜病变，表现为高热、头痛、呕吐、惊厥、昏迷等症状，甚至导致死亡。部分病人可遗留痴呆、失语、偏瘫、智力减退等后遗症。

乙脑患病后或隐性感染后均可获得持久免疫力。

（三）防治原则

防蚊灭蚊、消灭传播媒介、切断传播途径是预防乙脑的关键措施。在易感人群（10 岁以下儿童）中开展乙脑疫苗接种，加强对流行地区动物宿主的疫苗接种，可控制该病的传播与流行。

二、狂犬病病毒

狂犬病毒是引起狂犬病的病原体，是一种嗜神经性病毒，主要在野生动物及家畜中传播。人被病兽或携带病毒的动物咬伤而感染。狂犬病是病死率最高的急性传染病，一旦发病，病死率达 100%。

（一）生物学性状

狂犬病毒为外形似子弹状，大小 75nm×180nm，有包膜的 RNA 病毒，包膜上的糖蛋白刺突与病毒的致病性有关。狂犬病毒具有嗜神经细胞性，在易感动物或人的中枢神经细胞内增殖，可在胞质内形成圆形或椭圆形嗜酸性包涵体，称为内基小体，有诊断价值。病毒抵抗力弱，对热、干燥、紫外线、日光、强酸、强碱、肥皂水均较敏感，室温下病毒传染性可保持 1~2 周。

（二）致病性

狂犬病是一种侵害中枢神经系统的急性传染病，也是人畜共患的自然疫源性疾病。传染源为患病的动物，人患狂犬病主要是被患病的动物咬伤所致，亦可因破损皮肤、黏膜接触含病毒的器具而感染。从动物发病前 5 天开始，其唾液中可携带大量病毒。人被患病动物咬伤或抓伤后，病毒经伤口进入体内，潜伏期一般为 1~3 个月，也有短至一周或长达数年才出现症状者，其长短取决于被咬伤的部位距离头部的远近及伤口感染的病毒量。进入机体的病毒先在伤口局部的肌纤维细胞中增殖，然后沿神经末梢上行至中枢神经系统，在神经细胞内大量增殖，造成中枢神经系统病理性损伤，继而病毒再沿传出神经扩散至唾液腺及其他组织，使唾液具有传染性。

患者早期症状有乏力、不安、发热、头痛，伤口周围有刺痛或蚁行感。2~4 天后出现发作期典型临床表现，即神经兴奋性增高，躁动不安，吞咽或饮水时喉肌发生痉挛，闻水声或其他轻微刺激均可引起痉挛发作，故又称为"恐水病"。典型症状持续 3~5 天后，患者转入麻痹期，最后因昏迷、呼吸循环衰竭而死亡。

（三）防治原则

狂犬病死亡率极高，关键是做好预防工作。加强家犬管理，接种犬用疫苗，捕杀野犬、病犬。如果人被病犬咬伤或抓伤后，应立即采取以下措施：

1. 正确处理伤口　迅速用 20% 的肥皂水或清水反复冲洗伤口，再用 75% 乙醇及 2% 碘液涂擦，对咬伤较严重者使用狂犬病病毒免疫血清在伤口局部浸润注射（血清使用前须做过敏试验，阳性者采用脱敏疗法）。

2. 及早接种疫苗　因狂犬病潜伏期长，被咬伤后及早接种疫苗可有效预防发病。目前我国制成的人用狂犬病纯化疫苗于伤后第 1、3、7、14、28 天各肌注 1 次，已取得良好效果。

三、汉坦病毒

汉坦病毒是流行性出血热的病原体，1978 年从韩国汉滩江附近流行性出血热疫区捕获的黑线姬鼠体内分离出来。

病毒呈圆形、椭圆形或多形性，核酸为 RNA，有包膜和刺突。与人类发病关系密切的病毒有 6 个血清型，我国流行的主要有Ⅰ型汉滩病毒（姬鼠型）和Ⅱ型汉城病毒（家鼠型）。病毒抵抗力弱，对热、酸、脂溶剂、紫外线均敏感，60℃ 1 小时可灭活病毒。

流行性出血热属于自然疫源性疾病，具有明显的地区性和季节性，与鼠类的分布及活动有关。传染源主要是黑线姬鼠和褐家鼠等啮齿动物。鼠类携带病毒的唾液、尿液、粪便排出体外，污染环境，经呼吸道、消化道、皮肤伤口等多种途径引起人或动物的感染。潜伏期大约为两周左右，病毒可使全身小血管和毛细血管损伤，血管通透性增加、微循环障碍而引起多器官损害，以及导致肾脏的免疫损伤等。起病较急，典型症状为：高热、出血和肾脏损害等。病死率较高，病后可获得持久免疫力。

预防本病应采取综合措施：及时发现、隔离、治疗病人，灭鼠防鼠，加强饮食卫生管理，做好个人防护，避免感染发生。易感人群可接种疫苗。

拓展阅读

埃博拉疫情暴发

2014年初，西非部分国家相继暴发埃博拉疫情，短期内迅速蔓延至10个非洲国家，疫情最为严重的几内亚、利比里亚、尼日利亚等国家都宣布进入紧急状态。WHO宣布此次疫情是埃博拉病毒出现40年来最严重的1次，已成为国际公共卫生紧急事件。

埃博拉出血热是由埃博拉病毒引起的烈性传染病，可通过密切接触、注射和空气等途径传播，表现为高热、疼痛、肌痛、乏力、全身广泛性出血、多器官功能性障碍及休克，死亡率0%~90%。严格消毒、隔离患者，采取综合性措施可预防发病。国际社会积极伸出援手控制疫情蔓延，我国先后派出1000余人次的医务人员、公共卫生专家奔赴疫区工作。

四、疱疹病毒

疱疹病毒是一群中等大小、有包膜的DNA病毒。引起人类疾病有关的疱疹病毒包括EB病毒（EBV）、单纯疱疹病毒（HSV）、水痘-带状疱疹病毒（VZV）、巨细胞病毒（CMV）。人类常见的疱疹病毒所致疾病、防治原则见表17-6。

表17-6 人类常见的疱疹病毒

名称	所致疾病	防治原则
EB病毒	传染性单核细胞增多症、非洲儿童恶性淋巴瘤、鼻咽癌等	疫苗正在试用
水痘-带状疱疹病毒	原发：水痘（儿童），多分布于躯干，出现斑丘疹、水疱疹；复发：带状疱疹（成人），沿神经分布	减毒活疫苗预防。治疗用阿糖腺苷、阿昔洛韦、干扰素
单纯疱疹病毒-Ⅰ型	生殖器以外的皮肤、黏膜和器官感染，如齿龈口炎、唇疱疹、疱疹性脑炎、角膜炎	无特异预防。治疗用阿昔洛韦、阿糖胞苷，但不能清除潜伏病毒
单纯疱疹病毒-Ⅱ型	生殖器疱疹、新生儿疱疹	同上
巨细胞病毒	巨细胞包涵体病、输血后单核细胞增多症和肝炎、先天畸形等	疫苗正在研制中

小 结

常见病毒
- 呼吸道病毒
  - 流行性感冒病毒：流感
  - 麻疹病毒：麻疹
- 肠道病毒
  - 脊髓灰质炎病毒：脊髓灰质炎
- 肝炎病毒
  - 甲型肝炎病毒：甲型肝炎
  - 乙型肝炎病毒：乙型肝炎
  - 丙型肝炎病毒：丙型肝炎
- 人类免疫缺陷病毒：获得性免疫缺陷综合症
- 其他病毒
  - 乙脑病毒：流行性乙型脑炎
  - 狂犬病病毒：狂犬病
  - 汉坦病毒：流行性出血热
  - 疱疹病毒：疱疹、水痘、带状疱疹

同步训练

一、单项选择题

1. 流感病毒常引起大流行的主要原因是（ ）
   A. 病毒毒力强　　　　　　　　B. 病毒抗原性弱
   C. 病毒 HA 和 NA 易发生变异　　D. 人对病毒免疫力低下
   E. 病毒抵抗力强

2. 关于流行性感冒病毒的生物学特性，下列说法不正确的是（ ）
   A. 双股 DNA 病毒　　　　　　B. 根据核心抗原分型
   C. 抗原变异是最突出的特点　　D. 结构分三层
   E. 流行性感冒病毒有包膜

3. 关于流行性感冒，错误的是（ ）
   A. 经呼吸道传染　　　　　　　B. 发病二日内传染性最强
   C. 流感有明显的全身症状　　　D. 病后可获牢固免疫力，很少再感染
   E. 抗生素治疗有效

4. 关于腮腺炎病毒，下列哪项是错误的（ ）
   A. 传染源是病人　　　　　　　B. 经飞沫传播
   C. 有时病毒侵犯性器官　　　　D. 隐性感染后免疫力不牢固
   E. 学龄儿童易感

5. 麻疹病毒的致病性与免疫性，下列不正确的是（ ）

A. 通过呼吸道飞沫传播　　　　　B. 易并发肺炎
C. 病后免疫力不牢固　　　　　　D. 麻疹疫苗接种能有效预防感染
E. 传染源为患者

6. 麻疹病毒除引起麻疹外，还可能感染中枢神经系统，进展成为（　　）
   A. 硬化性脑炎　　　　　　　　B. 感染后脑炎
   C. 无菌性脑膜炎　　　　　　　D. 亚急性硬化性全脑炎
   E. 感染后脑膜炎

7. 预防麻疹流行的最好方法是（　　）
   A. 注射胎盘球蛋白　　　　　　B. 注射丙种球蛋白
   C. 接种麻疹疫苗　　　　　　　D. 注射恢复期病人血清
   E. 接种风疹疫苗

8. 儿童患流行性腮腺炎时常见的并发症是（　　）
   A. 睾丸炎或卵巢炎　　　　　　B. 气管炎
   C. 肺炎　　　　　　　　　　　D. 脑膜炎
   E. 中耳炎

9. 孕妇何时感染风疹病毒，胎儿患先天性风疹综合征的发病率最高（　　）
   A. 孕期最初 3 个月　　　　　　B. 分娩前 1 周
   C. 分娩前 1 个月　　　　　　　D. 胎儿出生时
   E. 孕期最后 3 个月

10. 甲型肝炎病毒的致病性，下列哪项不正确（　　）
    A. 传染源主要是病人　　　　　B. 病人粪便或血中长期携带病毒
    C. 很少转化成慢性肝炎　　　　D. 粪 - 口途径传播
    E. 散发或暴发流行

11. 血液中不易查到的 HBV 抗原是（　　）
    A. HBsAg　　　　　　　　　　B. HBcAg
    C. HBeAg　　　　　　　　　　D. 抗 – HBc
    E. 抗 – HBe

12. 引起输血后肝炎的最常见病毒是（　　）
    A. HCV　　　　　　　　　　　B. HBV
    C. HDV　　　　　　　　　　　D. HEV
    E. HAV

13. HIV 的传播途径不包括（　　）
    A. 同性或异性间的性行为　　　B. 垂直传播
    C. 输血　　　　　　　　　　　D. 日常生活的一般接触
    E. 器官移植

14. 被病犬咬伤后发生感染的病原体是（　　）
    A. 水痘 – 带状疱疹病毒　　　　B. 腺病毒

C. 狂犬病毒 D. 人类免疫缺陷病毒
E. 麻疹病毒
15. 内基小体是指（ ）
A. 麻疹病毒包涵体 B. 腺病毒包涵体
C. 疱疹病毒包涵体 D. 狂犬病毒包涵体
E. 流感病毒包涵体
16. 脊髓灰质炎的传播途径是（ ）
A. 呼吸道感染 B. 虫媒叮咬
C. 粪－口途径 D. 接触传染
E. 血液传播

二、简答题
1. 甲型流感病毒常引起大流行的原因是什么？怎样做好预防？
2. 列出 HBV 的抗原组成，并分析检测出 HBsAg、HBeAg、抗－HBc 阳性的临床意义。
3. 人被病犬咬伤后应如何正确处理伤口？
4. 艾滋病的传播方式有哪些？
5. HBV 的传染源、传播途径是什么？怎样预防？

第十八章　其他微生物

知识要点

1. 掌握其他微生物传播途径及所致疾病。
2. 熟悉其他微生物的防治原则。
3. 了解其主要生物学性状及检验方法。

第一节　螺旋体

螺旋体是一类柔软、细长、弯曲呈螺旋状、运动活泼的原核细胞型微生物。其基本结构与细菌相似，繁殖方式为二分裂。螺旋体广泛分布于自然界中和动物体内，种类繁多，对于人类具有致病性的主要有钩端螺旋体和梅毒螺旋体。

一、钩端螺旋体

钩端螺旋体（简称钩体）种类较多，可分为非致病性与致病性两大类。致病性钩体能引起人和动物钩体病。该病分布于全世界，我国以南方各省较为多见。

（一）生物学性状

1. 形态与染色　钩体呈圆柱形，长 6～20μm，直径为 0.1～0.22μm。在暗视野显微镜下观察，形体近似细小珍珠排列，一端或两端呈钩状，呈 C、S 形且运动活泼。用革兰试剂染色呈阴性，不易着色。常用镀银染色法，钩体呈棕褐色。

2. 培养特性　营养要求不高，在柯氏培养基（需加牛血清或 10％兔血清）下培养，接种 7～14 天后，在液体培养基中呈云雾状生长。

3. 抵抗力　钩体对热、酸、干燥的抵抗力较弱，但在湿土或水中可存活数月，对庆大霉素、青霉素等敏感。

（二）致病性

1. 致病物质

（1）**溶血素**　能使红细胞溶解并释放血红蛋白。

(2) **细胞毒因子** 注入小鼠脑内，可出现呼吸困难、肌肉痉挛，甚至死亡。

(3) **内毒素样物质** 不同于细菌内毒素，属脂多糖类物质，可引起动物发热，进而引发炎症和坏死。

2. 所致疾病 因钩体所致的钩体病是人畜共患的传染病，现已从几十种动物体内检出了钩体，以鼠类和猪为主要传染源或为储存宿主。钩体在动物肾脏中繁殖，并随尿液排出体外进而污染环境。人若与污染的水或土壤接触，钩体便可通过破损的皮肤或黏膜侵入人体。

钩体自皮肤黏膜侵入人体，即在局部繁殖，并经淋巴系统侵入血循环引起钩体血症。相继出现中毒症状如头痛、乏力、发热、肌痛、淋巴结肿大等，还可出现肝、肾等器官及中枢神经系统损害症状。根据感染钩体的型别、数量、毒力、结合个体之间免疫功能状况的差异，钩体病的临床表现与病程发展差异很大。常见的有脑膜脑炎型、流感伤寒型、肺出血型、黄疸出血型、肾功能衰竭型等。

(三) 防治原则

对于钩体病的预防主要是防鼠、灭鼠，要强化对带菌家畜的管理，注意保护水源卫生，避免人畜与疫水接触，对于易感人群进行疫苗接种。治疗首选青霉素，也可用强力霉素、庆大霉素等。

二、梅毒螺旋体

梅毒螺旋体可引起人类梅毒。梅毒是一种可通过性传播危害性较严重的疾病。

(一) 生物学性状

1. 形态与染色 梅毒螺旋体两端尖直，形态纤细，螺旋致密且规则，直径 $0.1\sim0.2\mu m$，长 $6\sim15\mu m$，运动活泼。用镀银染色法染色呈棕褐色。经染色后标本可直接在暗视野显微镜下观察。

2. 培养特性 人工培养目前尚未成功。

3. 抵抗力 对外界抵抗力极弱。尤其对干燥和温度极其敏感，离体干燥 1~2 小时即死亡，加热 50℃ 5 分钟死亡。对一般化学消毒剂敏感。对青霉素、红霉素、四环素砷剂敏感。

(二) 致病性

1. 致病机理 梅毒螺旋体表面的唾液酸和黏多糖，可阻碍补体的激活，干扰补体杀菌作用；梅毒螺旋体产生的前列腺素可刺激巨噬细胞的抑制活性，使机体免疫性降低；可产生透明质酸酶，使组织疏松，有利于梅毒螺旋体扩散至各组织和血管内，进而导致组织溃疡、坏死，形成梅毒特征性的病理损害。

2. 所致疾病 梅毒螺旋体只感染人类，可引起梅毒。病人是梅毒唯一传染源。主要由性接触传播或经血液传播，引起后天性梅毒；也可经母婴垂直传播直接传给胎儿，引起先天性梅毒。

后天性梅毒临床上分为三期,以反复、潜伏和再发为特点。

(1) **第一期梅毒** 在感染后3周左右,多见于外生殖器出现无痛性硬性下疳,其渗出物中含有大量梅毒螺旋体,传染性极强。约1个月后,下疳自然愈合。螺旋体进入血液后潜伏于体内,经2~3个月潜伏期进入第二期。

(2) **第二期梅毒** 全身皮肤黏膜常伴有梅毒疹出现,淋巴结肿大,也可累及骨、眼及其他器官。淋巴结与梅毒疹中有大量梅毒螺旋体存在,传染性较强。如不治疗,一般在3周~3个月后症状自然消退,但常伴有复发性。经2年左右潜伏,部分病人又可发作进入第三期。

(3) **第三期梅毒** 即晚期梅毒。此阶段,出现皮肤黏膜溃疡性坏死病灶,且侵犯内脏器官及机体组织,病情较重者经10~15年后,可能引起心血管和中枢神经系统病变,导致动脉瘤、脊髓痨或全身麻痹。第三期梅毒传染性较小,病程长,破坏性大,甚至危及生命。

(三) 防治原则

加强性卫生宣传,普及性卫生知识。对传染源及时控制,彻底治疗。首选药物青霉素。

第二节 支原体

支原体是一类无细胞壁,呈现出高度多形性,多呈球形和丝型,能在人工培养基中繁殖生长,并能通过滤菌器的最小的一类原核细胞型微生物。

支原体在自然界中分布广泛,也可存在于人与家禽体内,大多无致病性。对人致病的主要有溶脲脲原体、肺炎支原体、生殖道支原体和人型支原体等。

一、生物学性状

1. 形态与染色 支原体大小在0.2~0.3μm之间,常呈球形、丝状、杆状、分枝状等多种形态。用革兰染色呈阴性,但不易着色;用吉姆萨染色法染色可呈现淡紫色。细胞膜中胆固醇含量较多,因此对作用于胆固醇类抗菌物质较敏感。

2. 培养特性 支原体主要繁殖方式为二分裂,也可以分支、出芽等方式繁殖。在生长过程中对营养需求较高,且生长缓慢,在固体培养基中培养2~3天后形成菌落,典型菌落呈荷包蛋状菌落。

3. 抵抗力 支原体对理化因素抵抗力弱,55℃经5~15分钟即可死亡。支原体对氯霉素、强力霉素、红霉素敏感,对青霉素、头孢霉素不敏感。

二、致病性与免疫性

支原体只在黏膜细胞表面感染,一般不侵入血液与组织。在呼吸道或泌尿生殖道的上皮细胞黏附并定居，此种黏附通过支原体与宿主细胞上的相应受体结合而实现，故具有选择性。黏附在细胞表面的支原体从细胞膜获取胆固醇与脂质造成膜损伤。某些支原体可产生外毒素或过氧化氢，也可引起细胞损伤。

巨噬细胞、IgM、IgG 对支原体起到一定的杀伤作用。sIgA 已经证实可阻止支原体吸附。儿童中，致敏淋巴细胞能增强机体对肺炎支原体的抵抗力。

三、主要病原性支原体

1. 肺炎支原体 肺炎支原体可引起原发性非典型肺炎，约占非细菌性肺炎的 50%，主要经呼吸道传播。临床症状一般较轻，可出现发热、头痛、咳嗽等症状，X 线检查肺部会出现明显浸润。支原体肺炎具有较强传染性，应注意及时隔离。治疗首选红霉素类抗生素。

2. 溶脲脲原体 溶脲脲原体是引起泌尿生殖道感染的常见病原体，可引起人类非淋菌性尿道炎。主要经性传播或母婴垂直传播。在淋病患者中溶脲脲原体的检出率高，淋病治愈后，部分患者仍有遗留症状，是因溶脲脲原体存留感染所致。溶脲脲原体还可吸附于精子表面，从而阻碍精子与卵子结合，引起不育。溶脲脲原体还可以通过胎盘感染给胎儿，导致早产、流产、死胎及新生儿呼吸道感染。

第三节 立克次体

立克次体是一类严格在细胞内寄生的原核细胞型微生物，有细胞壁，大小介于细菌与病毒之间，有较复杂的酶系统，繁殖方式为二分裂，对多种抗生素敏感，以节肢动物作为传播媒介。

一、生物学性状

立克次体个体微小，大小为 0.3~0.6μm×0.8~2.0μm，形态多样，大多为球杆状。吉姆萨染色后呈紫色，通常用细胞培养、动物接种、鸡胚卵黄囊接种法进行培养。立克次体对多种抗生素和消毒剂敏感，但对青霉素、磺胺类药物不敏感，磺胺类药物对立克次体无抑制作用，反而能促进其生长。

二、致病性与免疫性

立克次体的致病物质主要为内毒素和磷脂 A。人类主要经蜱、螨、虱、蚤叮咬或其粪便经伤口等途径侵入机体而感染立克次体。在侵入机体后，立克次体直接破坏其所寄生的血管内皮细胞，致使细胞肿胀破损、血管腔阻塞出现血栓，引发凝血机制障碍、DIC 病变，病后机体以细胞免疫为主，特异性预防要接种死疫苗。对四环素、氯霉素等抗生素敏感。

三、病原性立克次体

1. 普氏立克次体 普氏立克次体为流行性斑疹伤寒的病原体。患者为唯一传染源，主要通过体虱传播，传播路径为虱－人－虱。受染虱在叮咬人的同时，常排粪于皮肤上，人体因抓痒致使虱粪中的立克次体进入体内，也可经呼吸道及眼结膜感染人体。机体受感后，潜伏期约为2周，主要症状有头痛、高热、皮疹等，严重者可伴有心血管系统、神经系统及其他器官的损害。该病多流行于卫生状况较差、发生战争、饥荒及自然灾害等地区。

2. 恙虫病立克次体　恙虫病立克次体可引发恙虫病。恙虫病主要流行于啮齿动物中，以家鼠和野鼠为主要传染源。恙螨既是传播媒介，又可作为储存宿主。人主要经受感染恙螨幼虫叮咬而感染。临床主要表现为叮咬处出现红色丘疹、高热、中央溃疡形成黑色焦痂。

3. Q热柯克斯体　Q热柯克斯体为Q热病原体。绵羊、牛等家畜作为主要储存宿主和传染源，动物感染后大多无症状，其排泄物中可长期带有该病原体。该病原体在动物间以蜱为传播媒介进行传播，并可经卵传代。被感染动物的尿、粪等污染物污染环境后，人类可经呼吸道、消化道或直接接触等途径被感染，未经消毒的牛乳制品也可引起传播。Q热临床表现为发热、头痛，一般不出疹，外－斐反应阴性，一般可自愈，严重者可引发心内膜炎。

4. 斑疹伤寒立克次体　该病原体可引起地方性斑疹伤寒，主要通过鼠虱、鼠蚤在鼠间传播。若受染鼠蚤叮咬人后，可将立克次体传染至人体，同时蚤粪中的立克次体也可经口、鼻、眼结膜或经破损皮肤进入人体而致病。该病的病程短，症状较流行性斑疹伤寒轻。

第四节　衣原体

一、概述

衣原体广泛寄生于人与动物体内，是一类能通过细菌滤器、革兰染色呈阴性并有独特发育周期的原核细胞型微生物。衣原体严格细胞内寄生，在宿主细胞内增殖时，发育周期独特。其用光学显微镜观察，可见两种形态：①原体：呈近似球形或呈梨形，无繁殖能力，感染性强，能吸附于易感细胞表面，经吞饮作用进入胞内。②始体：亦称网状体，由原体在宿主细胞内逐渐发育、增大而形成。始体呈大而疏松的网状结构，无感染性，有繁殖能力，以二分裂方式繁殖，繁殖而成的子代原体个体成熟后即从感染细胞中释出，再感染其他易感细胞。

衣原体耐冷不耐热，在56~60℃仅可存活5~10分钟，－70℃可保存数年。仅少数衣原体具有致病性，其中能引起人类疾病的有沙眼衣原体、鹦鹉热衣原体、肺炎衣原体等，其中较常见的是沙眼衣原体。

二、常见病原性衣原体

1. 沙眼衣原体亚种 A、B、C 血清型　沙眼由沙眼衣原体亚种 A、B、C 血清型引起。主要经眼－眼及眼－手－眼途径传播。沙眼可累及眼结膜及角膜，发病缓慢，但反复发作可促使角膜损伤，导致视力下降甚至失明。

2. 沙眼衣原体种 D-K 血清型 泌尿生殖道感染主要由沙眼衣原体种 D-K 血清型引起。经性接触传播，男性表现为尿道炎，女性表现为尿道炎、盆腔炎、宫颈炎、输卵管炎等。若输卵管炎反复发作，可导致女性不孕症或宫外孕。

3. 肺炎衣原体 肺炎衣原体可造成呼吸道感染，同时可经呼吸道分泌物或飞沫传播，引起肺炎、咽炎、支气管炎、鼻窦炎、扁桃体炎等。

衣原体对石炭酸等消毒剂及利福平、红霉素等抗生素敏感。衣原体病治疗早期可使用红霉素、四环素类抗生素进行治疗。

第五节 放线菌

放线菌是一类在生物学特性上介于细菌和真菌之间的原核细胞型微生物。其细胞壁的化学成分近似细菌，以二分裂方式繁殖。革兰染色阳性。对青霉素、四环素、磺胺类等药物敏感。

放线菌种类很多，广泛分布于自然界中，尤以土壤中为多，是制造抗生素菌株的重要来源，迄今已报道的 8000 种抗生素中 80% 是由放线菌产生，如链霉素、庆大霉素、四环素等。此外，还可产生各种氨基酸、维生素、核苷酸和酶制剂等。大多不致病，少数能引起人、动植物疾病。对人致病的放线菌主要有伊氏放线菌、星形诺卡菌等。

第六节 真 菌

一、概念

真菌是一类真核细胞型微生物，细胞核分化程度高，细胞结构完整，具有典型的细胞核及完整的细胞器，无根、茎、叶的分化，不含叶绿素。以寄生或腐生方式生存，可进行无性或有性繁殖。真菌在自然界中分布广泛，绝大多数对人类有益，少数可引起人类疾病。能引起人类疾病的真菌被称为病原性真菌。

二、生物学性状

真菌结构较复杂，可分为单细胞真菌与多细胞真菌两类。

1. 单细胞真菌 菌体呈圆形或呈卵圆形，出芽方式繁殖，芽生孢子成熟脱离母细胞后即成为一个新的独立个体，如酵母菌、隐球菌等。

2. 多细胞真菌 由菌丝和孢子组成，又称丝状菌或霉菌，如皮肤丝状菌。

（1）**菌丝** 由孢子在适宜的环境中生出芽管并逐渐延长呈丝状结构。菌丝在继续生长过程中交织成菌丝体。其中一部分菌丝深入培养基内或蔓延在表面来吸取营养，称为营养菌丝体；另一部分菌丝向空气中生长，称为气生菌丝体；部分气生菌丝体发育到一定阶段可产生孢子，称为生殖菌丝。菌丝形态各不相同，大多数菌丝中可形成横隔，有些菌丝无横隔，可用于真菌种的鉴别（图18-1）。

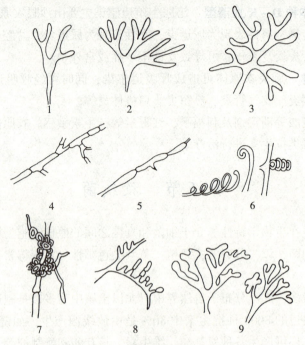

图18-1　真菌的菌丝形态
1、2. 分枝菌丝；3. 无隔菌丝；4. 有隔菌丝；5. 球拍状菌丝；
6. 螺旋状菌丝；7. 结节状菌丝；8. 梳妆菌丝；9. 鹿角状菌丝

（2）孢子　孢子是真菌的繁殖方式之一，为真菌在环境不适宜的条件下形成的一种细胞形态。一条菌丝可形成多个孢子，孢子抵抗力不强，60~70℃短时间内即死亡。在适宜的条件中，孢子可发芽长出芽管，进而发育成菌丝体。真菌孢子分为有性孢子（由两个细胞融合而形成）与无性孢子（由菌丝上的细胞分化或出芽而成）两种。病原性真菌多数只形成无性孢子，其形态多样化，可分为叶状孢子、孢子囊孢子与分生孢子（图18-2）。

真菌细胞壁由多糖和蛋白质组成，细胞壁无肽聚糖，故青霉素或头孢菌素对真菌无作用。

三、致病性

真菌能通过多种方式引起人与动植物疾病，包括以下几个方面：

1. 致病性真菌感染　主要为一些外源性真菌感染，可引起皮肤、皮下及全身性真菌感染。根据感染部位可分为浅部和深部感染。浅部感染多具传染性，真菌在皮肤局部大量繁殖进而引起局部炎症与病变，如各种癣病；若处于深部感染，感染后可在吞噬细胞中繁殖进而引起组织慢性肉芽肿性炎症及组织坏死。

2. 机会致病性真菌感染　主要为内源性感染，这类真菌多属于寄居在人体的正常菌群及非致病的腐生性真菌。与机体免疫力降低或菌群失调有关，如长期营养不良、免

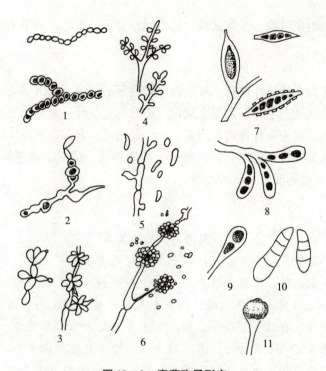

图 18-2 真菌孢子形态
1~3. 小分生孢子；4. 关节孢子；5. 厚膜孢子；
6. 芽生孢子；7~10. 大分生孢子；11. 孢子囊孢子

疫抑制剂和激素使用者、长期接受放疗与化疗的肿瘤患者、某些疾病患者（如艾滋病、免疫缺陷病等）容易导致机会致病性真菌感染引起鹅口疮、甲沟炎、肺炎、阴道炎等。

3. 其他致病作用 真菌除了可引起人类真菌性皮肤病与内脏真菌病之外，某些真菌也可诱发超敏反应的发生；有些食品被真菌产生的毒素污染后可引起食物中毒；有些真菌产物与肿瘤有关，如肝癌的发生与黄曲霉毒素有关。

四、抵抗力

真菌对日光、紫外线、干燥和一般消毒剂抵抗力较强。但孢子 60℃~70℃ 加热 1 小时即可被杀死。对 10% 甲醛、2.5% 碘酊、2% 石炭酸、2% 苯酚、0.1% 升汞较敏感。对常用抗生素不敏感。克霉素、两性霉素 B、制霉菌素、酮康唑、5-氟胞嘧啶等对部分真菌有抑制作用。

五、微生物学检查

真菌感染的微生物学检查原则与细菌感染的检查大致相同。

1. 标本的采集 浅部真菌感染（各种癣病患者）常取病变部位的皮屑、甲屑等，深部真菌感染则根据病情取痰液或血液、脑脊液等。

2. 检查与鉴定 浅部感染真菌可通过直接镜检或染色后镜检，先以菌丝或孢子的形态特征进行初步诊断，其次通过培养进一步鉴定菌种；深部感染则需进行染色镜检与分离培养，辅以凝集试验、沉淀试验、免疫标记技术等方法及 PCR 技术鉴定真菌。

六、防治原则

对于真菌病尚无特异性疫苗，故强调一般性预防。浅表真菌感染预防主要以注意清洁卫生、加强公共区卫生和个人卫生意识、消除孳生条件、避免与患者接触为主；深部真菌感染的预防，要去除各种诱发因素，合理使用抗生素，提高机体防御能力，加强免疫功能。浅部真菌感染可选用克霉唑软膏、咪康唑霜、达克宁霜剂等；深部真菌感染，常用酮康唑、5-氟胞嘧啶、氟康唑等。

> **拓展阅读**
>
> **真菌与人类的关系**
>
> 　　真菌种类繁多，分布广泛，绝大多数对人类有益。曲霉、酵母可用于制醋、制酱、酿酒等；霉菌发酵广泛应用于制作抗生素、酶制剂、维生素、酒精等；农业上则用来生产饲料、杀虫剂等。大型真菌包括食用菌与药物菌。食用菌如木耳、香菇、蘑菇等，因含有大量的蛋白质、维生素、氨基酸等营养物质，除了可供食用外，还具有抗衰老、增强免疫功能等药理活性而供制保健品。药用菌如冬虫夏草、灵芝、茯苓等，具重要的药用价值。

小　结

其它微生物
- 螺旋体：钩端螺旋体、梅毒螺旋体
- 支原体：肺炎支原体、溶脲脲原体
- 立克次体：普氏立克次体、恙虫病立克次体、Q热柯克斯体
- 衣原体：沙眼衣原体亚种A、B、C血清型，沙眼衣原体种，D-K血清型，肺炎衣原体
- 放线菌：伊氏放线菌、星形诺卡菌
- 真菌
  - 单细胞真菌
  - 多细胞真菌
    - 菌丝：营养菌丝体、气生菌丝体
    - 孢子：有性孢子、无性孢子

同步训练

一、单项选择题

1. 关于螺旋体的描述，错误的是（　　）

A. 螺旋体柔软、细长、弯曲呈螺旋状
B. 运动不活泼
C. 其基本结构与细菌相似
D. 繁殖方式为二分裂
E. 原核细胞型微生物

2. 在无生命培养基上生长繁殖的最小微生物是（　　）
   A. 病毒　　　　　　　　　B. 真菌
   C. 支原体　　　　　　　　D. 细菌
   E. 立克次体

3. 立克次体传播途径（　　）
   A. 接触传播　　　　　　　B. 呼吸道到传播
   C. 消化道传播　　　　　　D. 血液传播
   E. 节肢动物媒介传播

4. 对于真菌描述错误的是（　　）
   A. 可分为单细胞真菌与多细胞真菌两类
   B. 真菌是一类真核细胞型微生物
   C. 不含叶绿素
   D. 治疗真菌感染首选青霉素
   E. 孢子是真菌的繁殖方式之一

5. 真菌的繁殖方式不包括（　　）
   A. 菌丝断裂　　　　　　　B. 出芽
   C. 形成菌丝　　　　　　　D. 复制
   E. 产生孢子

二、简答题

真菌主要通过哪几方面引起人与动植物病？

第十九章 人体寄生虫学概述

知识要点

1. 掌握寄生虫流行的基本环节。
2. 熟悉常见的寄生虫传播途径。
3. 了解寄生虫、宿主、中间宿主的概念。

人体寄生虫学是研究人体寄生虫的形态结构、生活史、致病性、实验诊断、流行规律与防治原则的学科。人体寄生虫学作为病原生物学的一门重要内容，与免疫学、药理学、病理学等学科有密切关系，是重要的基础医学课。其内容由医学蠕虫、医学原虫及医学节肢动物三部分组成。

第一节 常用术语

一、寄生现象

在自然界千差万别的生物关系中，按照彼此获利与受害程度可分为共生、共栖和寄生三种。

1. 共生 两种生物在一起生活，双方相互依赖，彼此受益，如牛、马胃内纤毛虫，分解植物纤维，既有利于纤毛虫获得营养，又有利于牛马的消化吸收，纤毛虫的繁殖和死亡，则为牛、马提供了蛋白质。

2. 共栖 两种生物在一起生活，一方受益，另一方既不受益也不受害，如海洋中体小的䲟鱼鱼用其吸盘吸附在大型鱼类的体表，被携带到各处，觅食时暂时离开大鱼，这对大鱼无利也无害，但却增加了䲟鱼觅食的机会。

3. 寄生 两种生物在一起生活，一方受益，另一方受害，如寄居于人或动物体内的细菌、病毒、寄生虫等。彼此之间的关系称为寄生关系。受益的一方称为寄生物，受害一方称为宿主。寄生物为动物者称寄生虫。

> **拓展阅读**
>
> **寄生现象的起源**
>
> 自由生活方式本是动物界生活的特征，寄生现象源于生物间的偶然接触，又经历了漫长的环境适应过程，最终导致两者之间相互适应。其中一个生物产生了对另一个生物的依赖，并且依赖性愈来愈大，即从自生生活演化为寄生生活。为适应寄生生活，寄生虫发生了形态、生理功能、侵袭力的变化，免疫逃避功能逐渐形成，基因也随之发生变异。

二、寄生虫和宿主

（一）寄生虫的种类

根据寄生虫与宿主的关系，可将寄生虫进行以下分类：

1. 根据寄生部位不同，可分为体内寄生虫和体外寄生虫，分别如蛔虫和螨虫。
2. 根据寄生时间不同，可分为长期性寄生虫和暂时性寄生虫。前者如钩虫，其成虫期必须经过寄生生活；后者如蚤，吸血时暂时侵袭宿主。
3. 根据寄生性质不同，可分为：①专性寄生虫：生活史中至少有一个发育阶段以寄生方式生活，如血吸虫；②兼性寄生虫：可寄生，但也可以不寄生而营自生生活，如粪类圆线虫；③偶然寄生虫：因偶然机会侵入正常宿主体内的寄生虫，如蝇蛆偶然进入人体腔道而寄生；④机会致病寄生虫：机体通常处于隐性感染状态，当宿主功能受损（如艾滋病病毒感染、免疫抑制剂的使用）时出现异常增殖并致病，如刚地弓形虫。

（二）宿主的种类

宿主指被寄生虫寄生的人或动物。不同种类的寄生虫完成其生活史所需宿主的数目和种类不同。有的寄生虫只需一个宿主，有的寄生虫则需要两个以上的宿主。根据寄生虫不同发育阶段对宿主的需求，可将其分为以下几种：

1. 终宿主 寄生虫成虫或有性生殖阶段所寄生的宿主。如血吸虫成虫寄生于人体并在人体内产卵，人是血吸虫的终宿主。

2. 中间宿主 寄生虫的幼虫或无性生殖阶段所寄生的宿主，如有两个以上中间宿主，按其寄生的先后顺序分第一中间宿主和第二中间宿主。如华支睾吸虫的第一中间宿主为某些淡水螺，第二中间宿主是某些淡水鱼类。

3. 保虫宿主或储存宿主 可作为人体寄生虫病传染来源的受染脊椎动物，如华支睾吸虫成虫既可寄生于人、又可以寄生于猫，猫即为该虫的保虫宿主或储存宿主。

三、寄生虫的生活史

寄生虫的生活史是指寄生虫完成一代生长、发育和繁殖的整个过程。寄生虫完成生活史除需要适宜的宿主外，还受外界环境因素影响。按照寄生虫生活史过程是否需要转换宿主，可分为两种类型：一种是直接型，在完成生活史过程中不需要中间宿主，如阴道毛滴虫；另一种是间接型，在完成生活史过程中需要在中间宿主或在吸血昆虫体内发育至感染阶段后才能感染人体，如血吸虫。有些寄生虫生活史仅有无性生殖，有些寄生虫仅有有性生殖，有些寄生虫既有无性生殖又有有性生殖才能完成一代的发育，称为世代交替，如吸虫等。

寄生虫在生活史中具有感染人体能力的发育阶段称为感染阶段，如肝吸虫的生活史中有虫卵、毛蚴、胞蚴、雷蚴、尾蚴、囊蚴、童虫、成虫等阶段，只有囊蚴能感染人体，故囊蚴是肝吸虫的感染阶段。

第二节 寄生虫与宿主的关系

一、寄生虫对宿主的作用

1. 夺取营养 寄生虫寄生在宿主体内摄取宿主的营养物质，寄生的虫数越多，被夺取的营养也就越多。如钩虫咬附在肠壁上，以血液为食，严重者可引起贫血、营养不良及发育障碍等。

2. 机械性损伤 寄生虫侵入宿主体内或在宿主体内移行、定居时，可对局部造成机械性刺激、损伤、压迫或堵塞作用等。如猪囊尾蚴寄生于脑组织，引起癫痫；蛔虫在肠道扭结成团引起肠梗阻。

3. 毒性与免疫损伤 寄生虫的分泌物、排泄物、虫体或虫卵死亡的崩解物可对宿主有毒性作用或诱发超敏反应。如溶组织内阿米巴滋养体侵入肠黏膜，分泌溶组织酶，破坏肠壁组织；日本血吸虫虫卵内毛蚴分泌物作为变应原，引起虫卵肉芽肿，导致肝、肠病变。

某些寄生虫在正常寄生部位以外的组织或器官寄生的现象，称为异位寄生。如卫氏并殖吸虫正常寄生部位是肺脏，但有时可寄生于肌肉、皮下、脑组织，造成异位寄生。

二、宿主对寄生虫的作用

宿主对寄生虫的作用主要是抗感染免疫。机体通过非特异性和特异性免疫作用来抑制、杀伤或消灭感染的寄生虫，其结果取决于寄生虫致病力与宿主抵抗力的强弱，可表现为清除或杀灭虫体、呈带虫状态或患寄生虫病等不同结局。人体感染寄生虫后，若没有明显的临床症状，但病原体还存在，并具有传染能力，这些感染者称带虫者。带虫者是最危险且难以控制的传染源。

第三节 寄生虫病的流行与防治原则

一、寄生虫病的流行

寄生虫病能否在一个地区流行，必须具备三个基本环节，即传染源、传播途径和易感人群。

1. 传染源 是指被人体寄生虫感染的人和动物。包括病人、带虫者和保虫宿主。

2. 传播途径 是指寄生虫从传染源传播到易感宿主的过程。常见的有：

(1) *经口感染* 多数寄生虫的感染阶段可以通过被其污染的食物、饮水、手指等经口进入人体。如溶组织内阿米巴。

(2) *经皮肤黏膜感染* 寄生虫的感染阶段经皮肤或黏膜侵入人体。如钩虫丝状蚴。

(3) *经媒介昆虫感染* 有些寄生虫必须在媒介昆虫体内发育至感染阶段，再通过吸血节肢动物媒介的叮刺经皮肤进入人体。如蚊传播的疟原虫。

(4) *经接触感染* 有些寄生虫通过直接或间接接触的方式侵入人体。如阴道毛滴虫和疥螨。

(5) *经胎盘感染* 当母体妊娠时感染某些寄生虫，可经胎盘将病原体传给胎儿。如刚地弓形虫。

此外，还有其他一些途径可导致寄生虫感染。包括输血感染，如疟原虫；空气感染，如蛲虫；自体感染，如链状带绦虫。

3. 易感人群 是指对该寄生虫缺乏免疫力或免疫力低下人群。一般而言，人群对人体寄生虫普遍易感。

寄生虫病流行除上述三个基本环节外，还受自然因素（如环境、光照、温度、雨量）、生物因素（如中间宿主、媒介）、社会因素（如政治、经济、文化、卫生、人们生活习惯和生产方式）三个因素的影响，同时，寄生虫病的流行还具有地方性、季节性、自然疫源性等特点。在脊椎动物和人之间自然传播的寄生虫病，称为人兽共患寄生虫病，这些寄生虫病具有明显的自然疫源性。

> **拓展阅读**
>
> ### 我国寄生虫病的流行情况
>
> 2005年全国31个省（区、市）共检查356629人，查出感染人体的蠕虫26种，蠕虫总感染率为21.74%。其中，土源性线虫感染率为19.56%；带绦虫感染率为0.28%；流行区华支睾吸虫感染率为2.40%；12岁以下儿童蛲虫感染率为10.28%。
>
> 以血清学检查方法分别调查了包虫病、囊虫病、肺吸虫病、旋毛虫病和弓形虫病等重要寄生虫病。调查结果显示：包虫病阳性率12.04%；囊虫病阳性率0.58%；肺吸虫病阳性率1.71%；旋毛虫病阳性率3.38%；弓形虫病阳性率7.88%。

二、寄生虫病的防治原则

我国对寄生虫病采取的综合防治措施是根据流行区的实际情况和流行规律，将控制传染源、切断传播途径和保护易感人群有机地结合起来，以达到控制寄生虫病流行的目的。

1. 控制传染源 通过普查、普治带虫者和患者，查治和处理保虫宿主，加强检疫控制传染源的输入和扩散，从而控制和消灭传染源。

2. 切断传播途径 针对不同传播途径的寄生虫病，采取综合措施，加强粪便和水源管理，注意环境和个人卫生，控制和杀灭媒介节肢动物和中间宿主。

3. 保护易感人群 广泛进行健康教育，加强个人和集体防护，改善生产和生活条件，改变不良的饮食习惯及生产方式，提高自我预防和保护意识。必要时可预防服药和在皮肤涂抹驱避剂。

寄生虫病一直是危害人类健康的重要疾病。据估计全球约有45亿人受寄生虫感染，我国已知可使人体感染和致病的寄生虫有229种，人群总感染率为75%，主要流行于广大农村和牧区。在1956年我国提出限期消灭五大寄生虫病（疟疾、血吸虫病、丝虫病、黑热病和钩虫病），经过几十年的努力，取得了举世瞩目的成就，使钩虫病、血吸虫病和疟疾流行得到有效控制，丝虫病和黑热病达到基本消灭。但是，近年来由于免疫抑制剂大量使用及艾滋病病毒感染蔓延等原因，使寄生虫病的发生与流行出现新的变化。原来不被重视的寄生虫病，如弓形虫病、隐孢子虫病、卡式肺孢子虫病、粪类圆线虫病等有增多的趋势。总之，我国寄生虫种类之多，分布范围之广，感染人数之众，居世界各国之前列。事实表明寄生虫病已经是我国的一个严重的公共卫生问题。

小 结

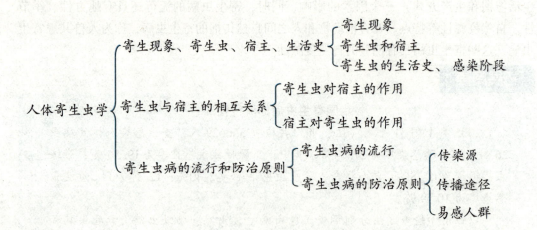

同步训练

一、单项选择题

1. 寄生是指两种生物生活在一起的利害关系是（ ）
   A. 一方受益，另一方无害　　B. 一方受益，另一方受害
   C. 双方都有利　　　　　　　D. 双方都无利
   E. 双方无利也无害

2. 中间宿主是指（　　）
   A. 寄生虫的成虫或无性生殖阶段寄生的宿主
   B. 寄生虫的幼虫或无性生殖阶段寄生的宿主
   C. 寄生虫成虫或有性生殖阶段寄生的宿主
   D. 寄生虫的幼虫或有性生殖阶段寄生的宿主
   E. 寄生虫的成虫寄生的宿主
3. 寄生虫的生活史是指（　　）
   A. 寄生虫的繁殖方式　　　　B. 寄生虫的取食来源
   C. 寄生虫生长、发育、繁殖的过程　　D. 寄生虫宿主的种类
   E. 寄生虫寄生于宿主的部位
4. 人体寄生虫包括三大类（　　）
   A. 线虫、吸虫、绦虫　　　　B. 线虫、原虫、绦虫
   C. 原虫、蠕虫、医学节肢动物　　D. 原虫、线虫、医学节肢动物
   E. 蠕虫、吸虫、医学节肢动物
5. 寄生虫病的传染源应包括（　　）
   A. 病人　　　　　　　　　　B. 病人和保虫宿主
   C. 带虫者和保虫宿主　　　　D. 病人和带虫者
   E. 病人、带虫者、保虫宿主
6. 寄生虫及其代谢产物对宿主都是（　　）
   A. 异物　　　　　　　　　　B. 营养物
   C. 处理后可用之物　　　　　D. 无关之物
   E. 废物

二、简答题

1. 简述寄生虫病流行的三个基本环节。
2. 简述寄生虫病的常见传播途径。

第二十章 医学蠕虫

> **知识要点**
>
> 1. 掌握线虫、吸虫、绦虫成虫及虫卵的形态特点。
> 2. 熟悉线虫、吸虫、绦虫的致病性及所致疾病。
> 3. 了解线虫、吸虫、绦虫常见实验室检查方法及防治原则。

医学蠕虫是一类寄生于人体内,借肌肉伸缩而蠕动的多细胞无脊椎动物。由蠕虫引起的疾病称"蠕虫病"。医学蠕虫主要包括线虫、吸虫和绦虫。

在流行病学上,常将直接型生活史的蠕虫称为土源性蠕虫,将间接型生活史的蠕虫称为生物源性蠕虫。二者的区别在于发育过程中是否需要中间宿主。

第一节 线 虫

一、似蚓蛔线虫

似蚓蛔线虫,俗称蛔虫,寄生于人体小肠内,引起蛔虫病。该病是常见的寄生虫病之一,儿童发病率最高,农村高于城市。

(一)形态

1. 成虫 虫体呈圆柱状,头部钝圆,尾端尖直,形似蚯蚓。活体呈淡红色,死后呈灰白色。虫体顶端为口孔,由三个唇瓣围绕,呈"品"字形排列。雌虫长20~35cm,尾部尖直;雄虫长15~31cm,尾部向腹面卷曲(图20-1)。

2. 虫卵 有受精卵与未受精卵之分。受精卵宽椭圆形,大小为(45~75)μm×(35~50)μm,卵壳较厚且透明,卵壳外常有一层凸凹不平的蛋白质膜,因宿主胆汁的作用被染成深棕色,卵内含一个卵细胞,卵细胞与卵壳之间可见新月形间隙。未受精卵长椭圆形,大小为(88~94)μm×(39~44)μm,卵壳与蛋白质膜较薄,卵内充满多个大小不等、折光性强的卵黄颗粒。两种蛔虫卵

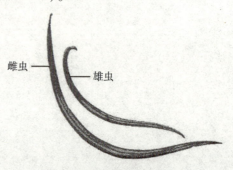

图20-1 蛔虫成虫形态

蛋白质膜有时可脱落,成为脱蛋白质膜蛔虫卵,显微镜下观察时应注意与其他虫卵相鉴别。

(二) 生活史

蛔虫属土源性蠕虫,生活史简单,不需要中间宿主。

成虫寄生于人体小肠,主要以肠道中半消化的食物为营养,雌、雄成虫交配后雌虫产卵,卵随粪便排出体外。受精卵在潮湿、荫蔽、氧气充足的土壤中,21℃~30℃条件下,约经2周,卵内细胞发育为幼虫,再经1周,幼虫经1次蜕皮成为感染期虫卵。人因误食含有感染期虫卵的食物或水源而感染,在小肠内孵出幼虫。幼虫侵入小肠黏膜及黏膜下层,钻入肠壁静脉或淋巴管,经肝、右心到达肺,破坏肺毛细血管进入肺泡,经2次蜕皮后,沿支气管、气管逆行至咽部,随宿主吞咽动作进入消化道,在小肠中经第4次蜕皮后,再经数周发育为成虫。自感染期卵进入人体到成虫产卵需60~75天,成虫在人体的寿命为1年左右(图20-2)。

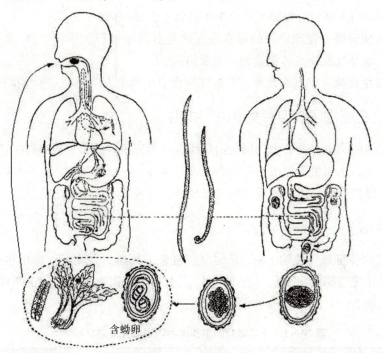

图20-2 蛔虫生活史

(三) 致病性

蛔虫的幼虫和成虫均可对宿主造成损害,主要表现为机械性损伤、营养不良,甚至肠梗阻。

1. 幼虫的致病性 大量幼虫在肺部移行时,可引起蛔虫性肺炎、支气管哮喘等疾病。患者可出现咳嗽、胸闷、哮喘等症状,偶可伴有发热、痰中带血或荨麻疹等现象。

2. 成虫的致病性 蛔虫成虫寄生于人体小肠中，夺取营养，并可损伤肠黏膜，导致消化不良和营养吸收障碍，严重感染时可造成儿童发育障碍。患者常有食欲不振、恶心、呕吐等症状。成虫有钻孔的习性，可引起胆道蛔虫症、蛔虫性胰腺炎等常见并发症，重者可致肠穿孔。感染虫体数目较多时，可因虫体扭结成团堵塞肠管而引起肠梗阻。

虫体的代谢产物、分泌物可使患者出现荨麻疹、皮肤瘙痒及磨牙、惊厥等症状。

（四）实验室检查

由于蛔虫产卵量大，一般用粪便直接涂片法检查虫卵，检出率较高。若使用饱和盐水浮聚法、沉淀法则检出效果更好。

（五）防治原则

防治蛔虫病应从查治病人和带虫者、管理粪便、加强卫生宣教三方面来进行。

1. 药物治疗 目前常用的驱虫药物有阿苯达唑、甲苯达唑或伊维菌素。对处于流行区、感染率高的人群，应每隔半年至1年进行1次驱虫治疗。

2. 加强粪便管理 管理粪便的最有效方法是对粪便进行无害化处理。消灭传播媒介（如苍蝇）也是切断蛔虫传播途径的重要措施。

3. 加强卫生宣教 重点在儿童，应讲究饮食卫生和个人卫生，减少感染机会。

二、十二指肠钩口线虫和美洲板口线虫

寄生于人体的钩虫主要有十二指肠钩口线虫和美洲板口线虫。成虫寄生于人体小肠中，可引起钩虫病。钩虫不但可以损伤肠黏膜，造成消化道功能紊乱，而且以血液为食，可致人体慢性失血。该病是我国危害人民健康的重要寄生虫病之一。

（一）形态

1. 成虫 虫体细长，长约1cm，活时呈淡红色，死后为灰白色。雌虫稍大于雄虫，尾端尖直；雄虫尾端膨大呈伞状（图20-3）。十二指肠钩虫和美洲钩虫两种钩虫成虫的主要区别见表20-1。

表20-1 十二指肠钩虫和美洲钩虫成虫形态区别

鉴别要点	十二指肠钩虫	美洲钩虫
大小	雌虫(10~13)mm×0.6 mm 雄虫(8~11)mm×(0.4~0.5)mm	雌虫(9~11)mm×0.4 mm 雄虫(7~9)mm×0.3 mm
体形	头端与尾端均向背面弯曲，虫体呈"S"形	头端向背面弯曲，尾端向腹面弯，虫体呈"C"
口囊	腹侧前缘有2对钩齿	腹侧前缘有1对板齿

2. 虫卵 两种钩虫卵形态相似，不易鉴别。椭圆形，大小为(57~76)μm×(36~40)μm。卵壳较薄，无色透明，卵内常有2~4个卵细胞，卵壳与卵细胞之间有明显环形空隙。

(二) 生活史

两种钩虫生活史基本相同。成虫寄生于人体小肠,雌雄成虫交配后雌虫产卵,虫卵随人体粪便排出体外,在荫蔽、温暖、湿润、氧气充足的土壤中,约经 1~2 天,杆状蚴自卵内孵出,以土壤中细菌及有机物为营养,经 7~8 天的发育,蜕皮 2 次成为丝状蚴。丝状蚴口孔封闭不进食,多生活在虫卵孵化附近的土壤内,是钩虫的感染阶段。

丝状蚴有向温、向湿的特性,接触到人体皮肤时,受体表温度刺激,活动力增强,借助其机械性穿刺运动和酶的作用,通过毛囊、汗腺、皮肤破损处或较薄的指、趾间皮肤侵入人体。多数幼虫通过移行作用进入小静脉或淋巴管,经右心由肺动脉至肺,穿过肺部毛细血管进入肺泡,并借助呼吸道纤毛的运动,沿气管、支气管上行至咽。部分幼虫可随痰液排出体外,多数幼虫经吞咽动作,经食管、胃到达小肠,经过 2 次蜕皮后,逐渐发育为成虫。自丝状蚴钻入皮肤至成虫交配产卵需 4~6 周,十二指肠钩虫成虫寿命约为 7 年,美洲钩虫的寿命长达 13~15 年(图 20-3)。

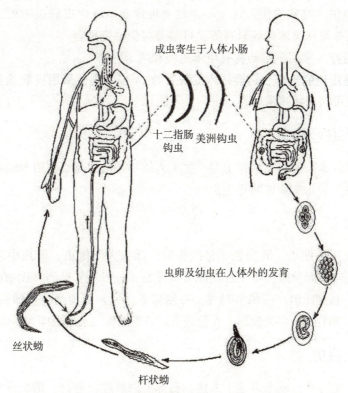

图 20-3 十二指肠钩虫和美洲钩虫成虫形态及生活史

(三) 致病性

两种钩虫的致病机制相似,幼虫和成虫都可以对人体造成损害。

1. 幼虫的致病性 丝状蚴侵入皮肤可引起钩蚴性皮炎,在侵入皮肤处可有灼热、针刺和奇痒感,局部皮肤可出现出血斑点或丘疹,继而形成水疱,俗称"粪毒""地痒疹"等，常继发感染。幼虫移行至肺，穿破微血管进入肺泡，引起局部出血及炎症病变，患者可出现咳嗽、血痰、发热等临床表现，重者可有哮喘发作。

2. 成虫的致病性 成虫以钩齿或板齿咬附在肠黏膜上，可造成肠壁散在性出血及小溃疡，患者表现为食欲亢进而体重减轻，上腹不适及隐痛、恶心、呕吐等消化道症状。钩虫以血液为食，吸血时分泌抗凝素，使咬伤部位黏膜伤口不易凝血而不断渗血，使患者长期慢性失血，铁和蛋白质不断丧失，出现缺铁性贫血。

（四）实验室检查

直接涂片法操作简单，适用于感染率较高的地区。饱和盐水浮聚法是诊断钩虫感染最常用的方法，检出率较直接涂片法高。

（五）防治原则

1. 粪便管理 对粪便应采取无害化处理，以杀灭虫卵。

2. 个人防护 改良耕作方法，不赤足下地作业，减少皮肤接触疫土的机会。在手足等皮肤暴露处涂抹噻苯咪唑软膏等，可显著减少感染机会。

3. 驱虫治疗 常用驱虫药物有甲苯达唑和阿苯达唑。

4. 钩蚴性皮炎的治疗 钩蚴钻入皮肤后的24小时内，采用皮肤透热疗法并涂抹噻苯咪唑软膏，可快速止痒消肿。

三、蠕形住肠线虫

蠕形住肠线虫，简称蛲虫，主要寄生于人体小肠的回盲部，引起蛲虫病。蛲虫病分布遍及全世界，是儿童常见的寄生虫病。

（一）形态

1. 成虫 虫体细小，乳白色，呈线头状。雌虫大于雄虫，雌虫中部膨大，尾端尖细；雄虫尾端向腹面卷曲。雄虫在交配后即死亡，一般不易见到（图20-4）。

2. 虫卵 长椭圆形，两侧不对称，一侧扁平，另一侧稍凸，呈柿核状，大小(50~60)μm×(20~30)μm，卵壳较厚，无色透明。若卵内含一条幼虫即为感染期虫卵。

（二）生活史

蛲虫生活史简单，成虫寄生于人体回盲部。以肠腔内容物、组织或血液为食。雌雄交配后，雄虫很快死亡而被排出体外。子宫内充满虫卵的雌虫，在宿主睡眠、肛门括约肌松弛时，爬行至肛门外，在肛门周围和会阴皮肤皱褶处产卵。产卵后雌虫多死亡，但也有少数可返回肠腔或误入阴道、子宫、尿道、腹腔等部位，引起异位寄生。

黏附于肛门周围和会阴部皮肤的虫卵，在适宜条件下，经6小时发育为感染期卵。此时虫卵被误食后或空气吸入人体后，在十二指肠内孵出幼虫，至回盲部发育为成虫。此过程需2~4周。成虫寿命一般为1个月（图20-4）。

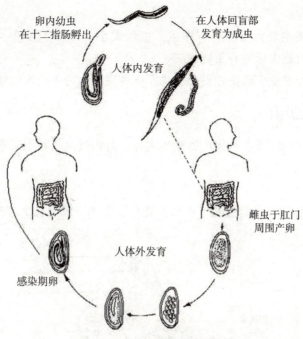

图 20-4 蛲虫形态及生活史

（三）致病性

蛲虫雌虫在肛门周围、会阴处移行、产卵，刺激局部皮肤，引起肛门瘙痒，皮肤搔破后可继发感染。患者多有烦躁不安、失眠、食欲减退、夜间磨牙、消瘦等症状。如钻入阴道、尿道等处引起异位寄生，可造成相应部位的炎症。

（四）实验室检查

蛲虫具有在肛周产卵的特性，可采用透明胶纸法或棉签拭子法于清晨排便或洗澡前在肛周收集虫卵。如在粪便中或夜间在患者肛门周围查获白色线头样小虫，可确诊。

（五）防治原则

根据蛲虫病传播和流行的特点，应采取综合性防治措施，以防止患者相互感染和自身重复感染。

1. 养成饭前便后洗手、不吸吮手指、勤剪指甲等良好卫生习惯。
2. 对幼儿园儿童定期普查，注意环境卫生及生活用品的消毒。
3. 治疗蛲虫病常用的药物有阿苯达唑和甲苯达唑。

第二节 吸 虫

吸虫成虫虫体扁平，多呈叶状或舌状，雌雄同体（血吸虫雌雄异体），少数呈圆柱形，大小依虫种而异。虫体有口吸盘和腹吸盘。消化系统不完整，有口、咽、食管及肠管，肠管末端为盲端。

吸虫（除血吸虫外）虫卵均有卵盖，虫卵大小、形态、颜色、卵壳、内含物因虫种不同而各异，对临床诊断有重要意义。

寄生于人体的吸虫生活史较复杂，均需中间宿主，为生物源性蠕虫。

一、华支睾吸虫

华支睾吸虫又称肝吸虫。成虫寄生于人体的肝胆管内，可引起肝吸虫病。

（一）形态

1. 成虫 虫体狭长、背腹扁平，似葵花籽，大小一般为(10~25)mm×(3~5)mm。雌雄同体（图20-5）。

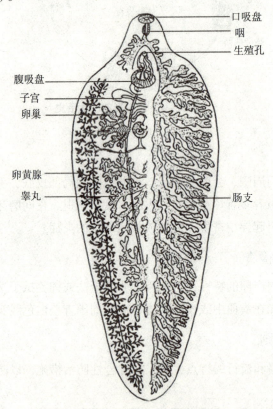

图20-5 华支睾吸虫成虫形态

2. 虫卵 淡黄褐色，前端较窄、后端钝圆，形似灯泡，大小为(27~35)μm×(12~20)μm，是寄生于人体的最小蠕虫卵。卵盖明显，卵盖周围的卵壳增厚隆起形成肩峰，后端有一小棘。卵内含一毛蚴。

（二）生活史

华支睾吸虫成虫寄生于人或猫、犬等肉食类哺乳动物的肝胆管内，虫卵随胆汁进入消化道随粪便排出。入水，被第一中间宿主淡水螺（豆螺、沼螺等）吞食，在螺体内孵出毛蚴，毛蚴经胞蚴、雷蚴等无性生殖阶段发育为尾蚴，成熟的尾蚴可从螺体内逸出，在水中遇到适宜的第二中间宿主淡水鱼、虾类，则侵入其体内发育为囊蚴。囊蚴是华支睾吸虫的感染阶段。

终宿主因食入含有囊蚴的淡水鱼、虾而感染。在消化液的作用下，囊壁被软化，童虫经十二指肠液作用孵出，随胆汁逆流进入肝胆管发育为成虫。成虫寿命可达20~30年（图20-6）。

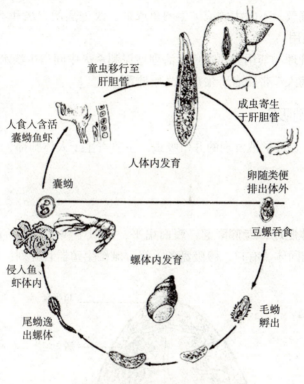

图20-6 华支睾吸虫生活史

（三）致病性

成虫在肝胆管寄生时的分泌物、代谢产物和机械刺激等因素可引起胆管上皮脱落、增生、管壁变厚，管腔狭窄，导致胆汁淤积，出现胆囊炎、胆管炎或阻塞性黄疸。虫卵、死亡的虫体碎片和脱落的胆管组织可构成结石的核心，引起胆石症。

儿童和青少年感染肝吸虫后，临床表现一般较重。除消化道症状外，常有营养不良、贫血、低蛋白血症、浮肿、肝肿大和发育障碍，晚期病人可出现肝硬化，极少数患者甚至可致侏儒症。

（四）实验室检查

1. 病原学检查 直接涂片法操作虽然简便，但由于所用粪便量少、虫卵小，检出率不高。常用方法有厚涂片法和集卵法。十二指肠引流胆汁检测可见虫卵，有时可见活成虫，可作为诊断的依据。

2. 其他检查 近年来免疫学诊断和影像学检查对肝吸虫病的诊断也有较大价值。

（五）防治原则

肝吸虫病是由于生食或半生食含有囊蚴的淡水鱼、虾所致。防止食入活囊蚴是防治本病的关键。

1. 开展卫生宣教，不吃生的或半生的鱼或虾，改进烹调方法和不良饮食习惯，生、熟食厨具应分开使用。
2. 加强粪便管理，禁用粪便喂鱼，清理塘泥和杀灭中间宿主淡水螺类。
3. 积极查治病人、带虫者。治疗首选吡喹酮。

二、卫氏并殖吸虫

卫氏并殖吸虫是最早被发现的并殖吸虫，主要寄生于人体肺部，又称肺吸虫，引起肺吸虫病。

（一）形态

1. 成虫 虫体肥厚，背侧隆起，腹面扁平，形似半粒黄豆。活体时呈红褐色，死后呈灰白色。雌雄同体。有口、腹吸盘各1个，雌雄生殖器官并列，因此而得名并殖吸虫（图20-7）。

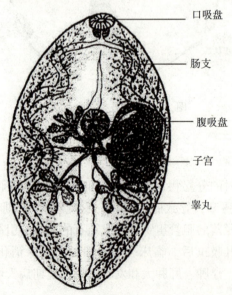

图20-7 卫氏并殖吸虫成虫形态

2. 虫卵 金黄色，椭圆形，前端稍突，有扁平卵盖，稍倾斜，后端稍窄，卵壳厚薄不均匀，大小(80~118)μm×(48~60)μm。内含1个卵细胞及多个卵黄细胞。

(二) 生活史

肺吸虫成虫寄生于人和多种肉食类哺乳动物（犬、狼、狐狸等）肺部，虫卵可随痰液或吞咽痰液后随粪便排出体外。卵入水后，在适宜的条件下，约经3周孵出毛蚴，遇到第一中间宿主川卷螺侵入其内，经由胞蚴、母雷蚴、子雷蚴发育成尾蚴。成熟的尾蚴自螺体内逸出，在水中被溪蟹、蝲蛄吞食并发育成囊蚴，人或其他终宿主因食入含有活囊蚴的溪蟹、蝲蛄而感染。

囊蚴进入宿主体内，经消化液作用孵出童虫，童虫穿过肠壁进入腹腔，再穿过横膈经胸腔到达肺部，在肺部发育为成虫并产卵。自囊蚴进入终宿主体内到发育成熟产卵，一般需2~3个月。成虫寿命一般为5~6年，长者可达20年（图20-8）。

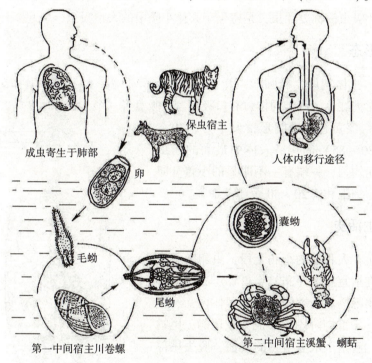

图20-8 卫氏并殖吸虫生活史

(三) 致病性

肺吸虫的致病主要由童虫移行、窜扰和成虫引起。

童虫在人体组织内游走移行，引起组织破坏、出血、炎症、粘连等病理变化。童虫穿过肠壁到达腹腔时，可引起腹痛、腹泻、便秘；移行到脑，可引起癫痫、偏瘫、视力下降；移行至皮下组织，可引起皮下包块及结节。虫体的代谢产物等毒性物质，可引起人体的毒性和超敏反应，患者可有咳嗽、痰中带血、胸痛等临床表现。

（四）实验室检查

在痰或粪便中找到虫卵、摘除的皮下包块中找到虫体即可确诊。免疫学检查及流行病学调查也可辅助诊断。

（五）防治原则

1. 预防本病最有效方法是不生食溪蟹、蝲蛄等，不饮生水。
2. 常用治疗药物吡喹酮。

三、布氏姜片吸虫

布氏姜片吸虫简称姜片虫，是寄生于人体小肠中的大型吸虫，引起姜片虫病。

（一）形态

1. 成虫　虫体肥厚，椭圆形，背腹扁平，前窄后宽，大小为（20～75）mm×（8～20）mm。活时肉红色。雌雄同体，有口吸盘、腹吸盘各一个（图20-9）。

2. 虫卵　淡黄色，椭圆形，大小为（130～140）mm×（80～85）mm，是人体中最大的蠕虫卵。卵壳薄而均匀，一端有一不明显的小盖。卵内含有一个卵细胞和约20～40个卵黄细胞。

（二）生活史

成虫寄生在人和猪的小肠上段，虫卵随粪便排入水中，在适宜温度（26℃～32℃）下经3～7周的发育孵出毛蚴。毛蚴侵入扁卷螺体内，经胞蚴、母雷蚴、子雷蚴阶段而形成大量尾蚴，尾蚴自螺体逸出，吸附于水生植物的表面，脱去尾部而成囊蚴。

宿主食入含有活囊蚴的水生植物后，在消化液和胆汁作用下，幼虫孵出，经1～3个月发育为成虫。成虫寿命最长可达4～5年。

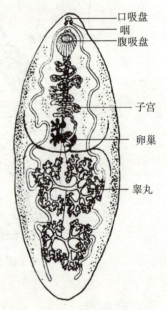

图20-9　布氏姜片吸虫成虫形态

（三）致病性

成虫吸附于小肠黏膜上吸取营养，可使局部黏膜及附近的组织发生炎症、出血、水肿甚至形成溃疡或脓肿。患者常出现腹痛、腹泻、消化功能紊乱等症状，甚至发生肠梗阻。重度感染者，尤其是儿童，可出现低热、贫血、腹水及发育障碍等表现。

（四）实验室检查

粪便标本查虫卵是确诊该病感染的主要方法。直接涂片法即可查出绝大多数患者，但轻度感染者易漏检，应用沉淀法提高检出率。

（五）防治原则

1. 控制传染源，积极治疗病人和病畜。目前最有效的药物是吡喹酮。
2. 切断传播途径，不生食未经洗刷的菱角等水生植物。
3. 加强粪便管理，防止人畜粪便中虫卵污染水源。

四、日本裂体吸虫

血吸虫病主要分布于亚洲、非洲和拉丁美洲，在我国流行的是日本血吸虫病。日本血吸虫成虫寄生在人或其他哺乳动物肠系膜静脉内。

（一）形态

1. 成虫　　雌雄异体，虫体呈圆柱形，外观似线虫。雄虫长(10～20)mm(0.5～0.55)mm，乳白色，背腹扁平，自腹吸盘以下虫体两侧向腹面卷曲形成一沟槽，称抱雌沟。雌虫长(12～28)mm×(0.1～0.3)mm，深褐色，虫体细长。雌虫常停留于抱雌沟内，与雄虫呈合抱状（图20-10）。

2. 虫卵　　淡黄色，椭圆形，大小平均为 $89\mu m \times 67\mu m$。卵壳薄，无卵盖，卵壳一侧有一小棘，卵壳内含一成熟毛蚴，毛蚴和卵壳间常可见到大小不等的油滴状毛蚴分泌物。

（二）生活史

成虫寄生于人和多种哺乳动物的门脉-肠系膜静脉系统。雌虫于肠黏膜下层静脉末梢内产卵，部分虫卵随血流入肝并沉积于肝组织内，另一部分虫卵则以肠壁进入肠腔。沉着于组织内的虫卵，约经11天发育成熟，内含毛蚴。毛蚴的分泌物可引起虫卵周围组织和血管壁发炎坏死，在肠蠕动、血流压力和腹内压增加的情况下，虫卵可随坏死组织进入肠腔，随宿主粪便排出体外。

随粪便排出体外的虫卵入水后，在适宜的条件（20℃～30℃）下，毛蚴孵出。毛蚴钻入钉螺体内，再经过母胞蚴、子胞蚴的无性繁殖阶段发育成尾蚴。

尾蚴逸出螺体后可自主游动，若尾蚴与宿主皮肤相遇，可钻入皮肤内，脱尾而形成童虫。童虫进入血管或淋巴管，并随血流经右心到肺，再由左心进入体循环，最终到达肠系膜静脉系统并发育为成虫。从尾蚴钻入皮肤到虫体发育成熟并产卵约需24天。成虫的平均寿命为2～5年，最长可达30～40年（图20-10）。

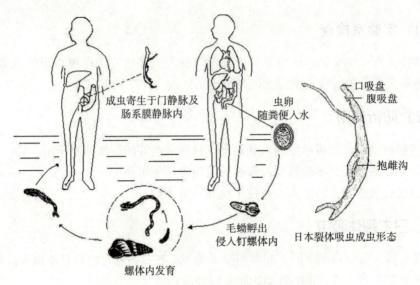

图 20-10　日本裂体吸虫成虫形态及生活史

（三）致病性

日本血吸虫的尾蚴、童虫、成虫和虫卵均可对宿主造成损害。

1. 尾蚴的致病性　尾蚴钻入宿主皮肤后可引起尾蚴性皮炎，在尾蚴入侵部位可出现瘙痒的小丘疹。

2. 童虫的致病性　童虫在肺部移行时，可因机械性损伤而出现局部炎症反应。

3. 成虫的致病性　成虫寄生于血管内，可引起静脉内膜炎及静脉周围炎。

4. 虫卵的致病性　虫卵是血吸虫病的主要致病阶段。在肝和肠壁组织中沉积的虫卵发育成熟后，卵内毛蚴释放的可溶性抗原经卵壳微孔渗出，刺激宿主发生Ⅳ型超敏反应，形成以虫卵为中心的肉芽肿，是血吸虫病的主要病变。急性期患者可出现畏寒、发热、多汗、淋巴结及肝肿大等症状；慢性期患者表现为慢性腹泻或慢性痢疾，症状多呈间歇性出现；晚期病人可有肝硬化、门脉高压、巨脾、腹水等临床表现。儿童反复感染可影响垂体功能，生长发育受限，而致侏儒症。

（四）实验室检查

粪便直接涂片法简单，但虫卵检出率低，仅适用于重度感染病人和急性感染者。毛蚴孵化法可采用全部粪便沉渣，发现虫卵的机会较直接涂片法大。免疫学检查可用于流行病学调查及血吸虫病的辅助诊断。

（五）防治原则

1. 控制传染源，积极查治病人及病畜，治疗首选吡喹酮。
2. 切断传播途径，结合农田水利建设和生态环境改造，在易感地带反复灭螺。
3. 加强粪便管理，采取有效方法杀灭粪便中的虫卵。

4. 保护易感人群，加强健康教育，指导人们注意生活和工作中的自我防护。

第三节 绦 虫

一、链状带绦虫

链状带绦虫也称猪肉绦虫，猪带绦虫或有钩绦虫。成虫寄生于人体小肠中，引起猪带绦虫病。幼虫寄生于人或猪的肌肉及其他组织内，引起猪囊尾蚴病。

（一）形态

1. 成虫 乳白色，虫体扁平，呈带状，长 2~4m。整个虫体包括头节、颈部和链体三部分，由 700~1000 个节片组成。头节近似球形，直径 1mm。头节上除有 4 个吸盘外，顶端还具有可伸缩的顶突，顶突上有两圈小钩。颈部纤细，具有生发功能。链体分为幼节、成节和孕节。幼节内的生殖器官尚未发育成熟，每一成节内都具有发育成熟的雌雄生殖器官，孕节内仅可见充满虫卵的子宫向两侧发出分支，每侧约 7~13 支，其中可有虫卵 3 万~5 万个（图 20-11）。

2. 虫卵 球形，直径 31~43μm，卵壳薄而透明，易脱落。卵壳内为胚膜，呈棕黄色，胚膜具有放射状的条纹，内有一球形六钩蚴。

3. 幼虫 又称猪囊尾蚴，为卵圆形、大小似黄豆、白色半透明的囊状物，囊内充满透明囊液，头节凹入囊内呈米粒大小的白色点状物，其构造与成虫头节相似（图 20-11）。

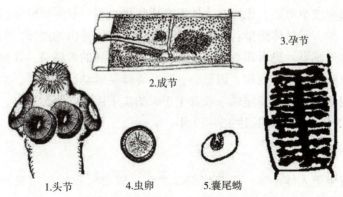

图 20-11 链状带绦虫成虫及幼虫形态

（二）生活史

人是猪带绦虫唯一的终宿主，成虫寄生于小肠上段，末端孕节可单独或多片相连从链体上脱落，随粪便排出体外。

孕节或虫卵被中间宿主猪吞食后，在消化液作用下，六钩蚴孵出并钻入肠壁血管或淋巴管，随血流到全身各组织中发育成为幼虫，寄生的部位主要是运动较多的肌肉，如肩肌、心肌、舌肌等。幼虫约经10周可发育为囊尾蚴。含有囊尾蚴的猪肉称"米猪肉"或"豆猪肉"。囊尾蚴是链状带绦虫的感染阶段。

人因误食生的或未熟的含囊尾蚴的猪肉而感染。囊尾蚴在小肠内经胆汁刺激而翻出头节，借吸盘和小钩附于肠壁上，经2～3个月发育为成虫并开始排出孕节和虫卵。成虫在人体内寿命可达25年（图20-12）。

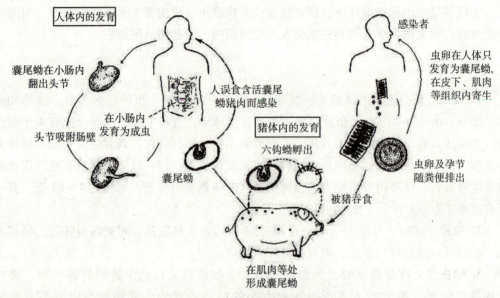

图20-12 链状带绦虫生活史

当人误食虫卵或孕节后，也可在人体发育成囊尾蚴，引起囊尾蚴病。人体感染囊尾蚴病的方式有3种：①异体感染：患者因误食被他人粪便排出的虫卵污染的食物、水等而感染；②自体外感染：患者误食自己排出的虫卵而引起的再感染；③自体内感染：患者消化道内成虫脱落的孕节或卵，因恶心、呕吐等肠逆蠕动反流至胃、十二指肠处，卵内六钩蚴孵出而造成感染。囊尾蚴一般寄生于人的皮下组织、肌肉、脑、眼等处，在人体内可存活3～5年，个别可长达15～17年。

（三）致病性

绦虫成虫寄生于人体小肠，引起猪带绦虫病。成虫的致病作用较轻，除掠夺营养外，部分患者可有腹痛、消化不良、腹泻、体重减轻等症状。

猪囊尾蚴寄生于人体，致病作用较强，所致疾病称囊尾蚴病，俗称囊虫病。其危害程度因猪囊尾蚴寄生的部位和数量不同而异。猪囊尾蚴寄生部位很广。寄生于皮下组织、肌肉，可引起皮下及肌肉囊尾蚴病，形成皮下结节；寄生于脑，引起脑囊虫病，患者可有癫痫发作；寄生于眼，可引起视力障碍甚至失明。

（四）实验室检查

粪便检查查获虫卵或孕节，可确诊猪带绦虫病。囊尾蚴病的诊断因寄生部位不同，方法也有所变化:有皮下结节者以手术摘除,镜下发现囊内头节上的吸盘和小钩;眼内囊尾蚴通过眼底镜检查;脑囊尾蚴病变用 CT 扫描检查,可确诊囊尾蚴病。此外,免疫学检查也可辅助诊断。

(五) 防治原则

1. 驱虫治疗 猪带绦虫病多采用槟榔和南瓜子合剂驱虫,吡喹酮、甲苯达唑等都有很好的驱虫效果。治疗囊尾蚴病常用的疗法是以手术摘除虫体。吡喹酮、阿苯达唑和甲苯咪唑等药物也可使囊尾蚴死亡。

2. 改进猪的饲养方法 实行圈养。

3. 健康教育 注意个人卫生和饮食卫生,饭前便后洗手,不食生的或未熟的猪肉,加强肉类检疫。

> **拓展阅读**
>
> **槟榔 - 南瓜子驱虫治疗**
>
> 槟榔 - 南瓜子有良好的驱虫效果,疗效高,不良反应小。方法:用南瓜子、槟榔各 60~80g,清晨空腹时服南瓜子,1 小时后服槟榔煎剂,半小时后再服 20~30g 硫酸镁导泻。多数患者在 5~6 周内即可排出完整的虫体,若只有部分虫体排出时,可用温水坐浴。使用过的水应进行适当的处理以免虫卵扩散。服药后应留取 24 小时粪便,仔细淘洗检查有无头节。如未见头节,应加强随访。若 3~4 个月内粪便中未再次发现节片和虫卵,则可视为治愈。

二、肥胖带吻绦虫

肥胖带吻绦虫,又称牛带绦虫、牛肉绦虫或无钩绦虫。成虫寄生于人体小肠,引起牛带绦虫病。该病呈世界性流行,在我国牧区及少数民族居住地区,如新疆、内蒙古、西藏、云南等地可见地方性流行。

牛带绦虫的形态、生活史与链状带绦虫很相似,其主要区别见表 20-2 和图 20-13。

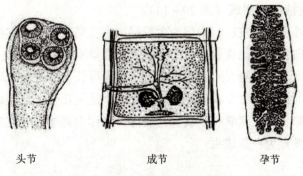

头节　　　　　　　成节　　　　　　　孕节

图 20-13 牛带绦虫成虫形态

表20-2 猪带绦虫和牛带绦虫形态区别

区别点	猪带绦虫	牛带绦虫
体长	2~4m	4~8m
节片	700~1000节，较薄，略透明	1000~2000节，较厚，不透明
头节	球形，直径约1mm，有顶突和小钩	方形，直径1.5~2.0mm，无顶突及小钩
孕节	子宫分支不整齐，每侧为7~13支	子宫分支较整齐，每侧15~30支
囊尾蚴	头节有顶突和小钩	头节无顶突及小钩
中间宿主	猪、人	牛
致病性	引起猪带绦虫病和囊尾蚴病	引起牛带绦虫病
孕节脱落	数节连在一起脱落，被动排出	单节脱落，常主动爬出肛门
虫卵、孕节检查	粪检虫卵、孕节	粪检虫卵、孕节，肛门拭擦法易检获虫卵

两种绦虫虫卵在形态上难以鉴别，故不可根据虫卵鉴定虫种。

人是牛带绦虫唯一的终宿主，牛为中间宿主。人因食入生的或未煮熟的含有牛囊尾蚴的牛肉而感染牛带绦虫病。牛囊尾蚴不寄生于人体，这也是与猪带绦虫最重要的区别之一。

三、细粒棘球绦虫

细粒棘球绦虫，又称包生绦虫。成虫寄生于犬科动物小肠上段，幼虫（棘球蚴）寄生于人和多种食草类家畜及其他动物的各组织器官内，引起一种严重的人兽共患寄生虫病，称棘球蚴病或包虫病。

（一）形态

1. 成虫 是绦虫中最小的虫种之一，体长2~7mm，由头节、颈部和链体组成（图20-14）。

2. 虫卵 与猪带绦虫卵、牛带绦虫卵基本相同，在光镜下难以区别。

3. 幼虫 即棘球蚴，为圆形或近似于圆形的囊状体。棘球蚴由囊壁和囊内含物（育囊、原头蚴、囊液等）组成（图20-14）。

囊壁分两层，外层为角皮层，内层为生发层。生发层紧贴在角皮层内，向囊内长出许多原头蚴，也可向囊内长出育囊。每个育囊内含数量不等的原头蚴。由生发层长出的原头蚴也可发育为育囊。育囊又可长出子囊，子囊也可长出原头蚴和育囊，或者发育形成与子囊结构相似的孙囊。一个棘球蚴可包含几百个甚至几千个原头蚴。囊液中漂浮着许多由囊壁脱落的原头蚴、育囊、子囊和孙囊等，统称为棘球蚴砂或囊砂。每一个原头蚴在终宿主体内可发育为一条成虫。

（二）生活史

包生绦虫成虫寄生在犬、狼等食肉动物的小肠中，孕节或虫卵可随宿主粪便排出，

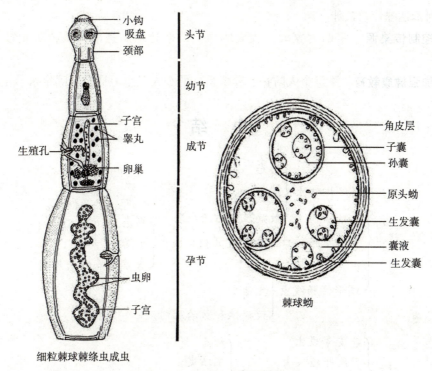

图 20-14 细粒棘球绦虫成虫形态

可污染牧草、土壤及水源等。若被中间宿主（牛、羊等）吞食后，六钩蚴在其肠内孵出，钻入肠壁，经血循环至肝、肺等器官，经 3~5 个月发育成棘球蚴。含棘球蚴的组织被犬、狼等终宿主吞食后，所含的每个原头蚴都可发育为一条成虫。故犬、狼肠内寄生的成虫可达数百至数千条。从感染至发育成熟排出虫卵和孕节约需 8 周时间。成虫寿命为 5~6 个月。虫卵是包生绦虫的感染阶段，人可因误食虫卵而得棘球蚴病。

（三）致病性

棘球蚴在人体内主要的寄生部位是肝、肺、脑、骨等，引起棘球蚴病。

棘球蚴对人体的危害以机械损害为主，其严重程度取决于棘球蚴的大小、数量、寄生时间和部位。患者的主要临床表现有：①局部压迫和刺激症状；②过敏症状：常可发生荨麻疹、血管神经性水肿或过敏性休克等；③全身中毒症状：病人可有食欲减退、体重减轻、消瘦、发育障碍和恶病质等现象。

（四）实验室检查

免疫学检查是本病重要的辅助诊断方法。常用的有皮内试验和血清学检查法。影像学检查也有助于本病的诊断和虫体的定位。

（五）防治原则

1. 积极治疗病人 棘球蚴病的治疗，首选外科手术。对早期患者，可药物治疗，目前以阿苯达唑疗效最佳。

2. 控制传染源 定期为家犬、牧犬驱虫。严格处理病畜的内脏，防止被犬、狼食入。

3. 加强健康教育 注意个人防护，养成良好的个人卫生习惯，不喝生水、生奶等。

小　结

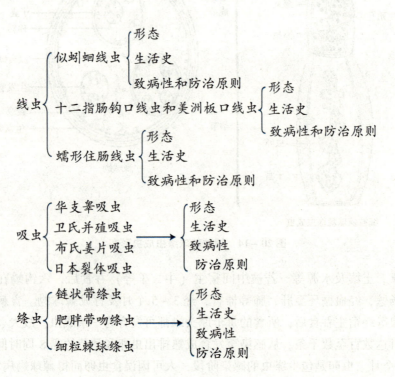

同步训练

一、单项选择题

1. 以鱼作为中间宿主的寄生虫是（　　）
   A. 日本血吸虫　　　　　　　B. 布氏姜片吸虫
   C. 肺吸虫　　　　　　　　　D. 斯氏狸殖吸虫
   E. 华支睾吸虫

2. 华支睾吸虫的感染阶段是（　　）
   A. 丝状蚴　　　　　　　　　B. 原尾蚴
   C. 尾蚴　　　　　　　　　　D. 囊蚴
   E. 毛蚴

3. 雌雄异体的寄生虫是（　　）
   A. 肺吸虫　　　　　　　　　B. 华支睾吸虫

C. 日本血吸虫 D. 猪肉绦虫
E. 牛肉绦虫
4. 日本血吸虫的主要致病阶段是（   ）
   A. 成虫 B. 虫卵
   C. 毛蚴 D. 尾蚴
   E. 童虫
5. 日本血吸虫主要寄生于人体的（   ）
   A. 膀胱静脉丛 B. 胃底静脉
   C. 门脉-肠系膜静脉 D. 脾静脉
   E. 骨盆静脉丛

二、简答题
1. 人是怎样感染肝吸虫病的？
2. 人是怎样感染猪带绦虫病的？

第二十一章 医学原虫

知识要点

1. 掌握溶组织阿米巴、阴道毛滴虫的形态特点及所致疾病。
2. 熟悉各种原虫的致病性。
3. 了解各种原虫的实验室检查方法。

原虫是低等的单细胞生物,具有运动、消化、排泄、呼吸、生殖及对外界刺激发生反应等生理功能。其种类繁多,分布广泛。寄生于人体的原虫称为医学原虫。

原虫形态多样,呈球形、卵圆形或不规则形状。其基本构造由胞膜、胞质和胞核组成。医学原虫的生活史包括原虫生长、发育和繁殖等不同发育阶段及虫体从一个宿主传播到另一个宿主的全过程。

医学上重要的原虫分为4个纲,即叶足纲、动鞭纲、孢子虫纲和动基裂纲。

第一节 溶组织内阿米巴

溶组织内阿米巴又称痢疾阿米巴,寄生于人体结肠内,引起阿米巴痢疾,在一定条件下也可侵入肠壁组织或其他组织引起肠外阿米巴病。

一、形态

1. 滋养体 根据其大小、致病性和寄生部位不同又分为大滋养体和小滋养体。

(1) **大滋养体** 又称组织型滋养体,直径20~40μm。内、外质分界明显。外质无色透明,约占虫体的1/3,常伸出一叶状或舌状伪足,做定向阿米巴运动;内质呈颗粒状,有细胞核、食物泡及吞噬的红细胞。有无被吞噬的红细胞是溶组织内阿米巴大滋养体与小滋养体及其他阿米巴滋养体的重要鉴别特征之一。

(2) **小滋养体** 寄生于肠腔中,又称肠腔型滋养体,直径12~30μm,无致病力。内、外质分界不明显,内质中含有许多细菌,而无红细胞。

2. 包囊 圆球形,直径10~16μm。经碘染色后包囊呈淡黄色,可见1~4个核,单核和双核包囊是未成熟包囊,囊内可见棕色的糖原泡和透明棒状的拟染色体。四核包囊为成熟包囊,糖原泡及拟染色体均消失(图21-1)。

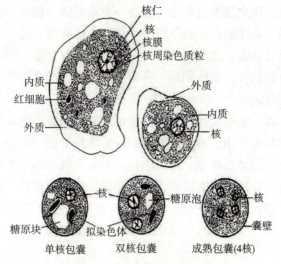

图 21-1 溶组织内阿米巴

二、生活史

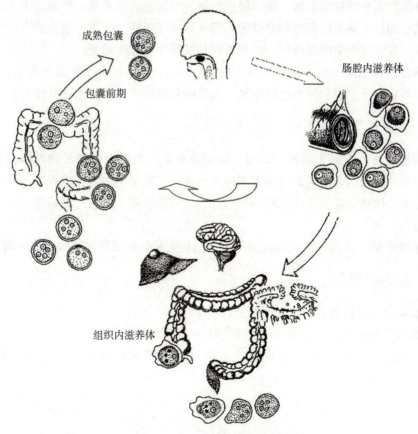

图 21-2 溶组织内阿米巴生活史

溶组织内阿米巴生活史基本过程是：包囊→小滋养体→包囊。成熟的四核包囊污染食物、水源，经口感染人体后在小肠下段受消化液作用囊壁变薄，虫体脱囊而出，分裂为 4 个小滋养体，以肠黏膜、细菌为营养，并进行二分裂繁殖。当小滋养体行至结肠下段时，因营养及水分的减少，虫体团缩，分泌胶状物质，形成单核包囊，经两次核分裂形成四核包囊随粪便排出。

当宿主抵抗力下降、肠壁受损伤或肠功能紊乱时，肠腔内的小滋养体借伪足的机械运动及分泌的溶组织酶的作用，侵入肠壁组织，吞噬红细胞，转变为大滋养体，并大量繁殖，导致局部肠黏膜和组织坏死，形成溃疡。部分大滋养体可随坏死肠壁组织落入肠腔，随宿主脓血便排出体外；或在肠腔内变为小滋养体，再形成包囊排出体外；也可侵入肠黏膜下的血管，随血流侵入肝脏、肺和脑等组织进行繁殖，引起相应脏器的病变（图 21-2）。

三、致病性

人感染溶组织内阿米巴后大多数表现为无症状携带者，少数人可引起疾病。

1. 肠阿米巴病 即阿米巴痢疾，大滋养体侵入肠壁组织后，在肠壁组织中吞噬红细胞，分泌溶组织酶和肠毒素，破坏肠壁组织，引起液化性坏死，形成口小底大烧瓶状溃疡。病变部位多见于回盲部和升结肠。病人可出现腹痛、腹泻、里急后重，粪便呈褐色果酱状，有特殊的腐败腥臭味，严重者可并发肠穿孔和腹膜炎。

2. 肠外阿米巴病 侵入黏膜下层或肌层的大滋养体可经由小静脉随血流扩散至肝、肺、脑等器官，分别引起阿米巴肝脓肿、肺脓肿和脑脓肿，以阿米巴肝脓肿最为常见。

四、微生物学检查

1. 病原检查 在病人粪便、痰液、穿刺液和溃疡组织内查到大滋养体，在慢性病人或带虫者的粪便内查到包囊或小滋养体可确诊。在采集标本时，容器应洁净，粪便应新鲜，标本要注意保温，粪便不能与尿液混合。对肠外阿米巴病患者可通过穿刺进行活组织检查。

2. 免疫诊断 常用方法有间接血凝法、间接荧光抗体试验和酶联免疫吸附试验等。

五、防治原则

1. 加强卫生宣传教育，注意个人及饮食卫生。
2. 加强粪便管理，对粪便进行无害化处理，消灭苍蝇和蟑螂。
3. 查治患者和带虫者，定期对饮食业工作人员进行体检。治疗首选药物为甲硝唑。

第二节 鞭毛虫

一、阴道毛滴虫

阴道毛滴虫又称阴道滴虫，主要寄生于女性的阴道、尿道及男性的尿道、前列腺内，可引起滴虫性阴道炎、尿道炎及前列腺炎。

（一）形态

阴道滴虫仅有滋养体期。滋养体呈梨形或椭圆形，无色透明，大小为 7~23μm，虫体前端有 4 根前鞭毛和 1 根后鞭毛，后鞭毛向后伸展与虫体波动膜外缘相连。有椭圆形核 1 个，位于虫体前 1/3 处。1 根轴柱由前向后纵贯虫体并伸出体外（图 21-3）。

（二）生活史

阴道毛滴虫生活史简单，主要寄生于女性阴道，尤以后穹窿多见，男性则多见于尿道和前列腺。滋养体既是感染阶段又是致病阶段。以二分裂法繁殖。通过直接或间接接触方式传播。

（三）致病性

在正常情况下，女性阴道内因乳酸杆菌能酵解阴道上皮细胞的糖原产生乳酸，使阴道保持酸性（pH3.8~4.4）环境，可抑制阴道滴虫或其他细菌生长繁殖，称为阴道的自净作用。如阴道内环境发生改变，如月经期、妊娠期、哺乳期或患妇科疾病时，阴道内酸碱度接近中性，当感染该虫后，虫体消耗了阴道内的糖原，妨碍了乳酸杆菌的酵解作用，使阴道的酸碱度升高，虫体大量繁殖，引起滴虫性阴道炎。常见症状为外阴瘙痒、白带增多且以白色泡沫状最为典型。尿道感染则出现尿频、尿急、尿痛等症状。男性感染者一般多呈带虫状态，可导致配偶的重复感染。

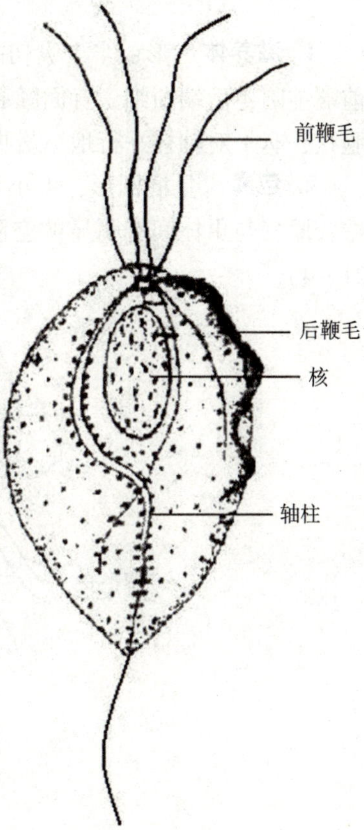

（四）微生物学检查

根据不同的临床症状，取阴道后穹窿分泌物、尿液的离心沉淀物或前列腺液用生理盐水直接涂片镜检，必要时可染色后镜检或进行培养。

图 21-3 阴道毛滴虫

（五）防治原则

1. 加强卫生宣传教育。注意个人卫生，尤其是经期卫生和孕期卫生，不穿公用游泳衣，采用蹲式便器。禁止患者进入游泳池，改进公共卫生设备，医疗单位做好消毒隔离，以防交叉感染。

2. 开展普查、普治，发现带虫者及患者及时诊治，尤其夫妇双方必须同时用药治疗。常用口服药物为甲硝唑，局部可用 1:5000 高锰酸钾或 1% 乳酸冲洗。

二、蓝氏贾第鞭毛虫

蓝氏贾第鞭毛虫又称贾第虫，主要寄生于人体小肠、胆管、胆囊，引起以腹泻为主要症状的蓝氏贾第鞭毛虫病。

（一）形态

1. 滋养体 形似半个纵切的梨，大小为 (9~12)μm × (5~15)μm，虫体两侧对称，前端钝圆，后端渐细，背面隆起，腹面凹陷并于前部形成两个吸盘，吸盘中部有 1 对细胞核，有 1 对轴柱平行地纵贯虫体，有 4 对鞭毛。

2. 包囊 呈椭圆形，大小为 (8~14)μm × (7~10)μm，经碘染色后呈黄绿色，囊壁较厚，与虫体间有明显的空隙，成熟的包囊有 4 个核，未成熟的包囊有 2 个核（图 21-4）。

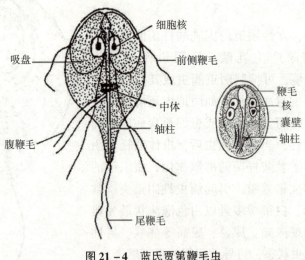

图 21-4 蓝氏贾第鞭毛虫

（二）生活史

成熟的四核包囊为感染阶段。四核包囊随污染食物或饮水进入人体，在十二指肠内脱囊，形成两个小滋养体，并吸附于肠黏膜表面。也可侵入胆管、胆囊内寄生。部分滋养体落入肠腔，随肠内容物下移，分泌囊壁形成包囊，并随粪便排出体外。

（三）致病性

由于大量滋养体借助吸盘吸附于小肠绒毛表面，引起肠黏膜的损伤，可致肠黏膜充血、水肿甚至溃疡，影响了小肠的消化和吸收功能，导致可溶性脂肪的吸收障碍，引起腹泻，粪便内含较多脂肪颗粒。典型病人表现为突发性恶臭水样泻并伴有腹痛、腹胀、呕吐、发热等症状。

（四）微生物学检查

从粪便、十二指肠液、胆汁中检出滋养体或包囊即可确诊。必要时可采用小肠活组织检查。

（五）防治原则

1. 开展卫生宣传教育，注意个人卫生及饮食卫生，改善环境卫生，妥善处理粪便，加强水源管理。

2. 彻底治疗病人和带虫者。常用药物有甲硝唑、呋喃唑酮。

第三节 孢子虫

一、疟原虫

寄生于人体的疟原虫有4种，分别为间日疟原虫、恶性疟原虫、三日疟原虫和卵形疟原虫。我国以间日疟原虫多见，恶性疟原虫次之，其他两种少见。疟原虫寄生于人体肝细胞和红细胞内，由按蚊传播，引起疟疾。疟疾为我国五大寄生虫病之一。

（一）形态

4种疟原虫的形态鉴别主要根据红细胞内虫体的形态及被寄生红细胞的变化，经吉氏或瑞氏染色后，虫体的细胞质呈蓝色，细胞核呈红色，疟色素呈棕黄色或棕褐色。现以经吉氏染色后的间日疟原虫为例，描述其在薄血膜中红细胞内的各期形态特征。

1. 早期滋养体 又称环状体，是疟原虫侵入红细胞发育的最早时期。胞质多呈环状，细胞核呈点状。

2. 晚期滋养体 又称大滋养体，由环状体发育而来。胞质增多，有伪足伸出，形状不规则，胞质内开始出现丝状疟色素，核渐变大。

3. 裂殖体 晚期滋养体核开始分裂即称早期裂殖体。当核分裂为12~24个时，胞质随之分裂并包绕每个核，形成裂殖子，疟色素呈块状，此时称成熟裂殖体。

4. 配子体 疟原虫在红细胞内经过几次裂体增殖后，部分裂殖子侵入红细胞，核增大而不再分裂，胞质增多，无伪足，最后发育为配子体。雌配子体较大，圆形或卵圆形，胞质深蓝色，核小而致密，呈红色；雄配子体较小，圆形，胞质浅蓝色，核较疏松，淡红色，多位于中央。此外，除早期滋养体外，被寄生的红细胞体积胀大，颜色变浅，出现红色、细小的薛氏小点。

（二）生活史

四种疟原虫的生活史基本相同，人为中间宿主，按蚊为终宿主。现以间日疟原虫生活史为例描述如下。

1. 在人体内的发育 疟原虫侵入人体，先后在肝细胞内（红细胞外期）和红细胞内（红细胞内期）发育。

（1）红细胞外期 是疟原虫在肝细胞内的裂体增殖。当带有子孢子的雌性按蚊叮咬人体时，子孢子随蚊唾液进入血液循环，约30分钟后随血流侵入肝细胞内，进行裂体增殖，发育为裂殖体。裂殖体成熟后胀破肝细胞，释放裂殖子，并侵入红细胞内，开始红细胞内期的发育。目前认为间日疟原虫和卵形疟原虫的子孢子具有速发型和迟发型两种遗传类型：速发型子孢子进入肝细胞后，先进行裂体增殖，部分裂殖子侵入红细胞内继续发育；迟发型子孢子要经过一段或长或短的休眠期后，才完成红细胞外期的裂体增殖。

表21-1 3种疟原虫在薄血膜中的形态鉴别

	间日疟原虫	三日疟原虫	恶性疟原虫
小滋养体	核多为1个，胞质环较粗，约占红细胞直径的1/3，通常只寄生1个原虫	与间日疟原虫相似	约占红细胞直径的1/5，核1~2个，在1个红细胞内常有数个疟原虫寄生
大滋养体	形状不规则，疟色素呈棕黄色、细小杆状	胞质呈圆形、体小，疟色素呈棕黑色、颗粒状	外周血中不易见，体小、圆形，疟色素黑褐色，集中
成熟裂殖体	裂殖子12~24个，排列不整齐，疟色素集中	裂殖子6~12个，花瓣状排列，疟色素集中	裂殖子8~36个，疟色素集中
配子体	圆形，胞质蓝色，核红色，疟色素分散	与间日疟原虫相似，仅虫体较小	肠形，胞质蓝色，核淡红色，疟色素位于核中
被寄生红细胞的变化	除环状体外，其他各期均胀大、色淡、有红色的薛氏小点	正常或缩小，色正常，各期常见几颗粗大呈紫褐色的薛氏小点	正常或缩小，常见粗大紫褐色的茂氏小点

（2）红细胞内期 是疟原虫在红细胞内的裂体增殖。来自红细胞外期的裂殖子侵入红细胞后，先形成早期滋养体，再依次发育为晚期滋养体、裂殖体。裂殖体成熟后，胀破红细胞，释放出裂殖子，一部分被吞噬细胞吞噬，部分侵入其他正常红细胞，重复其裂体增殖过程。完成一代红细胞内期裂体增殖，间日疟原虫需48小时，恶性疟需36~48小时。红细胞内期疟原虫经过几代裂体增殖后，部分裂殖子侵入红细胞，不再进行裂体增殖，而是发育为雌雄配子体。

2. 在蚊体内的发育 当雌性按蚊刺吸病人或带虫者血液时，疟原虫被吸入蚊胃，环状体、大滋养体、裂殖体均被消化，雌雄配子体分别发育为雌雄配子。雌雄配子受精结合成为合子，合子转变为动合子。动合子穿过蚊胃壁在胃壁弹性纤维膜下形成囊合子（卵囊）。卵囊内的核和胞质反复分裂形成数千至数万个子孢子。子孢子成熟后，胀破卵囊,进入蚊的唾液腺。子孢子是疟原虫的感染阶段。当含有子孢子的按蚊再次叮人吸血时,子孢子随唾液进入人体,开始其在人体内的发育。

(三) 致病性

红细胞内期的裂体增殖是疟原虫的致病阶段。致病力强弱与侵入的虫种、数量和人体免疫状态有关。

1. 潜伏期 疟原虫侵入人体到出现临床症状的间隔时间称潜伏期。一般间日疟原虫潜伏期短,为11~25天,恶性疟原虫为7~27天,长者可达6~12个月,甚至更长。

2. 疟疾的发作 疟疾的1次典型发作表现为寒战、高热和出汗退热3个连续阶段,发作周期与红细胞内期裂体增殖周期是一致的。间日疟、卵形疟隔日发作1次;三日疟为隔2天发作1次;恶性疟36~48小时发作1次。

> **拓展阅读**
>
> **人类的疟疾是如何传播的**
>
> "疟疾"一词在拉丁语中的含义是"坏的空气"。但是,疟疾并不是由带病菌的空气传播,而是由不流动的水中所繁殖的蚊子造成的。1892年罗纳德·罗斯怀在疟疾患者体内发现了一种大小如红细胞的寄生虫,并设法追踪这种寄生虫的生活史。它先存在于蚊子的胃内。在那儿繁殖后,侵入蚊子的唾液腺内。当蚊子叮人时,唾液中的寄生虫随之进入人体的血液中。几周之后,被感染的人就会出现疟疾特有的发热和寒战而病倒,且反复发作。

3. 贫血与脾肿大 疟疾反复发作后,红细胞的大量破坏、免疫病理损伤及脾功能亢进,引起贫血。由于疟原虫及其代谢产物的刺激,使脾充血和单核巨噬细胞增生,引起脾肿大。

4. 再燃与复发 疟疾初发停止后,患者如无再感染,仅由于体内残存的少量红细胞内期疟原虫在一定条件下重新大量繁殖,又引起的疟疾发作,称再燃。疟疾初发停止后,血液中红细胞内期疟原虫已被消灭,在无新感染的情况下,经过数周至数年,又出现疟疾发作,称疟疾复发。

5. 凶险型疟疾 多由恶性疟原虫引起,临床表现复杂,常见的有脑型和超高热型,多表现为持续高热、抽搐、昏迷、全身衰竭、呼吸窘迫、异常出血、肾功能衰竭和恶性贫血等。若不及时治疗,病死率很高。

(四) 微生物学检查

1. 病原检查 诊断的依据是从受检者耳垂或手指采血检查出疟原虫,即可确诊。间日疟的采血时间宜在发作后数小时至10小时,恶性疟则应在发作开始时采血。

2. 免疫诊断 常用方法有间接血凝法、间接荧光抗体试验和酶联免疫吸附试验等。

（五）防治原则

1. 普查、普治病人　及时治疗现症病人和进行抗复发治疗，加强流动人口的管理，以减少传染源。常用药物有氯喹、伯氨喹啉、乙胺嘧啶等。

2. 防蚊、灭蚊　切断疟原虫的传播途径是消灭疟疾的重要措施。

3. 预防　对无免疫力的人群有选择性地进行预防服药和虫苗预防。

二、刚地弓形虫

刚地弓形虫，又称弓形虫，寄生于人和多种动物的有核细胞内，引起人兽共患的弓形虫病。

> **拓展阅读**
>
> ### 我国弓形虫病的历史
>
> 新中国成立前，我国未见有弓形虫及弓形虫病的报告。1955 年于恩庶在福建平谭等地做恙虫病调查时，首次自兔及猫体分离出弓形虫，后又从猪、豚鼠、罗赛鼠体内分离出弓形虫。1957～1960 年钟惠澜、曹维霁等在西安郊区的犬和北京郊区的猪淋巴结及内脏涂片看到了弓形体样物。1991 年丁贞英查畸形儿血弓形虫阳性率为 39.13%（9/23），其母阳性率为 47.4%，并从 1 例脑瘫儿血中分离出弓形虫株。这些研究结果均证明弓形虫是我国的一个重要致畸原。

（一）形态

1. 滋养体　又称速殖子，呈香蕉型或半月形，大小为 $5\mu m \times 1.5\mu m$，经吉氏染色，胞质呈蓝色，核红色位于中央。滋养体见于急性弓形虫病期，单个或数个散在血液、脑脊液或病理渗出液中，也可在宿主细胞内形成数个至十余个速殖子的集合体，称为假包囊。

2. 包囊　圆形或卵圆形，大小为 $5\sim100\mu m$。外有囊壁，内含数个至数千个滋养体，囊内的滋养体称缓殖子，其形态与滋养体相似，多存在于隐性感染者的脑、眼、骨骼肌等组织细胞内。

3. 卵囊　又称囊合子，圆形或卵圆形，大小为 $10\sim12\mu m$。成熟的卵囊内含两个孢子囊，分别含有 4 个新月形的子孢子。多见于猫粪便中。假包囊、包囊、卵囊均是刚地弓形虫的感染阶段（图 21-5）。

（二）生活史

弓形虫生活史需要两个宿主。在猫科动物的小肠上皮细胞进行有性增殖，同时排出卵囊；也可在猫科动物的肠外其他组织细胞内进行无性增殖。猫科动物既是该虫的终宿

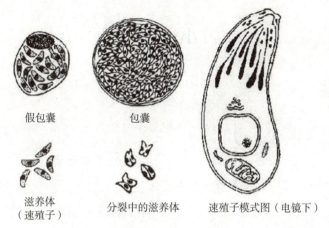

图 21-5 刚地弓形虫

主,又是中间宿主。

弓形虫在人或其他动物体内,只进行无性增殖,这些人和动物都是中间宿主。人常因食入了猫粪便污染的食物或饮水而感染。弓形虫在人体内可寄生于除红细胞外的几乎所有有核细胞内。

(三) 致病性

弓形虫病有先天性和获得性两种类型。先天性弓形虫病是由妇女妊娠早期感染的弓形虫,经胎盘传给胎儿所致。可引起流产、早产、死产或先天性畸形,如脑积水、视网膜脉络膜炎、弱智等。获得性弓形虫病主要是食入含包囊、假包囊的肉类或被卵囊污染的食物、水所致。免疫力正常者多呈隐性感染,当免疫功能低下,如患恶性肿瘤、艾滋病或长期使用免疫抑制剂等,可使隐性感染转为急性感染,引起淋巴结肿大、脑炎、脑膜炎、心肌炎、肺炎等全身性疾病。

(四) 微生物学检查

病原检查的检出率低,常用免疫学的方法检查。近年来弓形虫 DNA 探针的建立、聚合酶链反应的应用为诊断弓形虫病开辟了新的途径。

(五) 防治原则

1. 开展卫生宣传教育,加强饮食卫生管理和肉类食品卫生检疫制度。不吃生或半生的肉、蛋和奶制品;孕妇应避免与猫和生肉接触,并定期做弓形虫体常规检查。加强对家畜、家禽和可疑动物的检测和隔离。

2. 应积极治疗病人。但至今尚无特效药物,乙胺嘧啶、磺胺类药物联合应用可提高疗效,孕妇感染首选药物螺旋霉素。

小 结

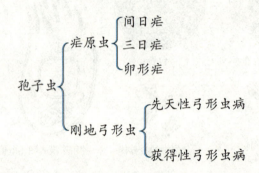

同步训练

单项选择题

1. 溶组织内阿米巴生活史的基本形式是（　）
   A. 小滋养体—包囊—大滋养体　　B. 包囊—大滋养体—包囊
   C. 大滋养体—包囊—大滋养体　　D. 包囊—小滋养体—包囊
   E. 小滋养体—大滋养体—包囊

2. 溶组织内阿米巴的感染时期是（　）
   A. 大滋养体　　　　　　　　　　B. 包囊
   C. 小滋养体　　　　　　　　　　D. 包囊和滋养体均可
   E. 四核包囊

3. 阿米巴痢疾的主要传染源是（　）
   A. 急性病人　　　　　　　　　　B. 带虫者
   C. 慢性腹泻病人　　　　　　　　D. 阿米巴肝脓肿病人
   E. 保虫宿主

4. 溶组织内阿米巴在人体内的两个生活史时期是（　）
   A. 大、小配子体　　　　　　　　B. 合子、卵囊
   C. 滋养体与包囊　　　　　　　　D. 大、小滋养体
   E. 裂殖体与包囊

5. 溶组织内阿米巴的致病阶段主要是（　）
   A. 小滋养体　　　　　　　　　　B. 包囊
   C. 大、小滋养体均可　　　　　　D. 大滋养体
   E. 各期均可

6. 急性阿米巴病典型病理改变为（　）
   A. 生成肉芽肿

B. 变态反应

C. 由外毒素引起的全身反应

D. 使肠组织形成口小底大的烧瓶样溃疡

E. 细胞内的增殖性破坏

7. 最可能从什么样的标本中检出阿米巴包囊（　　）

A. 黏液脓血便　　　　　　B. 无症状者的成形大便

C. 肝脓肿穿刺液　　　　　D. 脓血痰液

E. 乙状结肠活组织

8. 急性阿米巴痢疾病人常用的诊断方法是（　　）

A. 免疫学诊断　　　　　　B. 组织切片

C. 生理盐水涂片找大滋养体　　D. 碘液染色涂片找包囊

E. 乙状结肠镜检查

9. 阴道毛滴虫的感染时期是（　　）

A. 包囊时期　　　　　　　B. 包囊与滋养体均可

C. 滋养体时期　　　　　　D. 裂殖体时期

E. 以上时期均不能感染

10. 阴道毛滴虫可寄生于（　　）

A. 女性阴道　　　　　　　B. 男性尿道

C. 女性泌尿生殖道，男性泌尿生殖道　　D. 女性子宫

E. 男性生殖道

11. 引起腹泻和胆囊炎的原虫主要是（　　）

A. 溶组织阿米巴　　　　　B. 疟原虫

C. 蓝氏贾第鞭毛虫　　　　D. 阴道滴虫

E. 黑热病原虫

附篇　实验指导

实验目的与要求

实验课是本课程学习中的一个重要环节。开设实验课的目的是使同学们加深对本学科基本理论知识的理解；树立无菌观念，掌握无菌操作技术和各项基本的实验操作技能；培养严肃认真、实事求是的工作作风及分析问题、解决问题的综合能力，为今后学习相关学科及科研工作打下良好基础。

为上好每次实验课，要求同学们课前要做好预习，明确实验内容及目的；实验过程中要认真操作和观察，客观做好实验记录；实验结束后认真分析实验结果并如实填写实验报告。

实验室规则

由于本学科实验对象大多为病原微生物，稍有不慎，即可导致感染或污染，故要求同学们一定要严格遵守下列规则：

1. 进实验室必须穿工作服。实验完毕离室时脱下工作服并反折叠好，单独存放。工作服应保持洁净。

2. 必要的书籍、文具带入实验室后，应远离操作台面，以防发生污染。其他物品不得带入实验室。

3. 实验室内应保持肃静，禁止高声谈笑和来回走动，以防影响他人。

4. 实验室内绝对禁止吸烟、饮食或用嘴舔铅笔、湿润标签等，不准用口吸移液管。

5. 实验过程中一旦发生意外，如皮肤被划破、带菌材料破损或细菌污染桌面、地面、手、衣物及其他物品，应立即报告指导老师及时进行消毒处理，不得擅自处理。

6. 所有带菌材料或沾染过传染材料的物品，均应按要求处理或放在指定地点，不得随意乱放或用水冲洗。未经许可，实验室内任何物品不得带出室外。

7. 要爱护公物，节约实验材料。若不慎将实验器材损坏时，应及时向指导老师报告，并进行登记。

8. 实验完毕，应整理实验用品并放回原处，清理桌面和地面，保持实验室整洁卫生。

9. 整理完毕，应用消毒液泡手或用肥皂洗手，再以清水洗净。离室前关好水电、门窗。

实验一 细菌的形态结构观察

【实验目的】

1. 学会显微镜油镜的使用与保护方法。
2. 能初步辨认显微镜下细菌的形态和特殊结构。
3. 熟悉革兰染色过程。

【实验内容与方法】

一、显微镜油镜的使用与保护（操作）

1. 实验材料 普通光学显微镜、细菌染色标本片、香柏油、擦镜纸、二甲苯等。

2. 实验方法 用普通光学显微镜观察细菌时，通常选择的目镜为10×，物镜为100×（即油镜），其放大倍数为：10×100＝1000（倍）。

（1）将显微镜平置于平台面上，先用低倍镜采光。外界光较强时用平面反光镜采光，光线较弱时用凹面反光镜采光；自带光源的显微镜通过调节灯光取得最合适的光亮度。

（2）在待观察的标本玻片正面（有菌膜的一面）加一滴香柏油，将玻片平置于载物台上（载物台不可倾斜，否则香柏油会倾流出玻片，一方面污染镜台，另一方面不利于观察物像），用移动器等固定好玻片，将有100×字样的油镜头转到对准载物台透光的位置，并扭动粗调螺旋，使油镜头侵入油中，放大光圈和升高集光器，以增强光源。用油镜观察时，宜用强光源。

加香柏油的原理为：香柏油与标本片玻璃的折光率很接近，因此，由集光器出来的光线通过玻片和镜油后，不发生折射而直接进入镜筒，可以提高分辨率，使观察到的物像清晰（实验图1-1）。

（3）双目同时观看目镜内视野（若使用单目显微镜则以左眼观察），先轻轻调节粗调螺旋，看到模糊物像时，再换调节微调螺旋，直到能看清楚物像。使用推进器前后左右移动标本进行观察，以寻找最理想的观察目标。油镜观察技术，须反复练习，方能熟练掌握使用。

（4）观察完毕，用擦镜纸将油镜头上的香柏油擦拭干净。视油污情况可蘸少许二

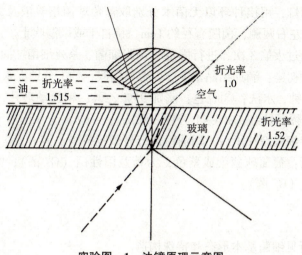

实验图-1 油镜原理示意图

甲苯或乙醚辅助擦拭。

（5）将物镜转换成"八"字形，竖起反光镜（或关闭显微镜光源），下降镜筒和集光器，罩好镜套，轻轻放入镜箱内。平时注意通风干燥、防霉、防晒。

二、细菌的基本形态和特殊结构观察（示教）

1. 实验材料

（1）细菌基本形态染色标本片

球菌：葡萄球菌、链球菌、脑膜炎奈瑟菌。

杆菌：大肠埃希菌、志贺菌、炭疽芽胞杆菌。

弧菌：霍乱弧菌。

（2）细菌特殊结构染色标本片

荚膜：肺炎链球菌。

芽胞：破伤风芽胞梭菌。

鞭毛：伤寒沙门菌。

2. 实验方法

（1）示教 可用电视投影显微镜或普通光学显微镜示教。注意观察镜下细菌的形态、大小、排列及染色性，以获取感性认识。

（2）操作 学生自己操作显微镜观察。

三、细菌涂片及革兰染色（示教或操作）

1. 实验材料 葡萄球菌培养液、大肠埃希菌培养液、革兰染液、载玻片、标记笔、酒精灯、显微镜、香柏油等。

2. 实验方法

（1）取玻片一张，用标记笔画中线，将玻片分为左右两部分。

（2）点燃酒精灯，用接种环以无菌术分别取葡萄球菌培养液及大肠埃希菌培养液各1环，涂于玻片左右两侧，菌膜直径约1cm。待自干或微温吹干。

（3）将玻片通过火焰3次，进行固定（黏附细菌、杀死细菌、固定细菌形态）。

（4）染色：①初染：滴加结晶紫染液以覆盖菌膜，约1分钟，水洗；②媒染：滴加卢戈碘液，约1分钟，水洗；③脱色：滴加95%乙醇，稍摇动玻片，0.5~1分钟，水洗；④复染：滴加稀释复红，0.5~1分钟，水洗。

（5）镜检：待细菌涂片干后，用油镜进行显微镜检查。

（6）结果判断：葡萄球菌染成紫色，为革兰阳性菌（G^+菌）；大肠埃希菌染成红色，为革兰阴性菌（G^-菌）。

【实验报告】

1. 绘出镜下所见细菌基本形态和特殊构造。
2. 报告革兰染色结果。

实验二　细菌的生长现象与消毒灭菌

【实验目的】

1. 了解细菌培养的过程、培养基的种类及细菌接种的方法。
2. 熟悉高压蒸汽灭菌器的使用方法及注意事项。
3. 观察细菌的生长现象和代谢产物。
4. 学会判断细菌药敏试验的结果。

【实验内容与方法】

一、培养基制备过程及培养基种类介绍（示教）

1. 实验材料　配制培养基所需基本材料、常用各种培养基等。

2. 实验方法

（1）**培养基制备过程（示教）**　基本程序为：配料→熔化→测定及矫正pH值→过滤分装→灭菌→测试→备用等。根据具体情况，亦可先灭菌，再分装。

（2）**常用培养基种类介绍（示教）**　①按物理性状分为液体培养基、半固体培养基和固体培养基。②按用途分为基础培养基、营养培养基、鉴别培养基、选择培养基和厌氧培养基。

二、细菌接种法

（一）液体培养基接种法（示教或操作）

1. 实验材料　菌种（细菌培养液或菌落）、液体培养基、酒精灯、接种环等。

2. 实验方法

（1）用右手取接种环，在酒精灯火焰上烧灼待冷。

（2）取菌种接种于液体培养基中，烧灼试管口，塞好棉塞，烧灼接种环。

（3）将接种的培养基标记后，置于37℃恒温箱培养24小时，观察结果。

（二）半固体培养基接种法（示教）

1. 实验材料　菌种（细菌培养液或菌落）、半固体培养基、酒精灯、接种针等。

2. 实验方法

（1）用右手取接种针，在酒精灯火焰上烧灼待冷。

（2）取菌种垂直接种于半固体培养基管，然后垂直拔出。烧灼试管口，塞好棉塞，烧灼接种针。

（3）将接种的培养基标记后，置于37℃恒温箱培养24小时，观察结果。

（三）固体平板培养基接种（示教或操作）

1. 实验材料　菌种（细菌培养液或菌落）、固体培养基、酒精灯、接种环等。

2. 实验方法　常采用分区画线接种法，以达到分离细菌的目的，可得到单个细菌菌落。具体操作为：

（1）用右手以持毛笔状握住接种环，在酒精灯火焰上烧灼灭菌；待接种环冷却后，以无菌操作法蘸取1环混合菌液。

（2）左手持平板培养基，拇指、示指稍稍开启平皿盖，右手将取菌后的接种环伸进平板表面，来回轻轻画线，作为第一区，约占平板1/5。烧灼接种环，待冷。

（3）再将接种环伸入平板，在第一区画线处斜向相交2~3道画线后，然后作不相交画线，画完第2区，约占1/5。烧灼接种环，待冷。再依次画完第3、4、5区。烧灼接种环，待冷，并放回原位。

（4）将接种的培养基标记后，置于37℃恒温箱培养24小时，观察结果。

三、细菌生长现象（示教）

观察细菌在各种培养基中的生长现象。

1. 液体培养基中生长现象：浑浊生长、表面（菌膜）生长及沉淀生长。

2. 半固体培养基中生长现象：沿穿刺线生长（动力阴性）和扩散生长（动力阳性）。

3. 固体平板培养上生长现象：菌落（注意观察其菌落的大小、形态、透明度、颜色、光滑与否等）。

四、细菌的分布

（一）空气中细菌的分布（操作）

1. 实验材料　基础培养基平板。

2. 实验方法 将平板盖打开，暴露于空气中约 10 分钟后，盖上平板，培养 24 小时观察细菌结果（可选择不同环境放置，细菌生长后，作菌落数比较）。

（二）咽喉部细菌的分布（操作）

1. 实验材料 血平板、无菌棉签、无菌生理盐水。

2. 实验方法 无菌棉签蘸取盐水并在管内挤去多余水分，以此棉签在咽喉部涂抹后接种于血平板，培养 24 小时观察结果。

五、消毒与灭菌

（一）紫外线杀菌实验（示教）

1. 实验材料 菌种、基础培养基平板、无菌纸片（普通白纸剪为约 3cm×3cm 大小的纸片灭菌备用）、紫外灯、小镊子等。

2. 实验方法
（1）取细菌密画线接种于平板。
（2）用小镊子取无菌纸片贴于平板表面。
（3）将此平板置于紫外灯下，打开平板盖，暴露培养基表面于紫外光下约 30 分钟。
（4）取回平板，用镊子取出纸片焚烧。
（5）盖上平板盖，置于 37℃恒温箱培养 24 小时，观察结果（观察细菌生长情况）。

（二）皮肤消毒实验（操作）

1. 实验材料 2.5% 碘酊、75% 酒精、基础培养基平板、无菌棉签、无菌生理盐水、酒精灯、标记笔等。

2. 实验方法 首先将没有消毒的手指的指腹在基础培养基平板不同的分区轻轻按压，再用碘酊和酒精消毒刚刚按压的手指的指腹后晾干，然后再次在基础培养基平板不同的分区轻轻按压（其中留一区作对照），培养 24 小时观察结果。

（三）高压蒸汽灭菌器的使用及其他常用消毒、灭菌、抑菌方法（示教）

1. 实验材料 手提式高压蒸汽灭菌器、干烤箱等。

2. 实验方法 介绍手提式高压蒸汽灭菌器（实验图-2）、干烤箱、冰箱的使用方法、步骤及注意事项。

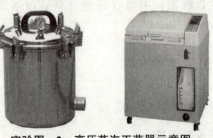

实验图-2 高压蒸汽灭菌器示意图

六、药物敏感试验（纸片法示教）

1. 实验材料 基础培养基平板、药敏纸片、菌种、小镊子、95%酒精、无菌棉签、酒精灯等。

2. 实验方法

（1）无菌操作法取菌种在平板表面均匀涂布3次，每次涂完后，平板旋转60度再行涂布，最后沿平板边缘涂布2圈。

（2）小镊子蘸95%酒精，于酒精灯火焰上烧灼灭菌3次，分别取药敏纸片贴于平板表面（每次贴纸片后小镊子于酒精灯火焰上烧灼灭菌），纸片间距不少于24mm，纸片至平皿边缘距离不少于15mm。

（3）平板置于35℃恒温箱培养24小时，观察结果。

（4）结果观察：观察药敏纸片周围有无抑菌环，用直尺从平板背面量取抑菌环直径，以mm整数记录报告，并比较各抑菌环大小（实验图2-3）。一般抑菌圈的直径（包含纸片的直径）：>17mm为敏感，15~16mm为中敏，<14mm为耐药。但某些细菌、某些药物的判读有特殊要求。

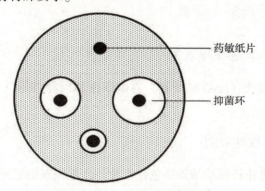

实验图-3 药物敏感试验结果

【实验报告】

1. 记录并分析细菌在液体培养基和平板表面的生长现象，说明其有何临床意义。

2. 记录紫外线杀菌、皮肤消毒实验结果，说明其有何临床意义。

3. 记录药敏试验结果，根据判断标准，报告细菌的药敏结果。

实验三 免疫学实验

【实验目的】

1. 掌握常见抗原抗体反应的原理及临床应用。
2. 熟悉豚鼠超敏反应。
3. 了解免疫器官、免疫细胞和生物制剂。

【实验内容和方法】

一、胎儿胸腺、鸡腔上囊标本观察（示教）

观察 4~6 个月的胎儿胸腺标本，注意观察胸腺位于胸骨柄的后上方和大小。

观察鸡腔上囊标本，注意鸡腔上囊位于泄殖腔内背侧直肠外上方，为一囊性组织。

二、免疫细胞的观察（示教）

（一）观察吞噬细胞吞噬现象

油镜观察中性粒细胞（小吞噬细胞）吞噬细菌和巨噬细胞（大吞噬细胞）吞噬鸡红细胞的染色标本片。

（二）观察 E-玫瑰花环

油镜观察 E-玫瑰花环试验结果染色标本片。注意观察染成紫蓝色的 T 淋巴细胞周围结合 3 个或 3 个以上染成红色的绵羊红细胞。

（三）观察淋巴细胞母细胞转化试验结果

油镜观察淋巴细胞转化试验结果染色标本片。注意观察未转化的与已转化的淋巴母细胞的不同形态特征。淋巴母细胞体积为正常淋巴细胞的 3~5 倍，胞质内有空泡，可见伪足，核内染色质疏松，可见 1~3 核仁。

三、抗原抗体反应

（一）玻片凝集鉴定细菌（操作）

1. 实验材料 载玻片、记号笔、大肠杆菌诊断血清、伤寒杆菌诊断血清、生理盐水、大肠杆菌培养物、接种环等。

2. 实验方法

（1）取洁净玻片，用记号笔将玻片划分为3个区，标明1、2、3区。

（2）在1、2、3区内分别加入大肠杆菌诊断血清、伤寒杆菌诊断血清、生理盐水各1~2滴。

（3）用接种环取大肠杆菌培养物少许，分别涂于1、2、3区，并使之混匀成为乳浊状态，注意每次取大肠杆菌前要烧灼灭菌接种环。

（4）轻轻晃动玻片，1~2分钟后出现凝集颗粒并使液体变清的为阳性，仍为乳浊状态的为阴性。

（二）试管凝集试验（肥达反应）（示教）

1. 实验原理 用已知的伤寒沙门菌O和H抗原，甲、乙型副伤寒杆菌的H抗原（PA、PB）与肠热症患者的血清做定量凝集试验，测定患者血清中相应抗体的含量，以协助诊断肠热症。

2. 实验方法

（1）操作步骤

①取28支小试管分4排，每排7管排于试管架上，于第1列上分别标明"O""H""PA""PB"。

②每管各加生理盐水0.5mL。

③每排第1管各加1:10待检血清0.5mL，并做对倍稀释，即从每排的第1管开始轻轻混匀，然后吸取0.5mL置于第2管，如此类推，直至第6管混匀弃去0.5mL，第7管不加血清作为阴性对照。此时第1~6管的血清稀释度分别为1:20、1:40、1:80、1:160、1:320、1:640。

④每排的第1~7管加相应诊断菌液（TO、TH、PA、PB）各0.5mL。至此，第1~6管血清最终稀释度分别为1:40~1:1280（实验表3-1）。

实验表-1 肥达试验试管法

试管号	1	2	3	4	5	6	7
生理盐水（mL）	0.5	0.5	0.5	0.5	0.5	0.5	0.5
1:10 稀释血清（mL）	0.5	0.5	0.5	0.5	0.5	0.5	弃0.5
血清稀释度	1:20	1:40	1:80	1:160	1:320	1:640	
诊断菌液（mL）（每排分别加四种菌液）	0.5	0.5	0.5	0.5	0.5	0.5	0.5
血清最终稀释度	1:40	1:80	1:160	1:320	1:640	1:1280	

⑤混匀置室温或35℃温箱24小时后观察结果。

（2）结果观察　先观察对照管，液体均匀混浊无凝集，但管底可有呈同心圆状的点状沉淀物，轻摇则消失，再分别与对照管比较观察各管的凝集情况。根据液体透明度和凝集块多少，以 ++++、+++、++、+、- 等符号记录各管结果。以出现"++"凝集的最高血清稀释度为抗体效价。凝集程度判断标准：

++++ 　细菌100%凝集，管内液体清亮，可见管底有大片边缘不整的白色凝集物，轻摇时可见有明显的颗粒、薄片或絮状。

+++ 　细菌75%的凝集，液体轻度混浊，管底有边缘不整的白色凝集物，轻摇时也可见明显的颗粒、薄片或絮状。

++ 　细菌50%的凝集，液体较混浊，管底有明显可见的少量凝集物呈颗粒状。

+ 　细菌25%的凝集，液体混浊，管底凝集呈颗粒状，细小不易观察。

− 　不凝集，液体混浊度及管底沉淀物与对照管相似。

(3) 注意事项

①加入菌液时，吸管不能混合使用。

②判定结果时，应在暗背景下透过强光检查。

③观察结果时不要摇动试管，先观察。必要时再轻摇试管，使凝集块从管底升起，然后按液体的清浊、凝集块的大小进行记录。

④"H"凝集呈絮状，以疏松的棉絮状大团铺于管底，轻摇试管即能荡起，且极易散开；"O"凝集呈颗粒状，以坚实凝片沉于管底，轻摇试管不易荡起，且不易散开。

⑤注意吸液、移液的量及温度、pH值、电解质等对本试验结果的影响。

(三) 免疫胶体金法检测尿中的HCG（操作）

1. 操作步骤

(1) 先看外包装上的使用说明书；

(2) 撕开铝箔袋，取出验孕试条；

(3) 直接将尿验孕试条上箭头标志伸入1号、2号被检尿中保持5~10秒钟；

(4) 将试条平放2~3分钟后观察结果，5分钟后判读无效。

2. 结果分析

阳性：在检测区出现两条红色条带，表示已怀孕。

阴性：在检测区出现一条红色条带，表示未怀孕。

无效：5分钟检测区无红色条带出现，提示测试失败或试条已失效。

四、观察常用生物制剂（示教）

注意观察生物制剂的物理性状，认真阅读生物制剂的使用说明，了解生物制剂的用途。

(一) 疫苗

1. 活疫苗 　卡介苗、脊髓灰质炎疫苗、麻疹疫苗、甲型肝炎减毒活疫苗。

2. 死疫苗 　伤寒疫苗、霍乱疫苗、狂犬疫苗、流行性脑脊髓膜炎疫苗、乙脑疫苗。

3. 联合疫苗 　百白破三联疫苗。

4. 新型疫苗 　流脑疫苗、乙型肝炎疫苗。

（二）类毒素

白喉类毒素、破伤风类毒素。

（三）抗毒素

白喉抗毒素、破伤风抗毒素、多价肉毒抗毒素。

（四）免疫球蛋白

人血浆丙种球蛋白、胎盘球蛋白、乙型肝炎免疫球蛋白。

（五）免疫诊断用生物制品

伤寒O菌液、甲、乙、丙型伤寒H菌液、伤寒O诊断血清、伤寒H诊断血清、志贺菌诊断血清、链球菌溶血素O（SLO）诊断试剂等。

五、豚鼠超敏反应（示教或观看视频）

1. 操作步骤

（1）取3只豚鼠，以甲、乙、丙编号，其中甲、乙两只经腹腔或皮下注射1∶10马血清0.1mL，丙注射0.1mL生理盐水作为对照。

（2）经14~21天饲养后，给甲豚鼠心脏注射鸡蛋清1~2mL，乙和丙两只经心脏注入马血清1~2mL。

2. 结果分析 甲、丙豚鼠未发敏，乙豚鼠发敏。甲豚鼠未发敏的原因是前后注射的变应原不对应，丙豚鼠原来未致敏，因此都不出现过敏性休克。乙豚鼠因前后注射的变应原对应，故发敏，出现不安、竖毛、搔鼻，继而呼吸困难、抽搐、大小便失禁等症状，严重者于数分钟内死亡。

【实验报告】

1. 记录玻片凝集的结果并解释原因。
2. 记录并分析试管凝集试验被检者血清的效价。
3. 记录1号、2号被检尿检测结果。
4. 写出基础计划免疫疫苗。
5. 记录豚鼠超敏反应的观察结果。

实验四 常见病原菌

【实验目的】

1. 学会观察病原性球菌、肠道杆菌及其他病原菌的形态、结构和菌落特征。

2. 熟悉血浆凝固酶实验的操作方法。

3. 分析抗链球菌溶血素O试验的结果。

4. 了解抗酸染色的操作方法。

【实验内容与方法】

一、形态结构观察

1. 形态观察   显微镜下观察葡萄球菌、链球菌、肺炎链球菌、脑膜炎奈瑟、大肠杆菌、沙门菌、霍乱弧菌的革兰染色标本片，注意比较各细菌的形态、排列、染色性；结核分枝杆菌抗酸染色标本片，注意结核杆菌的形态和染色性；白喉棒状杆菌异染颗粒标本片。

2. 特殊结构观察   荚膜、芽胞、鞭毛标本片。

二、培养物观察

1. 葡萄球菌   注意观察该菌在营养琼脂平板、血液琼脂平板上的菌落形态、色素、溶血环。

2. 大肠埃希菌   注意观察该菌在SS平板、半固体培养基中的生长现象；在双糖铁斜面培养基中的生化反应现象。

三、血浆凝固酶实验

1. 实验原理   金黄色葡萄球菌能产生凝固酶，可使经肝素或枸橼酸钠抗凝的人或兔新鲜血浆中的纤维蛋白原变为不溶性纤维蛋白，从而使血浆凝固。凝固酶试验是鉴定金黄色葡萄球菌致病性的重要试验，分为玻片法和试管法。

2. 实验方法

(1) 玻片法   取人或兔血浆和生理盐水各一滴，分别滴于载玻片两端，挑取葡萄菌落少许分别与它们混匀，1~2分钟后观察结果。

(2) 试管法   取1:4稀释的兔血浆0.5mL加于一试管中，接种葡萄球菌三环，并研磨，使其均匀混悬于血浆中，置37℃水温箱3~4小时，观察结果。

3. 结果观察

(1) 玻片法   血浆中有明显颗粒状凝集而生理盐水中无凝集现象者为阳性；反之，血浆中无颗粒状凝集出现者为阴性。

(2) 试管法   血浆凝成胶冻状者为阳性，仍为液体者为阴性。

四、抗链球菌溶血素O试验

1. 实验原理

(1) 溶血法   A群链球菌产生的溶血素O（SLO），是一种含-SH基的蛋白质，能溶解红细胞。其对氧敏感，与空气接触后-SH基易被氧化为-S-S-基，暂时失去溶血能力。SLO 具有很强的抗原性，人感染 A 群链球菌 2~3 周后，直至病愈后数月或 1 年，有 85%~90% 的患者血清中可出现链球菌溶血素 O 抗体（ASO），简称抗 O 抗体。ASO 与 SLO 特异性结合后，使 SLO 失去溶血能力。

（2）胶乳法　正常情况下，人体血清中含有一定量的 ASO，能与一定量的 SLO 结合。人感染链球菌后，ASO 含量明显增高。当待测血清中有高滴度的 ASO 时，除能与一定量的 SLO 结合外，仍有剩余 ASO 存在，这些多余 ASO 与羧化聚苯乙烯胶乳上的 SLO（ASO 胶乳试剂）反应时，使羧化聚苯乙烯胶乳被动凝集，出现清晰、均匀的凝集颗粒。

2. 实验材料

（1）待测标本　血清。

（2）试剂　溶血素 O 制品（有片剂或水剂 2 种剂型）、pH 值 6.5 缓冲液或生理盐水、2% 红细胞悬液（兔或人）、ASO 胶乳试剂、SLO。

（3）其他　小试管、中试管、试管架、吸管、水浴箱、反应板、记号笔、一次性滴管等。

3. 实验方法

（1）溶血法

①准备待测血清：被检血清先经 56℃ 30 分钟灭活。排列 3 支试管于试验架上，于第 1、第 2 管中各加 pH 值 6.5 缓冲液 0.9mL，第 3 管加入 1.6mL，然后于第 1 管内加入已灭活被检血清，混匀，吸出 0.1mL 至第 2 管混匀，再从第 2 管吸出 0.4mL 至第 3 管混匀，将血清稀释 1:100 和 1:500。

②配制还原溶血素 O：使用时可按溶血毒素制品标明之效价及用法，加入 pH 值 6.5 缓冲液溶解，置于 37℃ 水浴 10 分钟，使内含溶血毒素充分激活，即可使用。并于 30 分钟使用完毕（溶血素 O 制品有片剂或水剂 2 种剂型，使用时按说明书的要求临时配制，批号不同配制方法有别）。

③被检血清 ASO 测定：取小试管 6 支，分别编号按实验表 -1 所示进行实验。

实验表 -1　溶血法 ASO 测定操作流程

试管号	1	2	3	4	5	6
1:100 稀释血清（mL）	0.1	0.075	-	-	-	-
1:500 稀释血清（mL）	-	-	0.25	0.2	0.15	0.1
缓冲液（ml）	0.15	0.175	-	0.05	0.1	0.15
37℃ 水浴箱内 15 分钟						
2% 红细胞悬液（mL）	0.125	0.125	0.125	0.125	0.125	0.125
摇匀后置 37℃ 水浴箱内 45 分钟						
血清稀释倍数	250	333	500	625	833	1250

（2）胶乳法（胶乳凝集试验）　将待测血清 56℃ 30 分钟灭活（有的试剂不要求灭活），再将待测血清用生理盐水 1:50 稀释，在反应板各格子内分别滴加稀释血清、阳性

和阴性对照血清1滴（50μl），再于各格子内滴加LSO溶液1滴（50μl），轻摇2分钟（或按说明书要求时间），使混匀，最后在各格内分别滴加ASO胶乳试剂1滴（50μl），轻摇8分钟（18~20℃），立即观察并记录结果，否则可出现假阳性。

4. 实验结果

（1）溶血法　轻轻取出各管，对光观察有无溶血现象。溶血者液体澄清，不溶血者液体浑浊。血清最高稀释度仍呈完全不溶血者即为该血清的抗O单位（效价）。如1~4管完全不溶血，而第5管呈现轻微的不溶血，结果为625U。为便于观察结果，有人主张自水浴箱内取出后，将试管经每分钟1500r离心沉淀1分钟后读取结果。

（2）胶乳法（胶乳凝集试验）　出现清晰凝集为阳性，不凝集为阴性。

5. 注意事项

（1）标本发生溶血或有高脂、高胆红素、高胆固醇、类风湿因子及标本被细菌污染都会影响试验结果。

（2）ASO胶乳凝集试验：①当加入ASO胶乳后，轻摇至此次试验说明规定的时间应立即记录结果，超过规定时间才出现的凝集不作为阳性；②室温低于10℃，在胶乳试剂滴加后应延长反应时间1分钟；室温升高10℃，应缩短反应时间1分钟；③胶乳试剂不可冻存，宜放4℃冰箱中，有效期为1年，用前摇匀。

五、抗酸染色法

1. 实验原理　分枝杆菌属的细菌，菌体内含有较多的脂类物质，一旦经抗酸染色法染色后，摄取和保留初染液石炭酸复红的能力较强。3%盐酸乙醇脱色时，石炭酸复红溶解于抗酸性细菌体内的量比溶解于脱色剂3%盐酸乙醇中的多，所以菌体保留石炭酸复红的颜色呈红色；而非抗酸性细菌被染上蓝色。

2. 实验材料

（1）菌种　含结核分枝杆菌的痰标本或结核分枝杆菌3~4周培养物。

（2）试剂　抗酸染色液（Ⅰ液：石炭酸复红染液；Ⅱ液：3%盐酸乙醇；Ⅲ液：碱性亚甲蓝溶液）。

（3）其他　载玻片、吸水滤纸、接种环、酒精灯、显微镜、香柏油、擦镜纸、二甲苯等。

3. 实验方法

（1）涂片　取一张洁净无油脂的载玻片。用接种环取约0.01mL的脓性痰液或干酪样痰液，制成10mm×10mm大小的均匀薄涂片，或取上述标本约0.1mL，制成20mm×15mm大小的厚涂片放置在载玻片中央。干燥、固定同前革兰染色法，然后行抗酸染色法将待检标本片染色。

（2）染色

①初染：将涂片外周用蜡笔画圈，用木夹持涂片标本，滴加石炭酸复红染液数滴，在酒精灯火焰高处微微加温，直到染液出现蒸汽即暂时离开，切勿沸腾。反复数次，染3~5分钟。若染液减少，可再加染液，以免干涸，出现染料沉渣。待标本片冷却后，

用细流水冲洗，甩干。

②脱色：滴加3%盐酸乙醇数滴，脱色0.5~1分钟，轻轻晃动玻片，使玻片上留下的脱色剂中无红色为止（标本片一般仍带淡红色），用细流水冲洗，甩干。

③复染：滴加碱性亚甲蓝液数滴，复染1分钟，用流水冲洗，甩干。

④镜检：待标本片自然干燥或用吸水纸吸干后，在涂布细菌载玻片处滴加1滴香柏油，然后用油镜观察。

4. 实验结果

显微镜油镜下：细菌染成红色的为抗酸菌；被染成蓝色的为非抗酸菌，如葡萄球菌、肠道杆菌等。

5. 注意事项

（1）待检的结核分枝杆菌标本要经过高压蒸汽灭菌后，再抗酸染色，以免污染实验室。

（2）一张载玻片仅限一份标本，使用后的载玻片一定彻底用清洁液清洗干净后再使用，避免混淆实验结果。

（3）制备标本片时，取过痰液的接种环应先在稀石炭酸液中冲洗才能在酒精灯火焰上烧灼。因结核杆菌脂类含量较多，直接燃烧易爆散于实验台台面上，引起污染。

（4）染色时间宁长勿短，结核分枝杆菌脱色时间延长10~20分钟也不会被脱色，而非抗酸细菌易脱色。所以延长染色时间有一定的鉴别意义。

【实验报告】

1. 记录血浆凝固酶实验结果。
2. 记录ASO胶乳凝集试验的结果。
3. 用画图的方式记录抗酸染色的镜检结果。

实验五　常见人体寄生虫学实验

【实验目的】

1. 掌握人体寄生虫虫卵的常见检查方法。
2. 熟悉人体常见寄生虫卵的形态特征。
3. 了解常见吸虫中间宿主。
4. 学会人体常见寄生虫虫卵、成虫、幼虫观察。

【实验材料】

1. 虫卵标本片　蛔虫卵、钩虫卵、蛲虫卵、肝吸虫卵、肺吸虫卵、日本血吸虫卵、绦虫卵。
2. 蛔虫、钩虫、蛲虫、肝吸虫、肺吸虫、日本血吸虫成虫瓶装标本；班氏微丝蚴与马来微丝蚴、间日疟原虫、阴道毛滴虫玻片标本；链状带绦虫成虫、肥胖带绦虫成虫、猪囊尾蚴、牛囊尾蚴、棘球蚴瓶装标本；链状带绦虫头节及孕节、肥胖带绦虫头节及孕节染色标本。

3. 肝吸虫、肺吸虫、日本血吸虫的中间宿主标本。

4. 显微镜、竹签、载玻片、盖玻片、透明胶纸、漂浮瓶、生理盐水、饱和盐水、粪便标本等。

【实验内容与方法】

一、人体常见寄生虫虫卵观察（示教）

显微镜下观察：蛔虫卵、钩虫卵、蛲虫卵、肝吸虫卵、肺吸虫卵、日本血吸虫卵、绦虫卵标本片。注意虫卵的形状、大小、颜色、卵壳和卵内构造（实验表-2）。

实验表-2 人体常见寄生虫卵鉴别要点

虫卵名称	形状	颜色	卵壳	卵盖	内容物
受精蛔虫卵	宽椭圆	棕黄色	厚	无	一个卵细胞、两端有新月形间隙
未受精蛔虫卵	长椭圆	黄色	薄	无	多个大小不等的卵黄颗粒
钩虫卵	椭圆	无色	薄	无	卵内细胞4~8个、周围环形空隙
蛲虫卵	不对称椭圆形	无色	厚	无	幼虫
肝吸虫卵	芝麻粒状	黄褐色	厚	明显	毛蚴
肺吸虫卵	椭圆	金黄色	厚薄不均	大而明显	一个卵细胞和多个卵黄细胞
血吸虫卵	椭圆	淡黄色	薄	无	毛蚴
绦虫卵	近似球形	棕黄色	较薄	无	六钩蚴

二、人体常见寄生虫成虫、幼虫观察（示教）

1. 肉眼观察 观察蛔虫、钩虫、蛲虫成虫标本，注意其形态、颜色、大小及雌雄虫的区别；观察肝吸虫、肺吸虫、日本血吸虫成虫标本，注意各吸虫的形态、颜色、大小、吸盘；日本血吸虫的雌雄合抱状态。

2. 镜下观察 观察班氏微丝蚴与马来微丝蚴、间日疟原虫、阴道毛滴虫形态。

3. 肉眼观察 观察链状带绦虫成虫、肥胖带绦虫成虫、猪囊尾蚴、牛囊尾蚴、棘球蚴标本。

4. 镜下观察 观察链状带绦虫头节及孕节、肥胖带绦虫头节及孕节的结构，注意二者区别。

三、吸虫中间宿主观察（示教）

肉眼观察 肝吸虫的第一中间宿主（豆螺、沼螺）、第二中间宿主（淡水鱼、虾），肺吸虫的第一中间宿主（川卷螺）、第二中间宿主（溪蟹及蝲蛄），以及日本血吸虫的中间宿主（钉螺）的形态特征。

四、人体寄生虫虫卵的常见检查方法（示教）

1. 粪便直接涂片法 取洁净载玻片1张，在其中央滴加生理盐水1~2滴，用竹签挑取火柴头大小的粪便于生理盐水中混匀，将粪液扩展成2cm×3cm均匀薄膜，厚度以透过涂片能辨认字迹为宜。先用低倍镜检查，必要时换用高倍镜。镜检时按阅读的顺序移动视野，以免漏检。每份粪便应涂片3张以提高检出率。鉴别虫卵要从卵的外形、大小、颜色、卵壳的厚薄、内容物5个方面区别。

2. 粪便饱和盐水漂浮法 用竹签挑取黄豆大小的粪便，置于盛有少量饱和盐水的漂浮瓶中，充分搅匀；再加饱和盐水至瓶口，将满时，改用滴管，滴加至略高于瓶口，但不外溢为止；取洁净载玻片1张盖在瓶口上，静置15分钟后，将载玻片提起并迅速翻转，覆以盖玻片，置镜下检查。

3. 透明胶纸法 取大小约2cm×6cm的透明胶带纸贴于载玻片上备用。检查时将胶纸掀起，用胶面粘擦肛门周围皮肤，取下胶纸，将有胶面平贴玻片上，镜检。此法为检查蛲虫卵最常用的方法。检查应在晚上或早晨大便之前进行，以提高检出率。

【实验报告】

1. 绘出蛔虫卵、蛲虫卵、钩虫卵、肝吸虫卵、肺吸虫卵、日本血吸虫卵、绦虫卵的镜下形态。

2. 写出蛔虫、钩虫、蛲虫、肝吸虫、肺吸虫、日本血吸虫成虫的寄生部位；绘出班氏微丝蚴与马来微丝蚴、间日疟原虫、利杜体、阴道毛滴虫标本镜下形态；绘出链状带绦虫头节及孕节、肥胖带绦虫头节及孕节的镜下结构。

3. 写出中间宿主与疾病流行的关系。

4. 记录粪便直接涂片法、粪便饱和盐水漂浮法的实验结果。

附录

附录一 常见病原性细菌的形态与结构

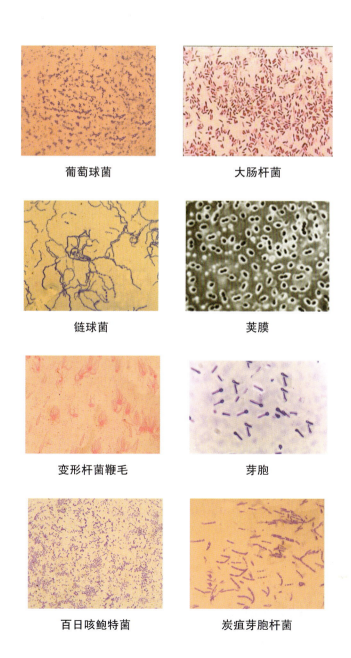

葡萄球菌　　　　　大肠杆菌

链球菌　　　　　荚膜

变形杆菌鞭毛　　　　　芽胞

百日咳鲍特菌　　　　　炭疽芽胞杆菌

附录二 常见病原微生物

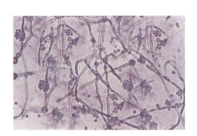
白色念珠菌

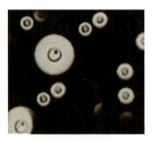
新型隐球菌

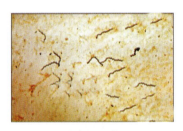
梅毒螺旋体

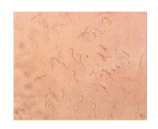
钩端螺旋体

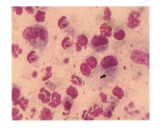
立克次体

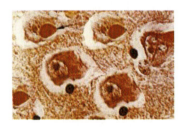
狂犬病毒包涵体

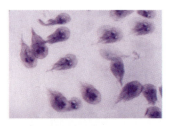
蓝氏贾第鞭毛虫

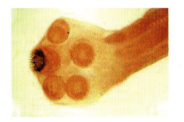
猪带绦虫头节

附录三　四种人体疟原虫

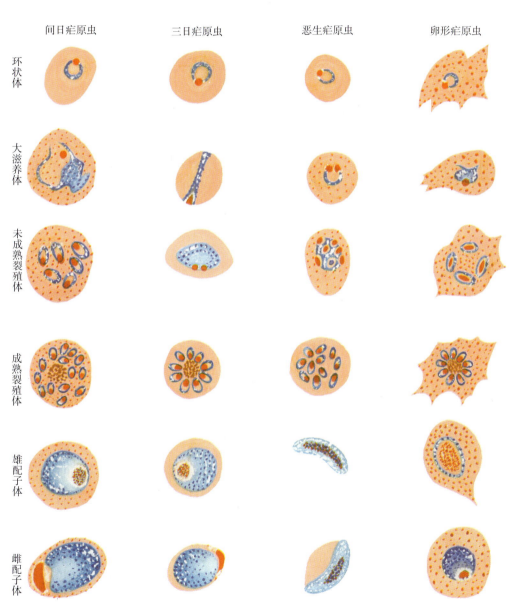

（薄片，吉氏液染色）

附录四　常见人体寄生虫虫卵

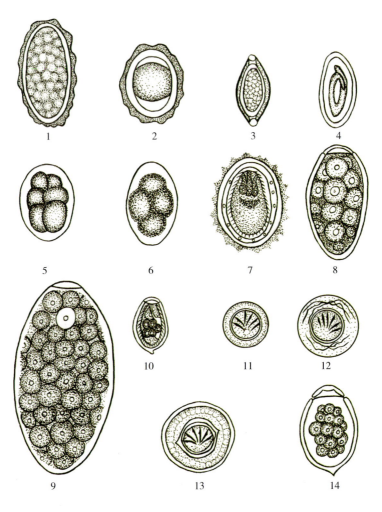

1. 未受精蛔虫卵；2. 受精蛔虫卵；3. 鞭虫卵；4. 蛲虫卵；5、6. 钩虫卵
7. 日本血吸虫卵；8. 卫氏并殖吸虫卵；9. 布氏姜片虫卵；10. 华枝睾吸虫卵
11. 带绦虫卵；12. 微小膜壳绦虫卵；13. 缩小膜壳绦虫卵；14. 阔节裂头绦虫卵

主要参考书目

[1] 王易，袁嘉丽. 免疫学基础与病原生物学. 第3版. 北京：中国中医药出版社，2012.
[2] 宫晓波. 病原生物学与免疫学基础. 北京：中国中医药出版社，2013.
[3] 肖纯凌，赵富玺. 病原生物学和免疫学. 第6版. 北京：人民卫生出版社，2011.
[4] 杨黎青. 免疫学基础与病原生物学. 第2版. 北京：中国中医药出版社，2007.
[5] 倪宇星，尚红. 临床微生物学检测. 第5版. 北京：人民卫生出版社，2012.
[6] 李朝品. 微生物学与免疫学. 第2版. 北京：人民卫生出版社，2013.
[7] 吕瑞芳. 病原微生物与免疫学基础. 第2版. 北京：人民卫生出版社，2008.
[8] 李凡，徐志凯. 医学微生物学. 第8版. 北京：人民卫生出版社，2013.
[9] 许正敏. 病原生物与免疫学基础. 第6版. 北京：人民卫生出版社，2005.
[10] 姚秀缤. 病原生物与免疫学基础. 北京：人民卫生出版社，2004.
[11] 祁国明. 病原微生物实验室生物安全. 北京：人民卫生出版社，2005.
[12] 皮至明. 免疫学及免疫检验技术. 北京：高等教育出版社，2012.
[13] 王兰兰，吴健民. 临床免疫学与检验. 第4版. 北京：人民卫生出版社，2008.
[14] 刘辉. 免疫学检验. 第3版. 北京：人民卫生出版社，2010.
[15] 李凡，刘晶星. 医学微生物学. 第7版. 北京：人民卫生出版社，2008.
[16] 王兰兰. 临床免疫学与检验. 第5版. 北京：人民卫生出版社，2012.
[17] 曾照芳. 临床检验仪器学. 第2版. 北京：人民卫生出版社，2011.
[18] 王易，卫洪昌. 疾病学基础. 北京：中国中医药出版社，2010.